Ulrich Hammer
Andreas Büttner

Leichenschau

Ulrich Hammer
Andreas Büttner

Leichenschau

Differenzialdiagnostik häufiger Befunde

Mit einem Geleitwort von
Michael Tsokos

Mit 307 farbigen Abbildungen und 3 Tabellen

Schattauer

Dr. med. Ulrich Hammer
Prof. Dr. med. Andreas Büttner
Institut für Rechtsmedizin
Universitätsmedizin Rostock
St.-Georg-Straße 108
18055 Rostock

ulrich.hammer@med.uni-rostock.de
andreas.buettner@med.uni-rostock.de

In diesem Buch wird aus Gründen der besseren Lesbarkeit die maskuline Form verwendet, wenn sowohl Frauen als auch Männer gemeint sind.

Bibliografische Information der Deutschen Nationalbibliothek
Die Deutsche Nationalbibliothek verzeichnet diese Publikation in der Deutschen Nationalbibliografie; detaillierte bibliografische Daten sind im Internet über http://dnb.d-nb.de abrufbar.

Besonderer Hinweis:
Die Medizin unterliegt einem fortwährenden Entwicklungsprozess, sodass alle Angaben immer nur dem Wissensstand zum Zeitpunkt der Drucklegung des Buches entsprechen können. Fragliche Unstimmigkeiten sollten bitte im allgemeinen Interesse dem Verlag mitgeteilt werden.
In diesem Buch sind eingetragene Warenzeichen (geschützte Warennamen) nicht besonders kenntlich gemacht. Es kann also aus dem Fehlen eines entsprechenden Hinweises nicht geschlossen werden, dass es sich um einen freien Warennamen handelt.

E-Mail: info@schattauer.de
Internet: www.schattauer.de
Printed in Germany

Lektorat: Dipl.-Biol. Alessandra Kreibaum,
Dipl.-Chem. Claudia Ganter
Satz: am-productions GmbH, Wiesloch
Druck und Einband: AZ Druck und Datentechnik
GmbH, Kempten/Allgäu

Auch als eBook erhältlich:
ISBN 978-3-7945-6787-4

ISBN 978-3-7945-2964-3

Geleitwort

Die Rechtsmedizin hat sich in den letzten Jahren rasant weiterentwickelt. Neben bedeutenden Fortschritten in der DNA-Analyse sowie in der forensischen Toxikologie (Beispiel: Haaranalyse) hat die postmortale Bildgebung mittels Computertomographie und Kernspintomographie ihren Einzug in die forensische Pathologie gehalten.

Alle diese technischen Hilfsmittel und Raffinessen stehen dem leichenschauenden Arzt am Leichenauffindeort jedoch nicht zur Verfügung. Er muss sich dabei auf seine fünf Sinne sowie seinen gesunden Menschenverstand verlassen. Daran hat sich nach wie vor nichts geändert. Ein sechster Sinn wäre also bei der Tätigkeit als Leichenschauer hilfreich und wünschenswert und als solchen kann das von Dr. med. Ulrich Hammer und Prof. Dr. med. Andreas Büttner hier vorgelegte Buch durchaus verstanden werden.

Auch wenn bereits mehrere Bücher und Leitfäden zum Thema *Leichenschau* in der medizinischen Fachliteratur vorliegen und Zielgruppe sowie Anliegen bei allen diesen Büchern identisch sind, so hat es in der Vergangenheit – zum Nachteil des Lesers – eigentlich immer an der Umsetzung gemangelt, an einer geeigneten Transformation des Wissens von dem oder den Autoren (diese meist mit reichlich theoretischer und mehr oder weniger großer praktischer Erfahrung ausgestattet) zum Leser. Wenn es schon schwierig genug ist, Leichenschaubefunde im Kontext des Einzelfalles zu würdigen, so scheint es für einige Autoren früherer Bücher zu diesem Thema noch weitaus schwieriger gewesen zu sein, dem Leser die Interpretation dieser Befunde zu vermitteln. Dass es auch anders geht, zeigen Hammer und Büttner eindrucksvoll in diesem Buch. Den Autoren ist es gelungen, mit einer besonderen Art der Didaktik, nämlich der Gegenüberstellung von Leichenschaubefunden ähnlicher Morphologie in entsprechender Lokalisation, die es in dieser Form bisher in der Literatur noch nicht gab, das zu vermitteln, was die Essenz der Leichenschau ausmacht: das Wesentliche vom Unwesentlichen, dem Artefiziellen, zu unterscheiden. Dazu geben die Autoren viele praktischen Hinweise und Hilfestellungen, die sowohl für den Laien als auch für den Routinier wertvoll sind. Man merkt, dass Ulrich Hammer und Andreas Büttner ihr Handwerk, sowohl die Leichenschau als auch die akademische Wissensvermittlung, beherrschen!

Ich bin mir sicher, dass sich dieses Buch als das Standardwerk der Leichenschau im deutschsprachigen Raum etablieren wird.

Prof. Dr. med. Michael Tsokos

Institut für Rechtsmedizin
der Charité – Universitätsmedizin Berlin

Vorwort

Leichenschau und Obduktion als ärztliche Verpflichtung und Aufgabe bilden den klassischen Kern der interdisziplinär geprägten Fächer Rechtsmedizin und Pathologie.
Die hier vorgestellten Beispiele zur Differenzialdiagnostik ergaben sich aus der langjährigen Praxis der Autoren, aber auch wesentlich aus dem praktischen Studentenunterricht und aus vielen Fortbildungen, die von den Autoren für Mediziner, Polizisten und Juristen veranstaltet wurden. Fehlinterpretationen von Leichenschaubefunden sind sehr oft mangelnder Erfahrung und ähnlichen Morphologien geschuldet. So bildete sich die Grundlage für dieses Buch, welches nicht den tradierten Gegenstandskatalogen folgt, sondern häufigen diagnostischen Problemen bei der Leichenschaupraxis. Dieses Werk ist befundorientiert verfasst. Die Autoren verweisen zum Umgang mit Trauernden und Hinterbliebenen auf andere, hier nicht zitierte Literatur.
So individuell, wie sich das Leben eines Menschen entwickelt und gestaltet, so besonders und beachtenswert sind die Umstände am Lebensende. Bei der Leichenschau stehen Mediziner vor der Herausforderung, zwischen notwendiger sachlicher Distanz und von Angehörigen erwarteter Empathie das richtige Maß zu finden. Stellt man sich der Herausforderung, kann dies in eine sehr interessante verantwortungsvolle Arbeit führen, wie sie die Autoren seit vielen Jahren erleben.
Bedanken möchten wir uns bei allen Mitarbeitern des Instituts für Rechtsmedizin der Universitätsmedizin Rostock für das Wir-Gefühl in einer sehr konstruktiven Arbeitsgruppe. Besonderer Dank gilt unseren Familien und Freunden für ihre verständnisvolle Nachsicht und Unterstützung während der Manuskripterstellung.

Rostock, im September 2013

Ulrich Hammer
Andreas Büttner

Inhalt

I Einleitung

Dieses Buch zeigt Leichenschaubefunde, deren Differenzialdiagnostik aufgrund ähnlicher Morphologie schwierig sein kann. Weiterhin können mangelnde Erfahrung, schlechtes Licht, Überlagerungen, Artefakte, die natürliche Hautfarbe, Kontaminationen, Wettereinflüsse und Leichenveränderungen die Befunderhebung und die -interpretation erschweren. Es sind Befunde gegenübergestellt, deren Fehleinordnung rechtlich relevant sein kann oder zu Fehldiagnosen bezüglich der Todesursache führen kann. Auch Befunde lebender Verletzter werden gezeigt. Das dabei ausgewählte Themenspektrum deckt keinesfalls den gesamten Gegenstandskatalog der Rechtsmedizin ab. Das Augenmerk richtet sich vielmehr auf häufig vorkommende Befunde in der Leichenschaupraxis. Die Abbildungen krankhafter Hautveränderungen sind nicht vollständig und ersetzen daher keine dermatologische Literatur.

Wir möchten denen eine Hilfestellung geben, die im Rahmen ihrer Dienste zu Verstorbenen gerufen werden und in dieser Situation bis auf Taschenlampe und Pinzette über keine weiteren technischen Hilfsmittel verfügen. Das sind primär Ausübende medizinischer Berufe, aber auch Polizisten und Juristen.

Die hier beschriebenen Grundlagen der Thanatologie und der forensischen Traumatologie wurden aus rechtsmedizinischer Standardliteratur entnommen (Brinkmann und Madea 2003; Keil 2009; Madea und Brinkmann 2003). Diese und weiterführende Literatur findet sich im Literaturverzeichnis (s. S. 135f.).

Die Abbildungen stammen aus der Befunddokumentation des gerichtsärztlichen Dienstes des Instituts für Rechtsmedizin der Universitätsmedizin Rostock. Die Motive wurden so beschnitten, dass keine Rückschlüsse auf Identitäten möglich sind. Die Skalierungen sind metrisch. Bei der Farbwiedergabe wechselt die Farbtemperatur in Abhängigkeit von den retrospektiv nicht mehr veränderbaren Bedingungen. In Einzelfällen wurden Bilder mit der sogenannten „Autokorrektur“ oder über eine Weißerkennung optimiert.

Zuerst werden frühe und späte Leichenveränderungen abgehandelt und später wird auf verschiedene Körperregionen und Auffindungssituationen eingegangen. Dabei sind Redundanzen nicht völlig zu vermeiden.

Die Differenzialdiagnostik wird abgeschlossen mit kurzen Exkursen zur Terminologie von Todesursache und Todesart, zur Zusammenarbeit zwischen Leichenschauärzten und Behörden, zur Fotodokumentation, zu möglichen Zusatzuntersuchungen und zur Befundinterpretation.

Motive aus rechtsmedizinischem Untersuchungsgut können bei Kindern, Jugendlichen und Angehörigen nichtmedizinischer Berufsgruppen einen nachhaltigen Eindruck hinterlassen. Hier sei auf die Verantwortung des Lesers für sich und andere hingewiesen.

II Die Leichenschau als ärztliche Verpflichtung und Herausforderung

Ärzte haben vordergründig kurative Aufgaben am Patienten. Bevor eine Leichenschau durchgeführt wird, muss deshalb geklärt sein, ob eine Lebensrettung z. B. durch Reanimation noch möglich ist. Die Deutsche Gesellschaft für Anästhesiologie und Intensivmedizin (DGAI), die Bundesärztekammer sowie weitere national und international wirkende Gremien und Gesellschaften erstellen und veröffentlichen Empfehlungen und Leitlinien zur Wiederbelebung (Bundesärztekammer 2011; German Resuscitation Council 2010).

In den Bestattungs- bzw. Leichenschaugesetzen (BestattG M-V 1998) der Bundesländer ist unter anderem verankert,

- wer die Leichenschau durchführen muss;
- welche Formalitäten beachtet werden müssen;
- welche Regelungen zur Bestattung in Kraft treten,
- welche Meldepflichten existieren und
- welche Fristen eingehalten werden müssen.

Jeder Leichnam, unabhängig von der vermuteten Todesart (natürlicher oder nichtnatürlicher Tod), muss von einem Arzt besichtigt werden. Nur Notärzte können sich bei Pflichtenkollision auf die Dokumentation des festgestellten Todes beschränken. Alle anderen haben eine vollständige Leichenschau am entkleideten Leichnam durchzuführen. Kommt Verdacht auf einen nichtnatürlichen Tod (Meyer-Goßner und Schmitt 2013) auf, muss die Leichenschau unterbrochen und die Polizei informiert werden.

Der maßvolle Umgang mit Verstorbenen und Angehörigen stellt eine große Herausforderung dar. In einer Wohnung wird man um Verständnis bitten, die Untersuchungen für einige Minuten allein durchführen zu können. Im Freien muss für Sichtschutz gesorgt sein. Bei ungünstigen Verhältnissen (z. B. extreme Witterung, schlechtes Licht, verwahrloste Wohnung, unmöglicher Sichtschutz) ist die Leichenschau in den Räumen eines Friedhofes oder des Bestatters zu beenden.

Die Eigensicherung muss immer gewährleistet sein (**cave:** Arbeitsunfälle, Stromtod, Tod in der Badewanne, einsturzgefährdete Räume, Exposition gegenüber Gasen). Dazu gehören der Infektionsschutz und der Schutz vor Verletzung bzw. Vergiftung.

Die Bergung eines Leichnams und Ermittlungen sind keine ärztlichen Aufgaben, Erkundigungen zur Krankengeschichte und die Erfassung des unmittelbaren Umfeldes dagegen schon.

Aus der Arbeit des Leichenschauarztes sollte kein eigenes Spurenbild resultieren, das den Ermittlern Probleme bereitet. Man bemüht sich, gebrauchte Handschuhe, Kanülen, leere Ampullen etc. beim Verlassen des Ereignisortes mitzunehmen, und man berichtet der Polizei gegebenenfalls, welche Veränderungen am Leichnam und im näheren Umfeld vorgenommen wurden. Spurenlagen, die sich aus der Kasuistik selbst ergeben haben, sind zu belassen.

Medizinstudenten stehen bei den ersten Übungen zur Leichenschau vor einer Hemmschwelle zwischen der bisher gewohnten Art und Intensität, mit dem Patienten zu kommunizieren bzw. ihn zu untersuchen, und den für eine Leichenschau erforderlichen offensiven Umgang mit dem Leichnam. Doch die Studenten müssen lernen, diese Hemmschwelle allmählich zu überwinden, da sie diesen Situationen nicht ausweichen können.

Die traditionelle Leichenschau ist nicht durch moderne Bildgebungsverfahren zu ersetzen. Der Oberflächenscan eines Gewaltopfers kann die Dokumentation von Verletzungsmustern jedoch erleichtern. Röntgenaufnahmen, Computertomografie und Magnetresonanztomografie gehören als ergänzende Verfahren zur Obduktion (AWMF online).

Die ärztliche Differenzialdiagnostik schließt in der Regel das Erfassen der Krankenvorgeschichte (Jetztanamnese, Eigenanamnese, Familienanamnese, Sozialanamnese, Fremdanamnese), der klinischen Befunde (Symptomatik) sowie der Paraklinik (Laborwerte, Bildgebung etc.) ein. Naturgemäß sind die differenzialdiagnostischen Möglichkeiten bei der ärztlichen Leichenschau begrenzt.

Die Untersuchung beginnt, indem man die Auffindungssituation erfasst, bevor man sich in Details vertieft. Man rückt immer wieder ab, um Details in den großen Zusammenhang einzuordnen. Somit unterscheidet sich dieses Vorgehen nicht von jeder anderen Differenzialdiagnostik.

Zu bewerten sind eine nonverbal beeindruckende Auffindungssituation und die Morphologie der Befundlage, die nicht unmittelbar hinterfragt werden kann. Darüber hinaus sind lediglich über vorbehandelnde Ärzte oder Angehörige Auskünfte zur Krankenvorgeschichte zu bekommen. Wenn Angehörige diese vortragen, dann unter dem schmerzlichen Eindruck eines soeben verstorbenen Familienmitgliedes, sodass die für eine „Sachbearbeitung“ notwendige emotionale Distanz zum Geschehen reduziert oder aufgehoben ist. Es ist keinesfalls selbstverständlich, dass bei Verdacht auf einen nichtnatürlichen Tod von der Polizei bzw. Staatsanwaltschaft eine rechtsmedizinische Leichenschau nachgefordert wird oder eine gerichtliche Obduktion stattfindet. Deshalb sollten Leichenschaubefunde so dokumentiert werden, dass über sie gegebenenfalls auch nach längerer Zeit ausführlich berichtet werden kann. Eine Fotodokumentation ist in jedem Fall zu empfehlen.

Die Überlegungen zu einer möglichen Todesursache sollten auf der Todesbescheinigung nachvollziehbar sein. Wenn eine bestimmte Pathophysiologie nahe liegt, kann die resultierende Todesursache eingetragen werden. Es besteht keine Verpflichtung zu einer naturwissenschaftlichen Beweisführung. Das Gleiche gilt für die Todesart. Schon bei Verdacht auf einen nichtnatürlichen Tod besteht die Meldepflicht gegenüber der Polizei. Die größtmögliche Gewissheit darüber bringen die Obduktion mit ihren Zusatzuntersuchungen und polizeiliche Ermittlungen.

Zur Leichenschau gehören der Respekt vor einem vergangenen Leben und Empathie für die Gesamtsituation.

1 Totenflecke, Vibices und Totenstarre

Totenflecke (lat. Livores): Zu Lebzeiten ist geläufig, dass der Farbeindruck von Haut und anderen Geweben von der Durchblutung abhängig ist. Auch nach dem Todeseintritt verändert die Körperoberfläche ihre Färbung in Abhängigkeit von der Lage des Körpers und vom Blutgehalt der anatomisch angelegten Blutleiter (Kapillaren). Der Terminus „Totenfleck" bezeichnet diese Farbänderungen vom Beginn bis zu einer Verschmelzung der Totenflecke zu großflächigen, *rötlich-lividen* Arealen. Die so passiv mit Blut gefüllten Gewebe befinden sich im Bereich der sogenannten Hypostase. Die Totenfleckbildung beginnt mit dem Sistieren des Blutkreislaufes, sodass über die schwindende Pumpleistung des Herzens die bisherige Verteilung des Blutvolumens nicht mehr möglich ist. Der Schwerkraft folgend werden in den lageabhängig unteren Körperregionen die Blutleiter passiv mit Blut gefüllt. Die unmittelbaren Auflagezonen bleiben in der Regel von Totenflecken ausgespart, weil der durch die Körpermasse bedingte Auflagedruck größer ist als der Schweredruck des absinkenden Blutes (Abb. 1-1 bis 1-4).

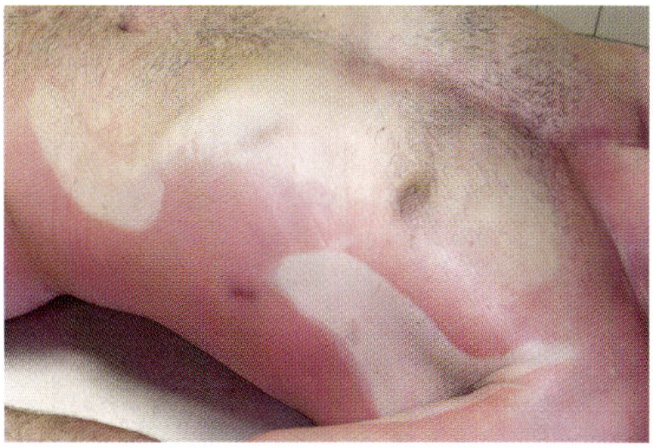

Abb. 1-1 Totenflecke nach Bauchlage mit Aussparung des Auflagebereichs und der Kontaktfläche zum linken Arm

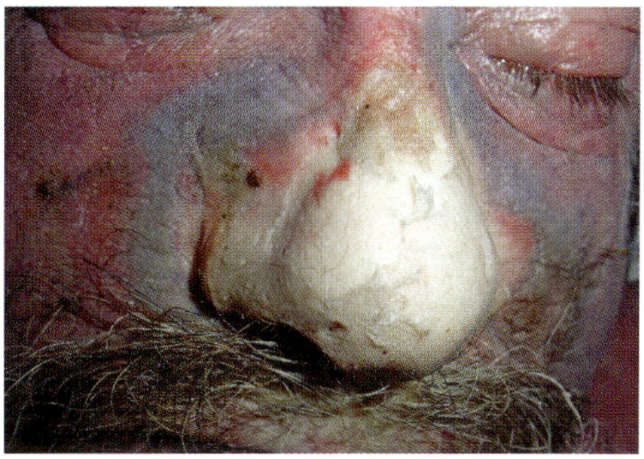

Abb. 1-2 Totenflecke nach Bauchlage mit Aussparung der aufliegenden Nasenspitze

Die **Farbe der Totenflecken** unterliegt großen Schwankungen, oft schon innerhalb einer Körperregion. Der *bläulich-livide* Farbton entsteht durch Sauerstoffzehrung. Sauerstoff kann aus der Umgebung in die Haut diffundieren und insbesondere bei einer durch Kälte nach links verschobenen Sauerstoffbindungskurve über eine Reoxygenierung die Farbe der Totenflecke aufhellen, aber nicht der Nagelbetten, da Sauerstoff nicht durch Finger- und Fußnägel diffundiert. An den Nagelbetten ist eine Differenzierung zwischen *hellroter* Farbe durch Kohlenmonoxid-Intoxikation (Bildung von Carboxyhämoglobin), Cyanid-Intoxikation (oxygeniertes Blut durch Blockade der Cytochromoxidase) und Kälteeffekt am ehesten möglich. Farbnuancen innerhalb einer Region sind auf lagebedingt unterschiedliche Kälteexpositionen und wechselnd verfügbarem Sauerstoff aus der Umgebungsluft zurückzuführen. *Braune* Totenflecke weisen auf die Aufnahme von Methämoglobinbildnern (Chlorate, Nitrite und Nitrate), *grüne* Totenflecke auf die des Sulfhämoglobinbildners Hydrogensulfid, aber auch auf Fäulnis hin.

Bei der ärztlichen Leichenschau ist die *hellrote* Farbe nach Kohlenmonoxid-Aufnahme durch Abgase oder unvollständige Verbrennung (Gasdurchlauferhitzer in kleinem, geschlossenem Badezimmer; Holzkohlegrill zum Wärmen in einen Raum gestellt) diagnoseweisend.

Zweifel über die todesursächliche Relevanz einer Totenfleckfarbe begründen den Verdacht auf einen nichtnatürlichen Tod (Abb. 1-3 und 1-4)!

Die **Lage der Totenflecken** ist von der Körperposition bzw. der Ausrichtung von Körperteilen zur Horizontalen und von der Beschaffenheit der Auflagefläche abhängig: Wenn bei Rückenlage eines adipösen Menschen die Bauchdecken aufragen, liegt z. B. die Halsvorderseite deutlich unter dem Bauchdeckenniveau. In diesem Fall können sich auf der Halsvorderseite und im Gesicht Totenflecke entwickeln, obwohl diese sonst an der hinteren Rumpfwand ausgebildet sind. Bei Lage auf schiefen Ebenen stellt sich ein „Pegel“ ein, der in entsprechendem Winkel zur Körperlängsachse verläuft (Abb. 1-5). Strukturen eines Bodenbelages, die Form von Kleiderfalten, Knöpfen, Schnallen und anderen Gegenständen können teilweise oder vollständig in den Totenflecken erkennbar sein (Abb. 1-6).

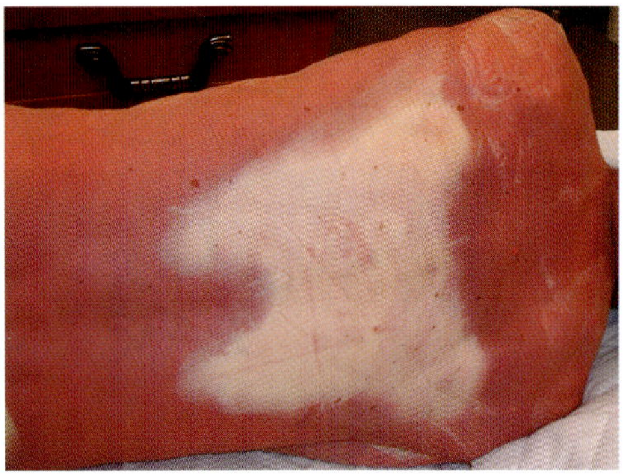

Abb. 1-3 Hellrote Totenflecke bei Kohlenmonoxid-Intoxikation

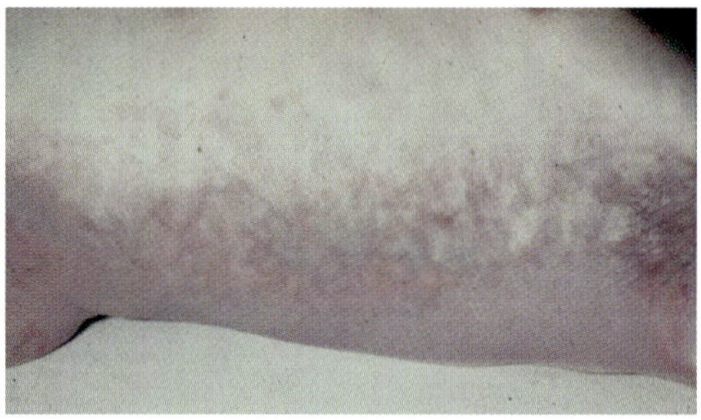

Abb. 1-5 Totenflecke bei Rückenlage mit „Pegelbildung“

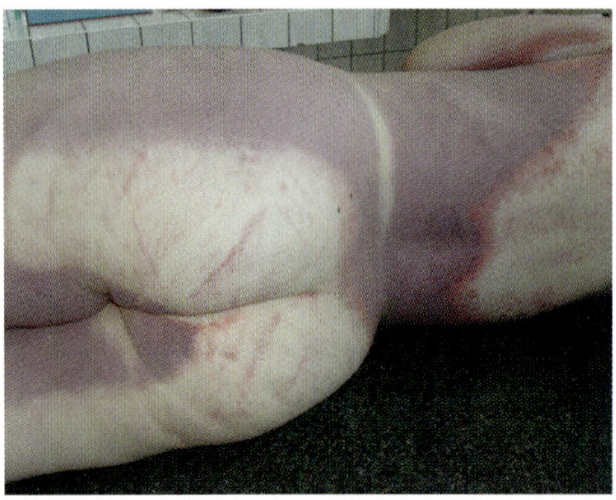

Abb. 1-4 Totenflecke ohne Hinweis auf die Todesursache

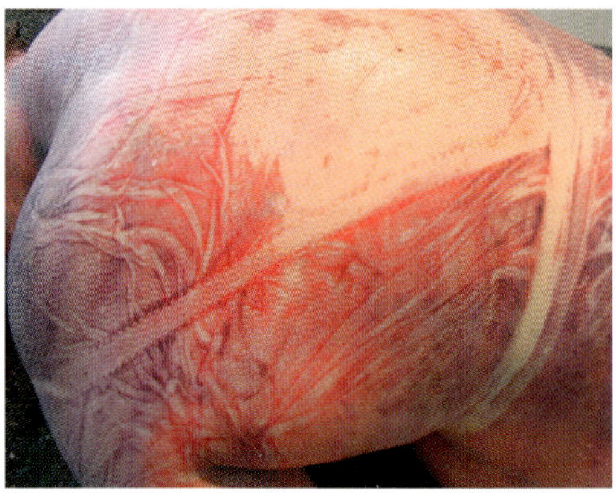

Abb. 1-6 Totenflecke mit Abdruckmuster u. a. eines Büstenhalters

Die **Intensität** und **Größe der zusammenhängend imponierenden Totenflecken** sind auch abhängig vom Blutvolumen. Nach verletzungsbedingt todesursächlich relevantem Blutverlust, aber auch bei Blutarmut (z. B. Erkrankungen des Knochenmarks, fortgeschrittene Tumorerkrankungen, Blutungen aus Geschwüren des Magen-Darm-Traktes, Blutungen aus Ösophagusvarizen, hohes Alter) werden die Totenflecke deutlich weniger intensiv sein, gelegentlich nur einen zarten Farbschimmer bilden (vgl. Abb. 1-7 vs. 1-8 und Abb. 1-9 vs. 1-10). Nach längerem Treiben des Leichnams im Wasser werden Totenflecke aufgrund anderer Schwereverhältnisse ihre scharfe Abgrenzung verlieren oder kaum wahrnehmbar sein. Nach Bergung aus dem Wasser, zu einer Zeit, zu der Totenflecke noch umlagerbar sind (komplett bis ca. 6 Stunden nach Todeseintritt), können sich bei nun anders wirkenden Schwereverhältnissen dennoch die oben beschriebenen Bilder entwickeln.

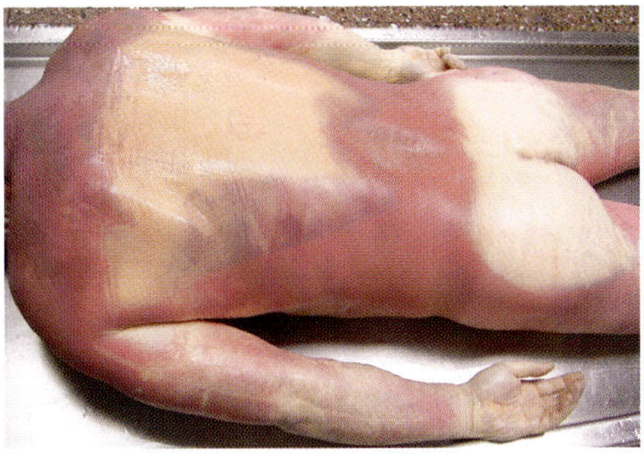

Abb. 1-7 Massiv ausgeprägte, konfluierte Totenflecke nach Rückenlage, kein todesursächlich relevanter Blutverlust, kein Hinweis auf eine Todesursache. Vibices auf Schulterhöhe. *Beachte:* kältebedingte Farbänderungen.

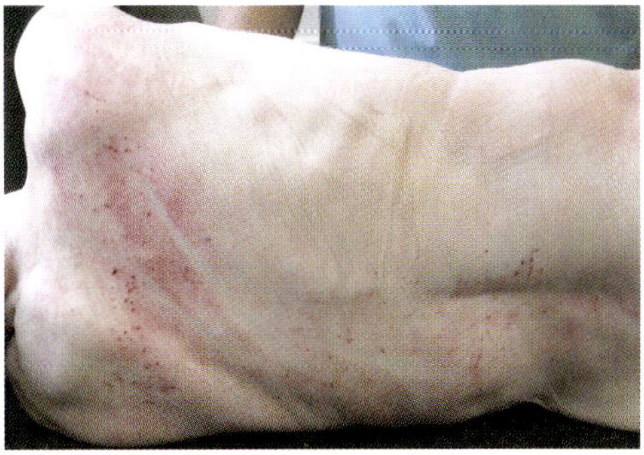

Abb. 1-8 Spärlich ausgeprägte Totenflecke nach großem Blutverlust

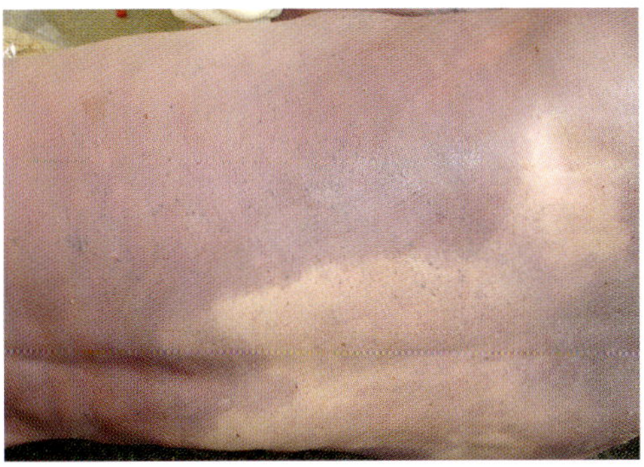

Abb. 1-9 Massiv ausgeprägte, konfluierte Totenflecke und Vibices nach Rückenlage, kein todesursächlich relevanter Blutverlust, kein Hinweis auf eine Todesursache

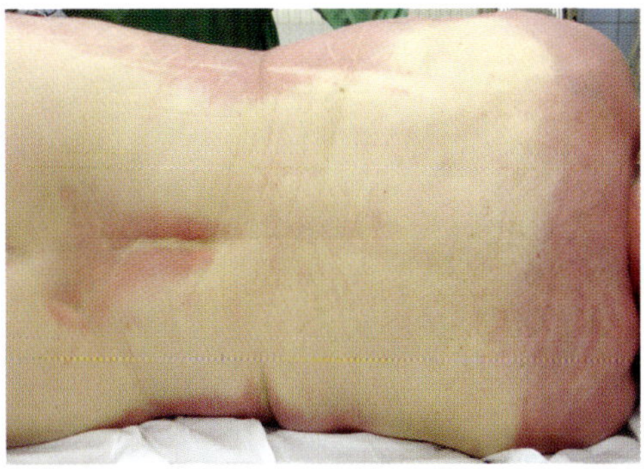

Abb. 1-10 Spärliche Totenflecke nach großem Blutverlust

Vibices: Der Schweredruck des sinkenden Blutvolumens kann zum Bersten von kleinsten Blutleitern führen, sodass es zum Blutaustritt in das umgebende Gewebe kommt. Diese „Blutungen" (sog. Vibices) können demnach nur innerhalb von Totenflecken auftreten, niemals in blassen Regionen, sodass dieser Unterschied bei der Abgrenzung von stauungsbedingten Blutungen hilft. Vibices sind unscharf begrenzt und erreichen meist einen Durchmesser von ein bis drei Millimetern. Sie sind also etwas größer als Petechien, können sehr dicht liegen, auch miteinander verschmelzen und so den oft dunkellividen Farbton von Totenflecken verstärken. Ihre Farbe ist nicht zwingend anders als die von Petechien. Zuweilen sind sie in streifenförmigen Reihen angeordnet, die ihnen den Namen Vibices (lat. Vibex = Strieme) gaben. Häufiger finden sich jedoch Vibices über größere Flächen verteilt (Abb. 1-11 bis 1-14).

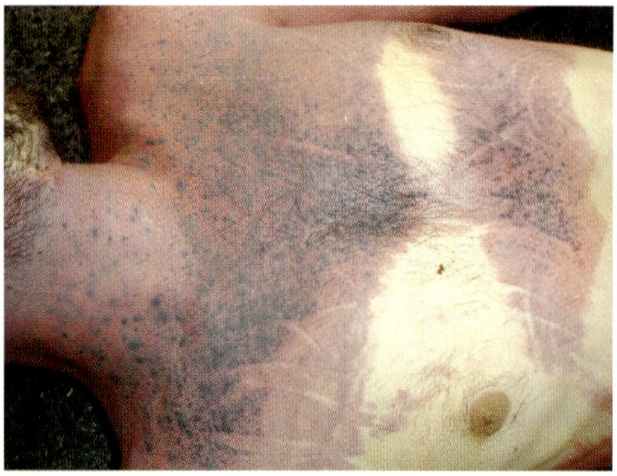

Abb. 1-11 Vibices an der vorderen Rumpfwand

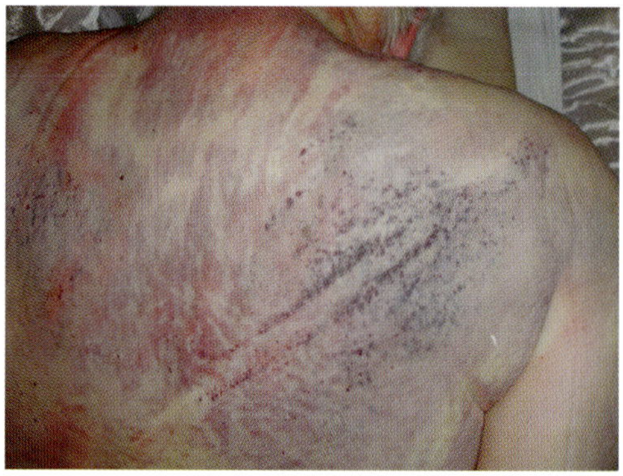

Abb. 1-12 Vibices an der hinteren Rumpfwand in streifigem Muster

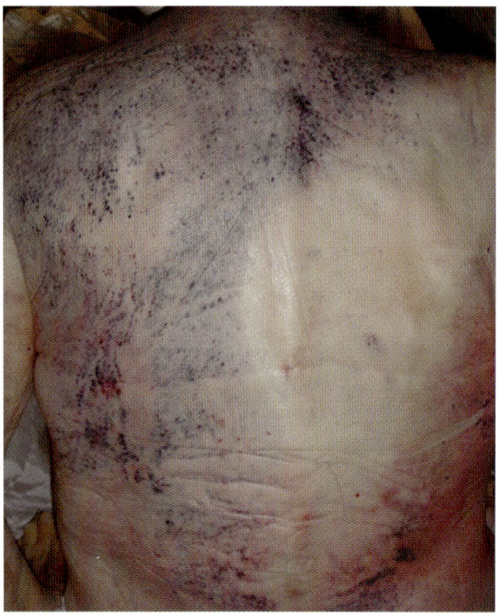

Abb. 1-13 Vibices an der hinteren Rumpfwand

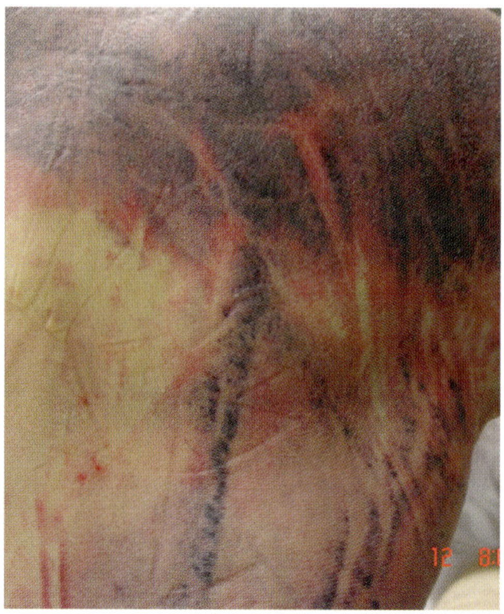

Abb. 1-14 Vibices an der hinteren Rumpfwand

Das Auftreten von Vibices kann durch die Lage des Körpers (z. B. extreme Kopftieflage), durch vorbestehende Infektionskrankheiten oder Intoxikationen, die zu Gefäßwandschäden führen, begünstigt werden.

Vibices können leicht mit Stauungsblutungen verwechselt werden (s. Kap. 5.1, S. 36 f.).

Totenstarre (lat. Rigor mortis): Einige Stunden nach Todeseintritt und aufgebrauchten ATP-Reserven verlieren die Aktin- und Myosinfilamente der Muskulatur ihre Gleitfähigkeit und werden zu einem rigiden Gewebekomplex. Die Muskulatur bleibt in der zum Todeszeitpunkt bestehenden Kontraktion oder Dehnung, sodass die Gelenke entsprechend fixiert sind (Abb. 1-15).

Die Totenstarre beginnt ca. zwei bis vier Stunden nach dem Tode und ist bei einer Umgebungstemperatur von ca. 20 °C ohne beschleunigte Wärmeableitung nach ca. sechs bis acht Stunden vollständig. Sie löst sich unter gleichen Bedingungen nach ca. 36 bis 48 Stunden, wenn die Feinarchitektur der Muskulatur durch Autolyse und beginnende Fäulnis zerstört wird. Bildung und Lösung der Totenstarre sind stark temperaturabhängig. Wärme und präfinal hoher ATP-Verbrauch (hohe körperliche Belastung, hohe Körpertemperatur) werden die Ausbildung der Totenstarre beschleunigen und Wärme allein auch deren Lösung.

Die Totenstarre ist zuerst an der abnehmenden Beweglichkeit der kleinen Gelenke spürbar, bis später auch die großen Gelenke fixiert sind. Die Gelenkstellungen unter der Totenstarre werden zufällig im präfinalen Zustand und über das Masseverhältnis von Beugern zu Streckern bestimmt. An oberen Extremitäten überwiegt in der Regel die Beugemuskulatur. So können sich die Hände zur Faust schließen. Der Faustschluss und ein vielleicht grimassierendes Gesicht sind somit keinesfalls Ausdruck einer Dramatik im Todeskampf (Abb. 1-16).

Die fixierten Gelenkstellungen sind auf ihre situationsbezogene Sinnfälligkeit zu prüfen, um Situationsfehler zu erkennen.

Die Totenstarre kann die Bergung eines Leichnams erschweren (Bergung aus komplizierter, enger Lage zwischen Möbeln) oder erleichtern (Hebeleffekte beim Bergen über Kanten und

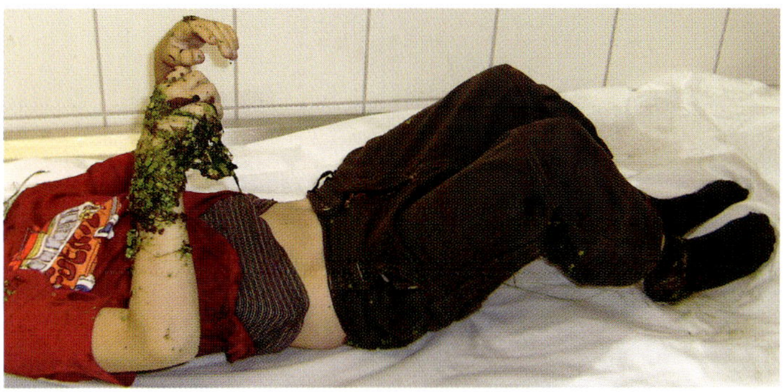

Abb. 1-15 Totenstarre mit Fixierung von Gelenken in Beugestellung

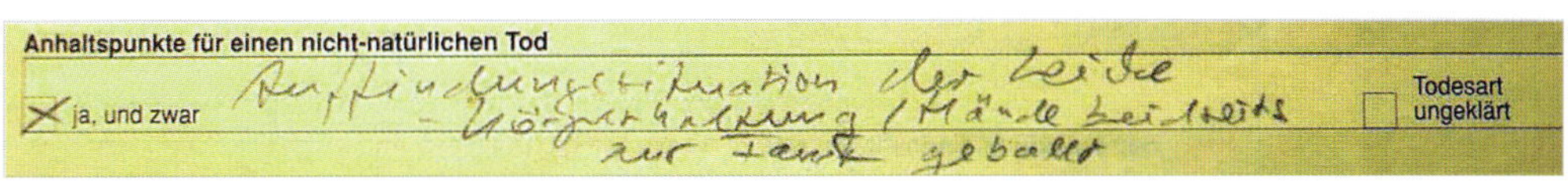

Anhaltspunkte für einen nicht-natürlichen Tod

☒ ja, und zwar Auffindungssituation der Leiche – Körperhaltung / Hände beidseits zur Faust geballt

☐ Todesart ungeklärt

Abb. 1-16 Irrtümliche Interpretation von Totenstarre

Stufen). Sie kann Artefakte begünstigen (avitale Hauteintrocknungen und Blutungen nach Anstoß abgewinkelter Extremitäten bei Bergung und Transport).

Zum vollständigen Entkleiden des Leichnams muss die Totenstarre gegebenenfalls überwunden werden. Bei einem zuvor muskelkräftigen Menschen gelingt dies nur mühsam und nur mit Assistenz. Unter diesen Bedingungen kann die zur Bewegung eines Schulter- oder Ellenbogengelenks aufzuwendende Kraft wiederum zu Artefakten an der Körperoberfläche führen.

Degenerativ bedingte Bewegungseinschränkungen, insbesondere der Knie- und Hüftgelenke, können eine Totenstarre vortäuschen. Aufklärung bringt die Sicht auf andere Leichenveränderungen.

Die Totenflecke und die Totenstarre gehören als frühe Leichenveränderungen zu den sicheren Todeszeichen. Nach ihrem Auftreten sind keine Reanimationsmaßnahmen erforderlich. Ihre Beurteilung gehört zu den Methoden der Todeszeitschätzung und zu den elementaren Aufgaben bei der Leichenschau.

2 Vertrocknungen

2.1 Liegezeitbedingte Trocknungen

Nach dem Tod verliert der Körper über die Haut Flüssigkeit durch Trocknung. Dabei verändern sich insbesondere Farbe und Konsistenz der äußeren Hautschichten. Die Farbe wechselt von einem zunächst wächsernen Blassgelb über Gelb, Gelbbraun, Braun und Braunschwarz zu Schwarz. Die Konsistenz nimmt dabei stetig zu, bis sie lederartig fest ist. Dieser Prozess läuft beschleunigt an Hautschichten und tiefer liegendem Gewebe ab, die anatomisch dünner angelegt sind, z. B. Handflächen, Finger, Zehen, Kopfhaut, Mund und Nase (Abb. 2-1 bis 2-6).

Trocknungsbedingte Verfärbungen und Verhärtungen der Haut und Schleimhaut – gegebenenfalls mit aufgelagerten Krusten von eingetrocknetem Speichel, Mageninhalt und Blut – können das Erfassen von Verletzungen erschweren.

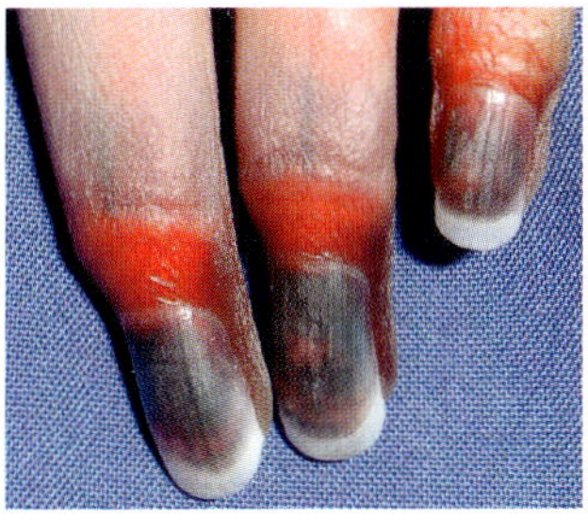
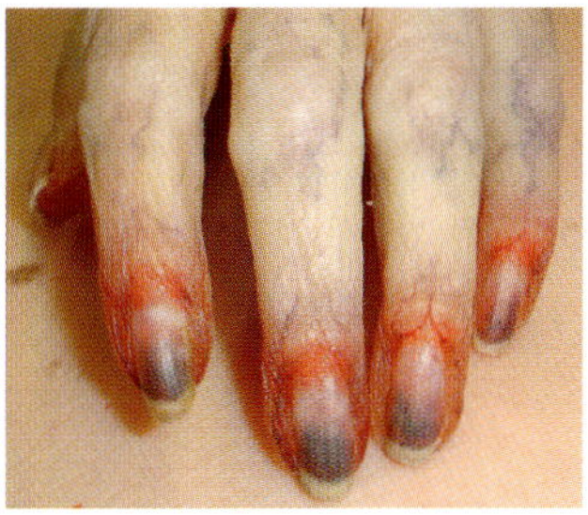
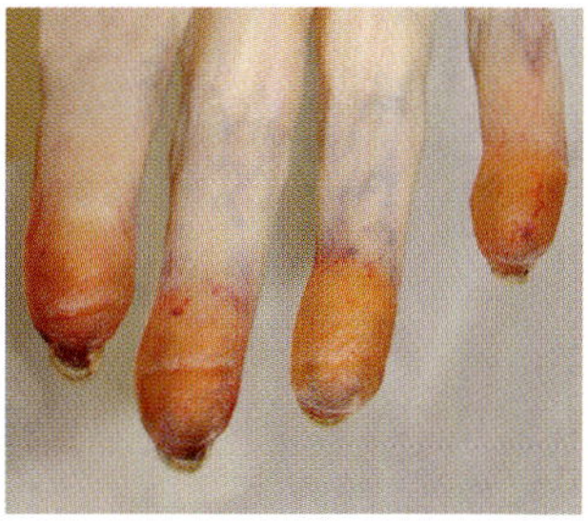

Abb. 2-1, 2-2 und 2-3 Postmortale Trocknungen von Fingerkuppen

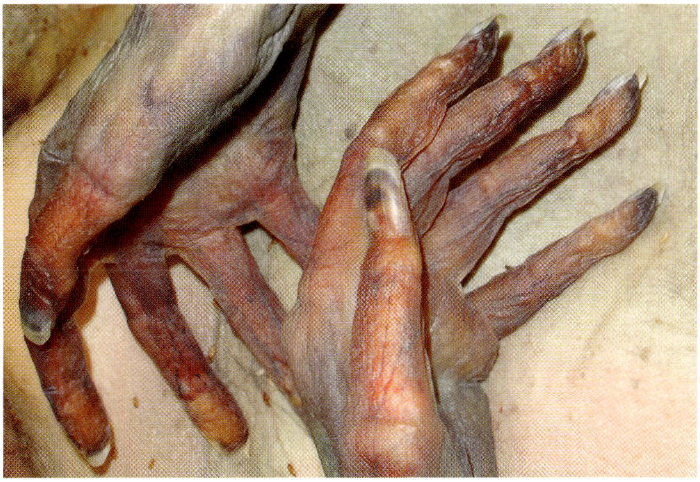

Abb. 2-4 Postmortale Trocknung der Hände

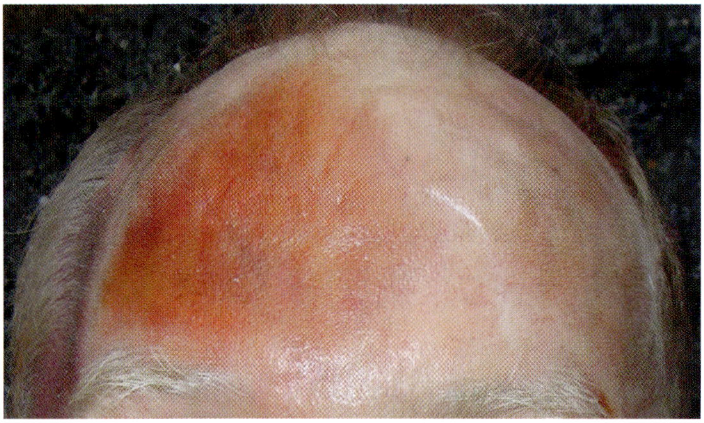

Abb. 2-5 Nur liegezeitbedingte Trocknung der Stirnhaut

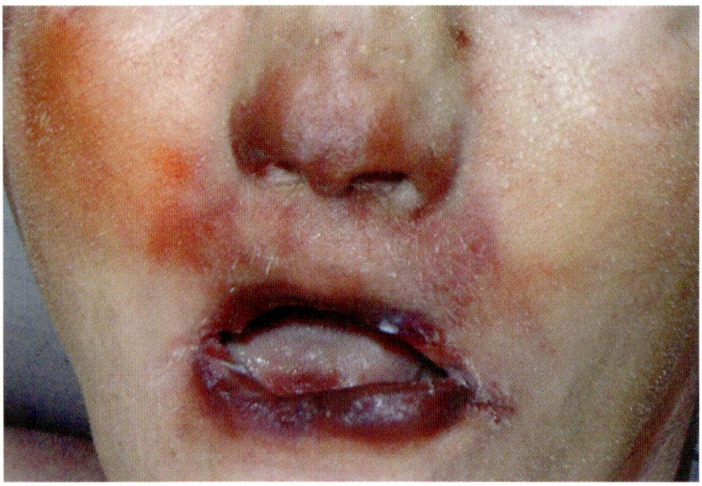

Abb. 2-6 Nur liegezeitbedingte Trocknung um Mund und Nase

2.2 Trocknung verletzter Haut

Die Trocknung verläuft insbesondere dort beschleunigt, wo es zu einer Abtragung von Hautschichten kam (z.B. durch Schürfungen bei stumpfer Gewalt). Die Trocknung erfolgt dann deutlich schneller als in der Umgebung, oft scharf begrenzt auf das verletzte Areal, mit einem deutlich dunkleren Farbton als Folge des erreichten „Trocknungsvorsprunges" und gibt somit zuweilen die Form oder Formanteile eines Gegenstandes wieder, der im Rahmen der Gewalt eingewirkt hat.

Bei der Trocknung von Haut und Schleimhaut verändern sich Farbe, Form und Konsistenz der Gewebe.

Avitale Hauteintrocknung: Bei Verletzungen nach dem Todeseintritt (bedingt z.B. durch Bergung, Transport, sog. Leichentoilette) bekommen Hauteintrocknungen einen gelbbraunen Farbton, der im deutlichen Kontrast zur übrigen Leichenhaut stehen kann (Abb. 2-11).
Weitere Nuancierungen ergeben sich in Abhängigkeit davon, ob die verletzte Haut im Totenfleckbereich oder im anämischen Bereich auf der Gegenseite eintrocknet. Die avitale Hauteintrocknung im Totenfleck- bzw. Hypostasebereich imponiert deutlich dunkler als im anämischen Bereich und kann mit vitalen Hauteintrocknungen verwechselt werden (Abb. 2-7 bis 2-10).

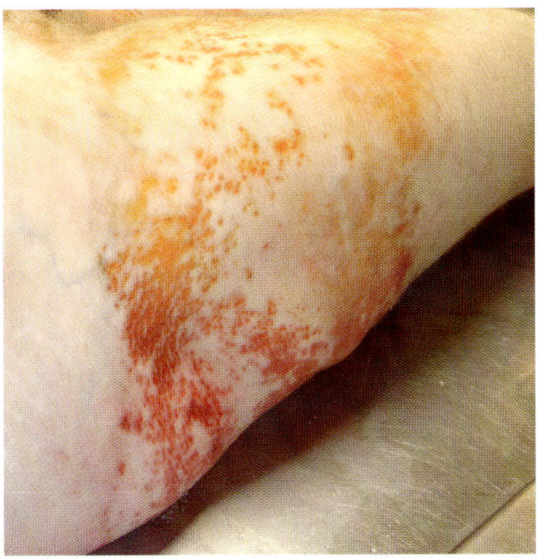

Abb. 2-7 Avitale Hauteintrocknungen des rechten Oberschenkels bei Rückenlage mit Farbwechsel zwischen anämischer Zone vorn und Totenfleckzone hinten. Trocknung nach Mazeration durch Wasser.

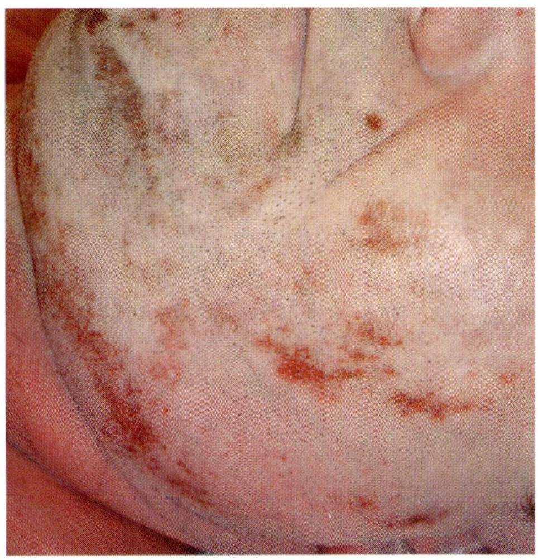

Abb. 2-8 Avitale Hauteintrocknungen im Gesicht bei Rückenlage. Farbwechsel zwischen anämischer Zone und Totenfleckzone (linke Halsseite/hintere Wangenregion). Rasureffekte.

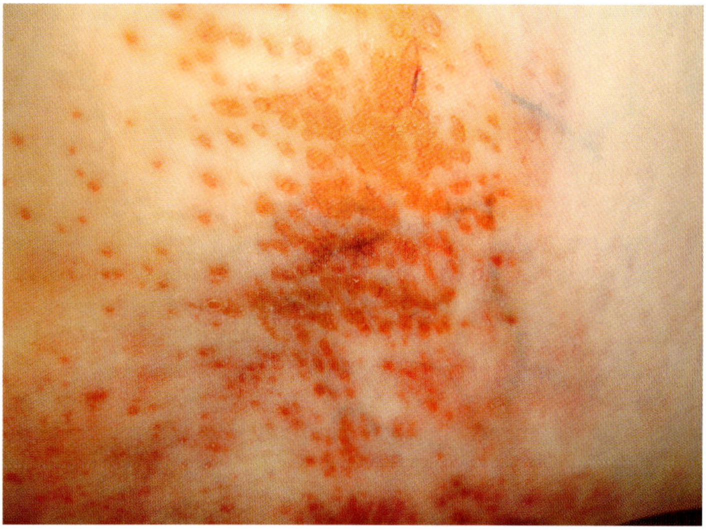

Abb. 2-9 Avitale Hauteintrocknungen vom selben Fall wie in Abb. 2-7 (Nahaufnahme). Die Oberhautschichten sind bei etwa gleichbleibender Intensität bzw. Defekttiefe teils fleckförmig, teils in größerem Zusammenhang abgetragen.

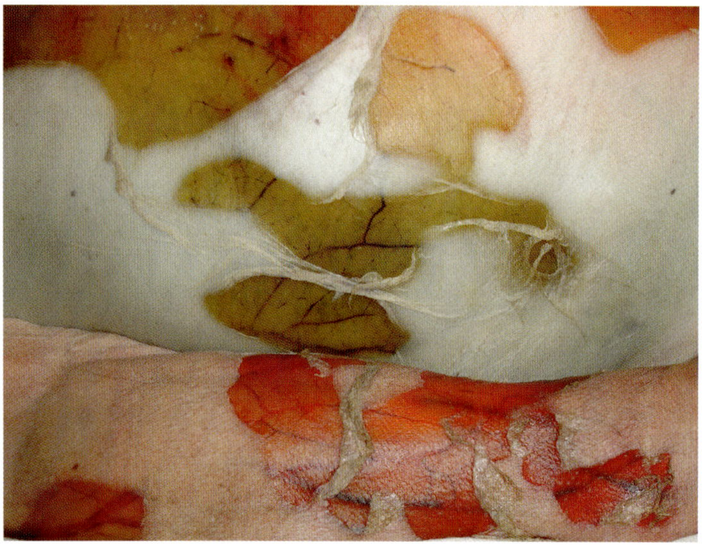

Abb. 2-10 Avitale Hauteintrocknungen nach liegezeitbedingtem Oberhautverlust an der Rumpfwand rechts (anämische Zone) und am rechten Arm (Hypostasebereich)

Vitale Hauteintrocknung: Verletzungen zu Lebzeiten lassen Hauteintrocknungen schon wenige Stunden nach dem Tod dunkler erscheinen als nach postmortalen Verletzungen, weil oft blutige Bestandteile in der Wunde zu einem braunroten bis rotschwarzen Farbton führen (vgl. Abb. 2-11 vs. 2-12, Abb. 2-13 vs. 2-14, Abb. 2-15 vs. 2-16, Abb. 2-17 vs. 2-18).

Hauteintrocknungen sind bedeutende Leitbefunde. Die Differenzierung zwischen vitalen und avitalen Hauteintrocknungen muss besonders gründlich erfolgen.

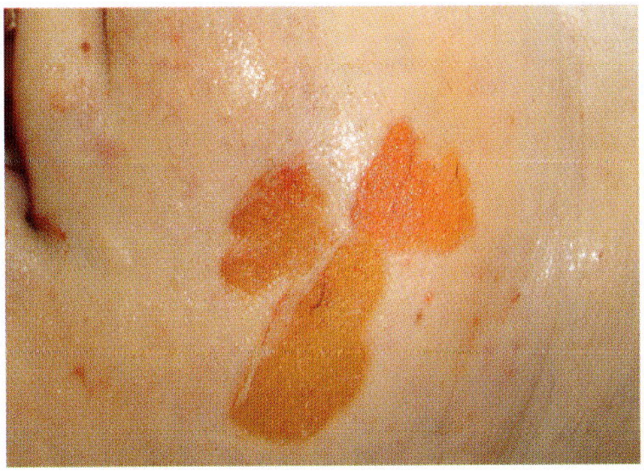

Abb. 2-11 Avitale Hauteintrocknungen in der Kinnregion

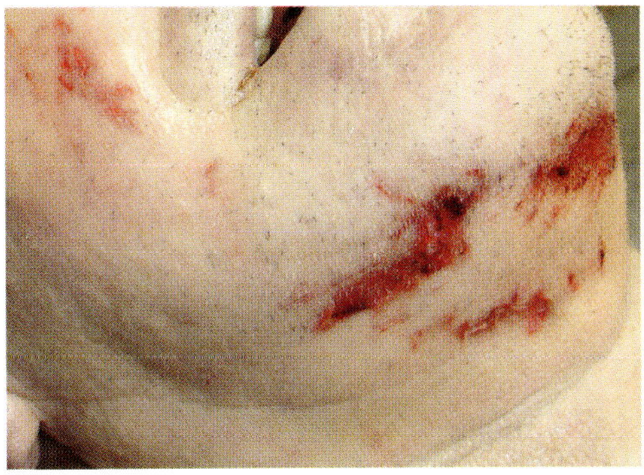

Abb. 2-12 Vitale Hauteintrocknungen in der Kinnregion

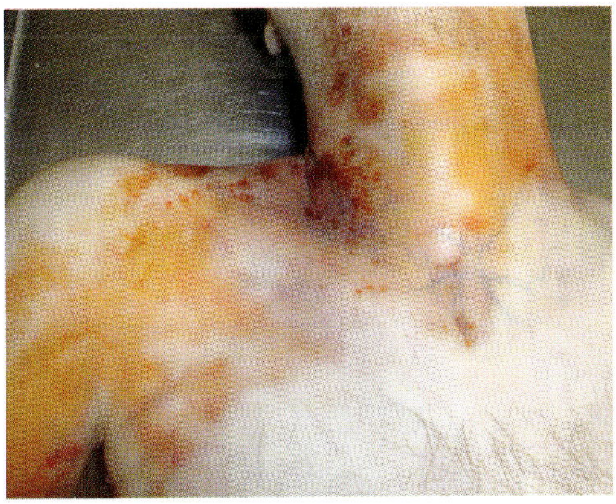

Abb. 2-13 Avitale Hauteintrocknungen nach postmortal über mehrere Stunden laufendem heißem Wasser

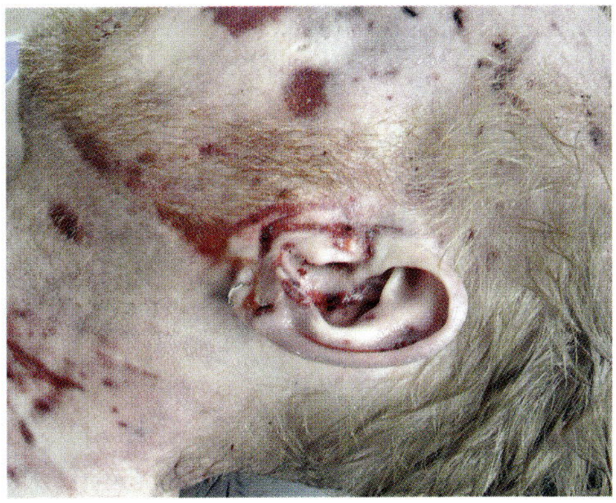

Abb. 2-14 Vitale Hauteintrocknungen an der linken Kopfseite nach stumpfer Gewalt

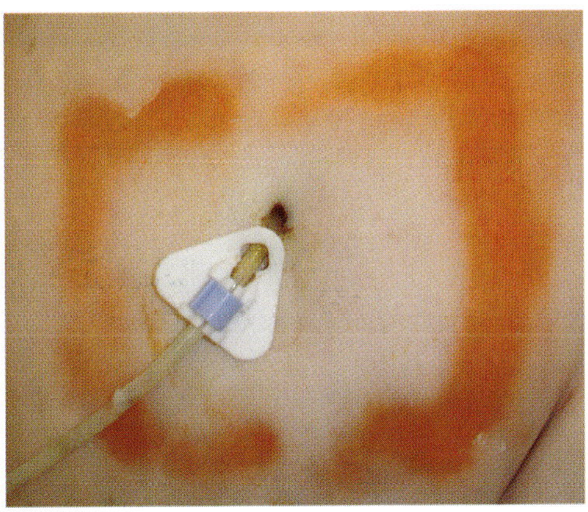

Abb. 2-15 Avitale Hauteintrocknungen nach Entfernung eines Pflasterverbandes

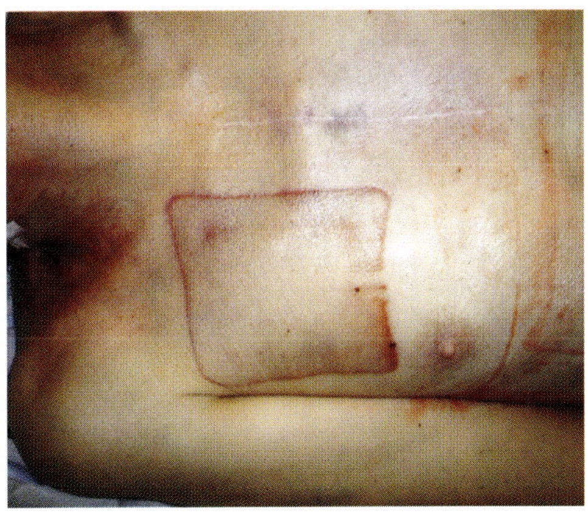

Abb. 2-16 Vitale Hauteintrocknungen nach Einsatz eines Defibrillators

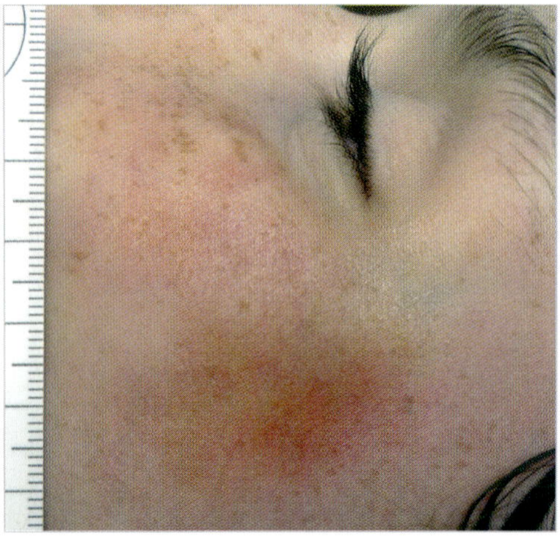

Abb. 2-17 Avitale Hauteintrocknung über linkem Jochbein (lagebedingt)

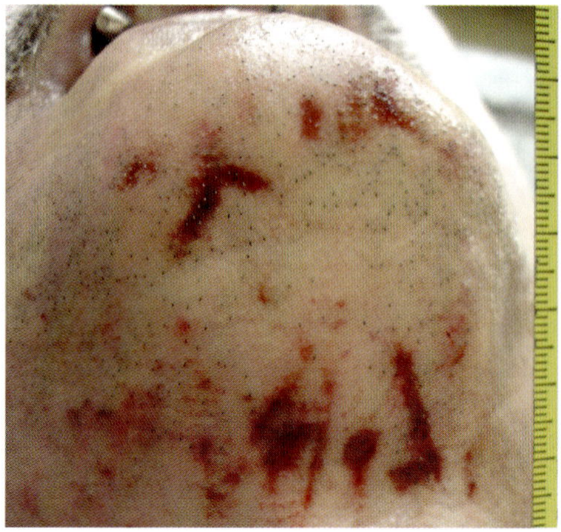

Abb. 2-18 Vitale Hauteintrocknungen an Kinn und Halsvorderseite nach Manipulationen mit einer Küchengabel bei autoerotischem Unfall zur Mobilisierung einer eng anliegenden Lederkappe

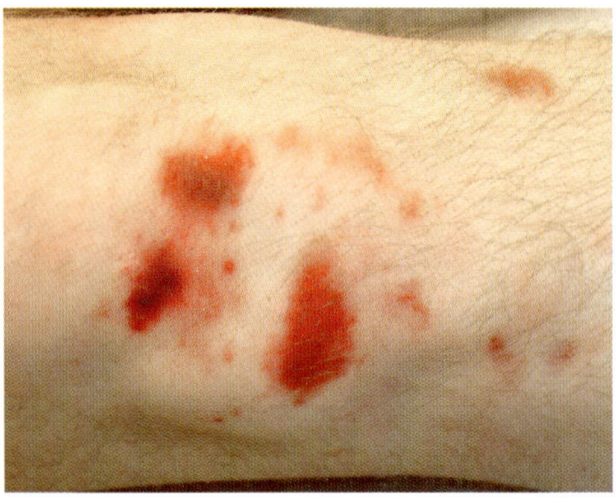

Abb. 2-19 Vitale Hauteintrocknungen über der Kniescheibe

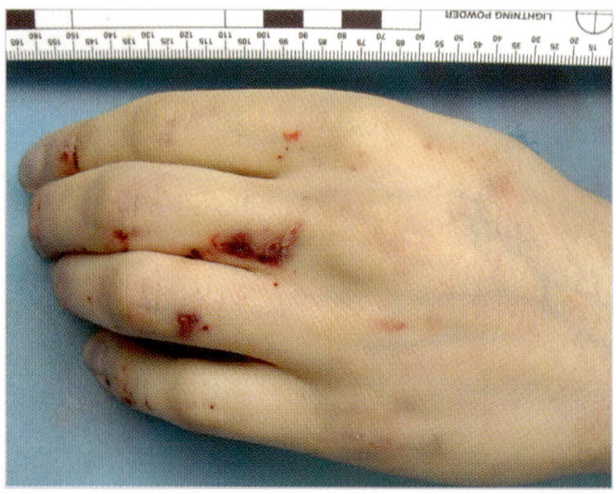

Abb. 2-20 Vitale Hauteintrocknungen an der Streckseite der linken Hand

Vitale Hauteintrocknungen finden sich oft an Prädilektionsstellen, die z. B. bei Stürzen leicht verletzt werden (Knöchel, Knie, Ellenbogen, Kinn, Nasenspitze, Augenbrauenwülste, Stirnhöcker, tiefes Hinterhaupt). Die Intensität der Gewalt bestimmt, ob sich unter den Oberhautverletzungen und in deren Umgebung Blutungen und Schwellungen finden (Abb. 2-19 und 2-20). Tiefer gehende, offene Verletzungen lassen ein entsprechendes Spurenbild erwarten.

Wenn Auffindungsort nicht gleich Sterbeort ist, muss die Kriminalpolizei darauf hingewiesen werden, wenn am Sterbeort oder an der Kleidung beteiligter Personen ein charakteristisches Spurenmuster zu erwarten ist.

Vitale Hauteintrocknungen nach Schürfungen: Als Folge tangentialer Gewalteinwirkungen mit flächigen Abtragungen von Hautschichten unterschiedlicher Tiefe entstehen Schürfungen (Abb. 2-21 und 2-22). Zuweilen ist die vormalige Schürfrichtung nach einem bugwellenartigen Zusammenschieben der seidenpapierartig dünnen Oberhaut gut erkennbar. Auch die Impression bzw. das Einreiben von Fremdmaterial kann Auskunft über die Schürfrichtung und die Art des einwirkenden Gegenstandes geben.

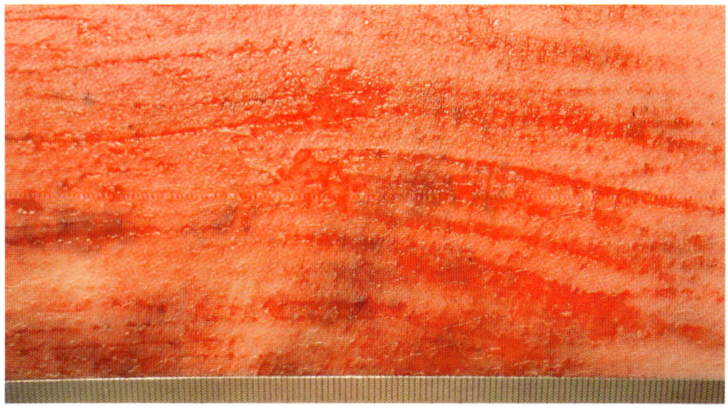

Abb. 2-21 Vitale Hauteintrocknungen mit Oberhautdefekten nach Schürfung

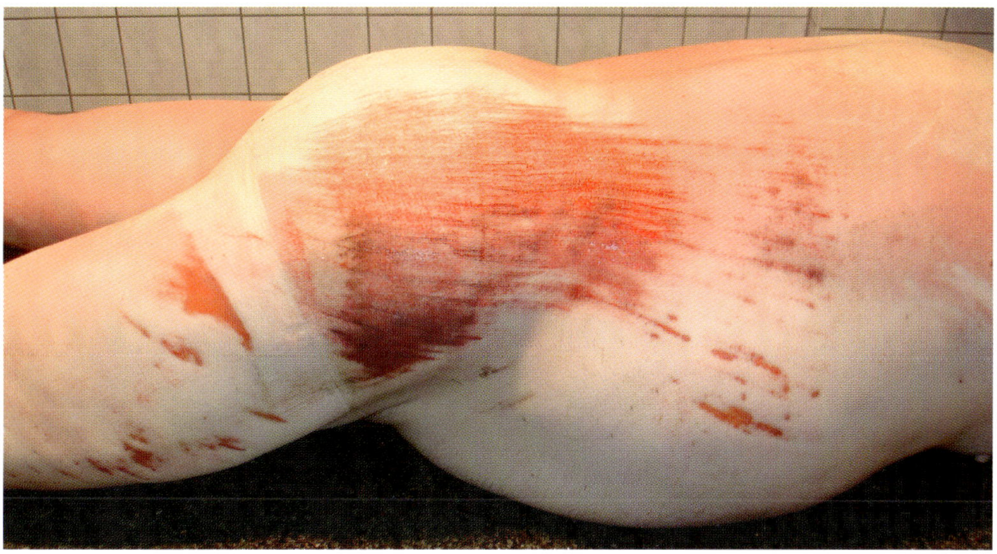

Abb. 2-22 Vitale Hauteintrocknungen mit Oberhautdefekten nach Schürfung

Vitale Hauteintrocknungen nach Dehnungen: Die Anatomie der menschlichen Hautschichten bildet im Rahmen physiologischer Bedingungen eine Barriere, um die Integrität des Systems Mensch zu bewahren. Gewalteinwirkungen können die Grenze möglicher Belastbarkeit von Hautschichten überschreiten.

Beanspruchung auf Zug führt zu einer Desintegration (sog. Dehiszenz) von Hautschichten quer zur Zugrichtung. Die resultierenden Gefügestörungen sind oft dicht übereinander und seitlich versetzt angeordnet: klaffende bzw. dehiszente Durchtrennungen, die in Abhängigkeit von der Liegezeit eintrocknen. Die häufigsten Ursachen sind Überrollen durch Kraftfahrzeuge und Einschnürungen von Kleidung (Abb. 2-23 und 2-24).

Die Feinstruktur von Oberhautverletzungen lässt sich mit der Stereomikroskopie besonders gut darstellen. Einfache Standgeräte eignen sich für isolierte Befunde, Geräte am Schwenkarm erreichen problemlos alle Körperregionen.

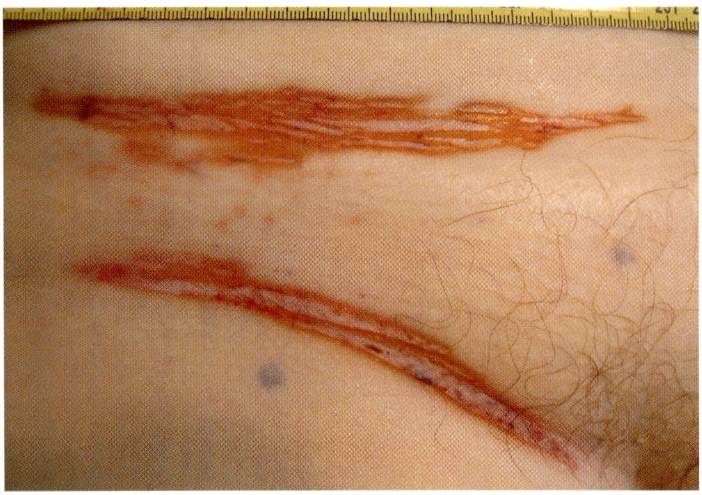

Abb. 2-23 Vitale Hauteintrocknungen nach Dehnung der Haut im Bundbereich und in der rechten Leistenbeuge

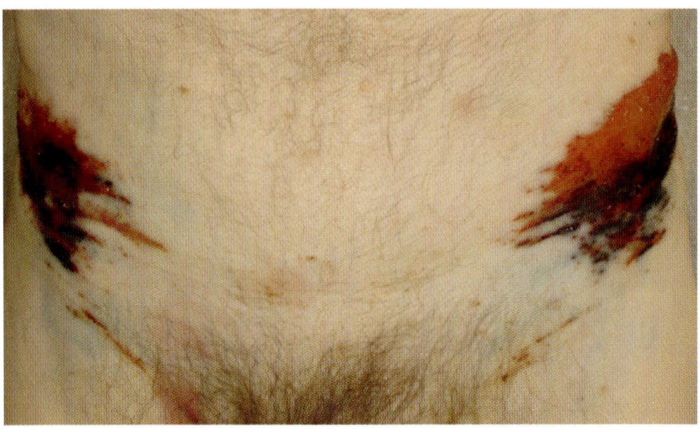

Abb. 2-24 Vitale Hauteintrocknungen nach Dehnung der Haut über den Beckenkämmen

3 Fortgeschrittene Leichenveränderungen

In Abhängigkeit von den Liegebedingungen, insbesondere von der Temperatur, kommt es zu einer Auflösung der zellulären Blutbestandteile. Das an Patientenblut häufig vom Labor zu erstellende Blutbild würde nicht mehr gelingen. Die roten Blutkörperchen lösen sich auf bzw. ihre Zellmembran wird durchlässig für den roten Blutfarbstoff, das Hämoglobin.

Durchschlagen des Venennetzes: Hämoglobin, seine Abbauprodukte und weitere Blutbestandteile diffundieren durch die ebenfalls durchlässig werdenden Blutgefäßwände in die umgebenden Gewebe (sog. Imbibition). Dabei kommt es zu dunklen, düsteren braunroten Verfärbungen. Der Verlauf von Blutgefäßen dicht unter der Haut wird über diese Verfärbungen gleichsam wie bei einer leicht vergrößernden Projektion an der Hautoberfläche sichtbar (Abb. 3-1 und 3-2). Die anfangs netzartigen Bilder werden später breiter, die Grenzen unschärfer.
Die fäulnisbedingte Desintegration der Körpergewebe geht mit der blutigen Umfärbung des gesamten Körperwassers einher. Das Körperwasser kann seine anatomisch angelegten Kompartments verlassen und über durchlässig werdende Gewebegrenzen z.B. auch in den Magen-Darm-Trakt und in die Atemwege gelangen. Blutige Fäulnisflüssigkeit (Abb. 3-3 und 3-5) kann so den Körper verlassen und große Lachen bilden.

Das Durchschlagen des Venennetzes tritt unabhängig von der Todesursache auf. Es kann bereits wenige Stunden nach Todeseintritt beginnen. Hohe Umgebungstemperaturen beschleunigen die Ausbildung.

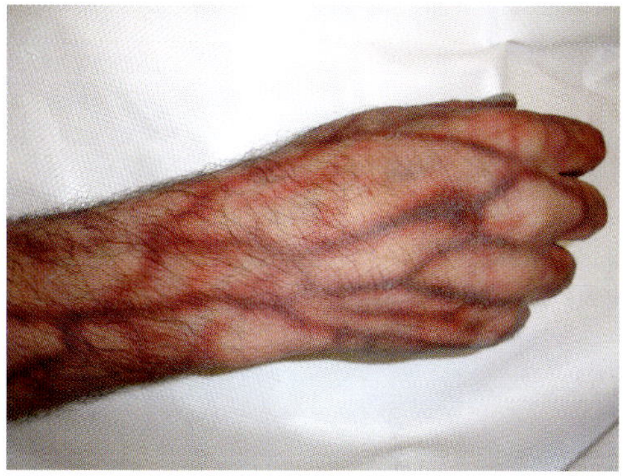

Abb. 3-1 Durchschlagen des Venennetzes an der rechten Hand

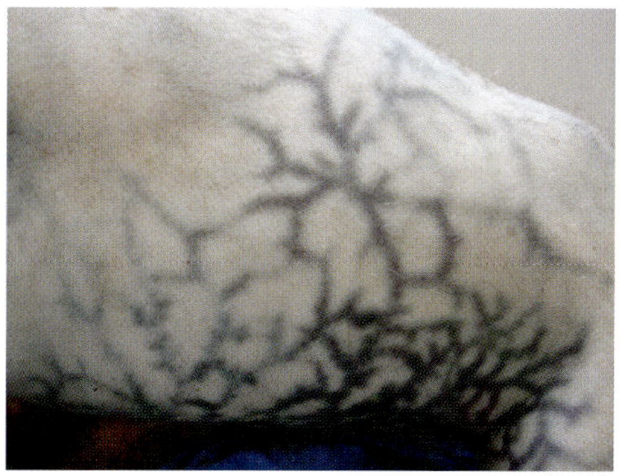

Abb. 3-2 Durchschlagen des Venennetzes an einem Bein

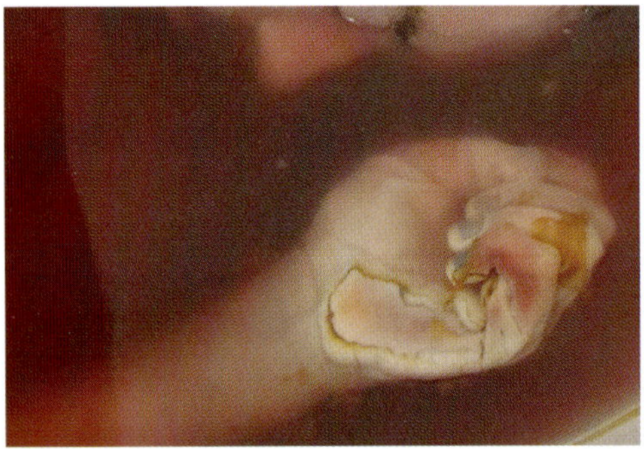

Abb. 3-3 Blutige Fäulnisflüssigkeit in einer Badewanne

Wenn die in Abbildung 3-3 gezeigte blutige Fäulnisflüssigkeit auch durch Badewasser verdünnt wurde und der Untergrund schwer vergleichbar ist, so ist sie wegen ihrer charakteristischen Farbe dennoch von der verletzungsbedingten Blutung unterscheidbar (vgl. Abb. 3-3 vs. 3-4, Abb. 3-5 vs. 3-6).

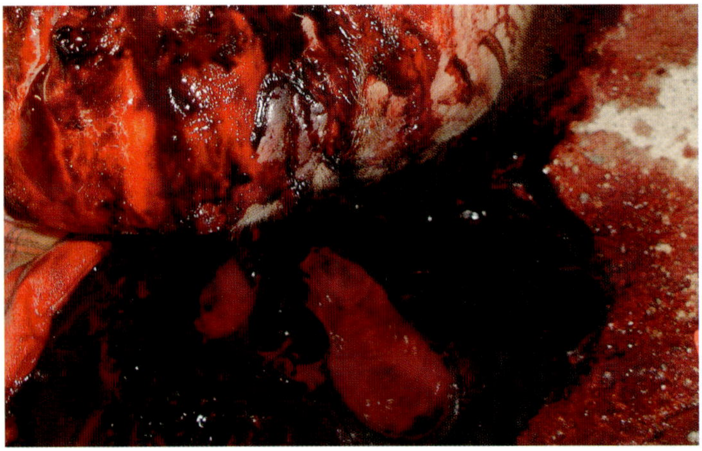

Abb. 3-4 Verletzungsbedingte Blutung auf dem Fußboden

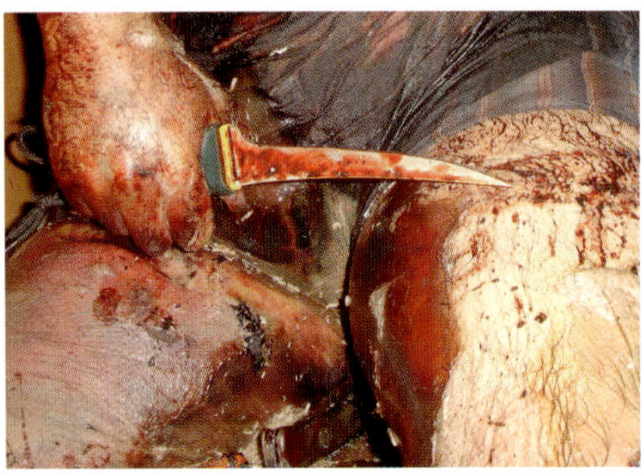

Abb. 3-5 Blut und blutige Fäulnisflüssigkeit

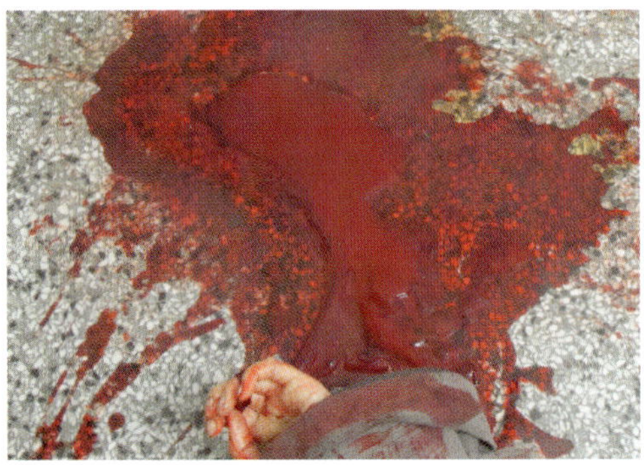

Abb. 3-6 Lache vitaler Blutung

Fäulnisblasen: Fäulnis führt auch zur Desintegration der Hautschichten. Die Oberhaut (Epidermis) kann sich lösen und es bilden sich sogenannte Fäulnisblasen (Abb. 3-7). Diese werden so lange größer, bis die Oberhaut reißt (Abb. 3-8) und sich blutige Fäulnisflüssigkeit mit der charakteristischen Färbung ergießt.

Fäulnisflüssigkeit hat überwiegend einen als schmutzig oder missfarben empfundenen braun- bis schwarzroten Farbton, während Blut mit einem beinahe fruchtigen Rot imponiert. Verletzungsbedingt austretendes Blut ähnelt jedoch blutiger Fäulnisflüssigkeit manchmal so, dass ein nichtnatürlicher Tod vermutet wird. Es kommt immer wieder vor, dass Leichenschauärzte und Polizisten die Situation falsch beurteilen.

Nach Ruptur der Fäulnisblasen bleiben die Oberhautfetzen zusammengeschoben und entsprechend gefältelt am Rand zurück. Die frei liegenden, feuchten, tieferen Hautschichten trocknen und entwickeln dabei einen gelblichen bis gelbbraunen Farbton, der wiederum abhängig von der Lage und den Liegebedingungen (Abb. 3-9) dem vitaler Hauteintrocknungen ähneln kann (Abb. 3-10).

Die Trocknung gerissener Fäulnisblasen kann über ihren dunklen Farbton vitalen Hauteintrocknungen ähneln.

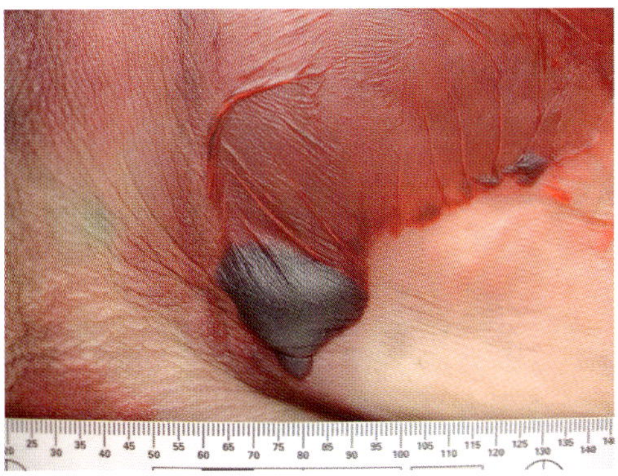

Abb. 3-7 Fäulnisblase unter der Oberhaut des Rumpfes, mit feinem Faltenwurf, bis kurz vor dem Bersten gespannt

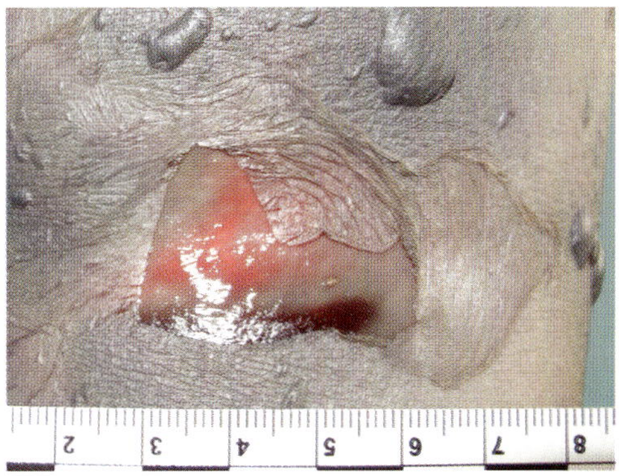

Abb. 3-8 Fäulnisblase unter der Oberhaut des Rumpfes, kurz nach dem Riss, noch feucht und glänzend

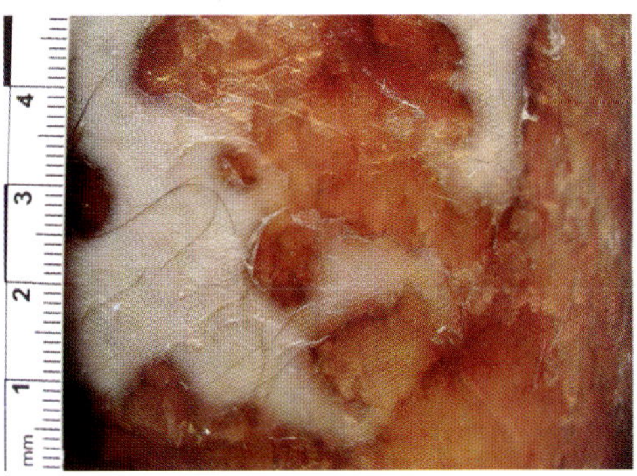

Abb. 3-9 Fäulnisblasen unter der Oberhaut mehrere Tage nach Ruptur und Eintrocknung

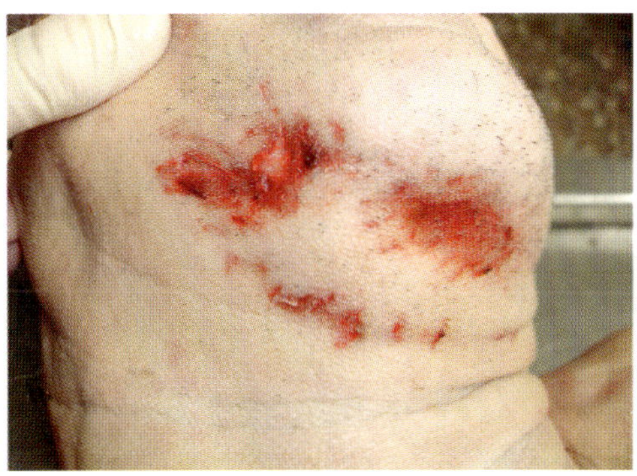

Abb. 3-10 Vitale Hauteintrocknungen nach mechanischer Gewalt

Fäulnis und Verwesung sind Begriffe für die sehr komplexe Desintegration biologischen Materials nach dem Tode mit einer weitgehend aufgeklärten Pathobiochemie. Dabei dominieren in unterschiedlicher Weise nunmehr ungesteuerte bakterielle und enzymatische Reaktionen aus dem Körperinneren, Trocknungen, sog. Fettwachsbildungen bei Sauerstoffabschluss, die Folgen von Insektenbefall (Fliegen – Fliegeneier – Maden – Puppen – Fliegen) und Tierfraß (Hund und Katze, Ratten und Mäuse, im Freien Fuchs und Marder). Die Kombination dieser Prozesse hinterlässt vielgestaltige Bilder, deren ätiologische Komponenten erkannt werden sollten (Abb. 3-11 und 3-12).

Die in Abbildung 3-11 als Gewölle liegenden, teils wie verknäuelt, teils girlandenartig wirkenden, fragilen Gebilde werden in der entomologischen Literatur (Amendt et al. 2011) als getrockneter Käferkot bezeichnet. So soll der Speckkäfer um seine Nahrung eine permeable peritrophische Hülle aus Glykoproteinen bilden, die durch den Darm wandert und nach Ausscheidung um den Kot als fadenförmiges Gebilde erhalten bleibt.

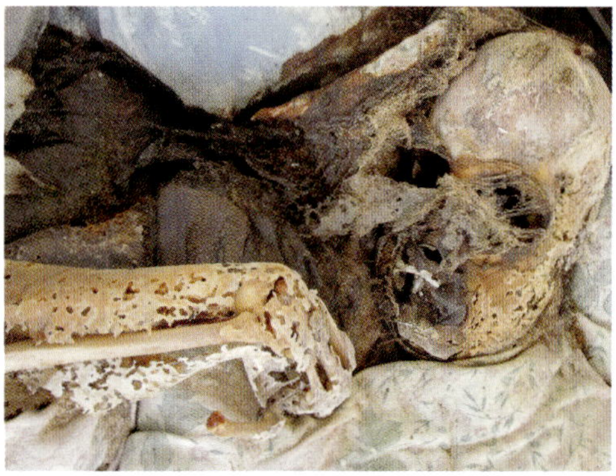

Abb. 3-11 a Liegezeit > 2 Jahre: trockene Konservierung von Haut- und Fettgewebsresten an einem Arm nach Madenfraß. Fadendünnes, gelbgraues Gewölle am teilskelettierten Kopf.

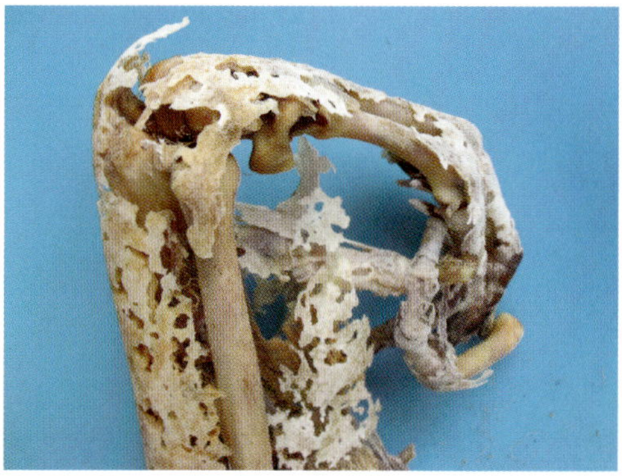

Abb. 3-11 b Nahaufnahme des Armes aus Abb. 3-11a

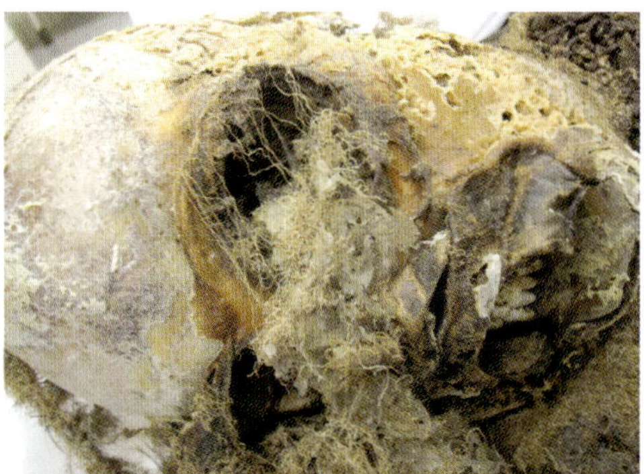

Abb. 3-11 c Nahaufnahme des Kopfes aus Abb. 3-11a

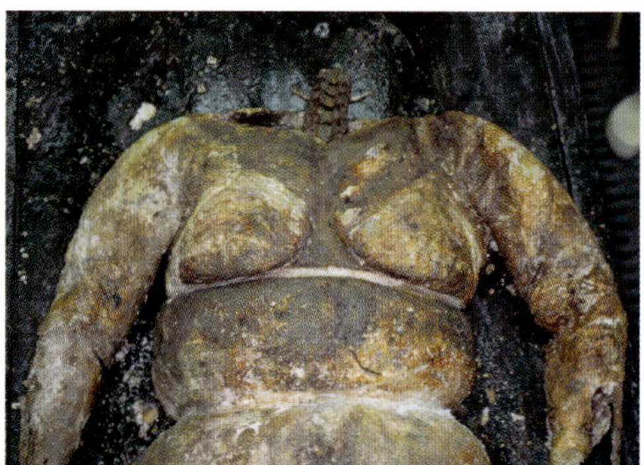

Abb. 3-12 Fettwachsbildung nach längerer Liegezeit im Wasser

Verfärbungen der Haut: Auch ohne Ablösung der Oberhaut kommt es zu grünlichen und bläulichen Verfärbungen der Haut unterschiedlicher Intensität und Farbtiefe. Sie beginnen zumeist im rechten Unterbauch, wo der Blinddarm der Bauchwand anliegt und nehmen im Verlauf weiterer Tage die gesamte Bauchwand und weitere Rumpfwandabschnitte ein (Abb. 3-13 und 3-14). Aber auch an anderen Körperabschnitten können Farbschimmer entstehen, die mit verletzungsbedingten Verfärbungen bzw. Hämatomen verwechselt werden können (Abb. 3-15).

Die in Abbildung 3-16 gezeigte agonale Sturzverletzung bestand aus mehrfachen unterbluteten schwarzbraunen Hauteintrocknungen über der rechten Stirnwölbung und einem Hämatom in Anteilen des rechten Augenoberlides. Die begleitenden grünlichen Farbschimmer des rechten Augenober- und -unterlides fanden sich auch auf der unverletzten Gegenseite und sind ebenso wie die bläulichen Farbschimmer über dem rechten Nasenflügel Leichenveränderungen. Hautverfärbungen können im weiteren Verlauf den Gesamteindruck dominieren. Die Haut wird dunkler, durch den Flüssigkeitsverlust fest, zuvor oft schmierig und nimmt alle Farbnuancen von wächsern gelblich über grünlich, rötlich, bläulich bis bräunlich schwärzlich an.

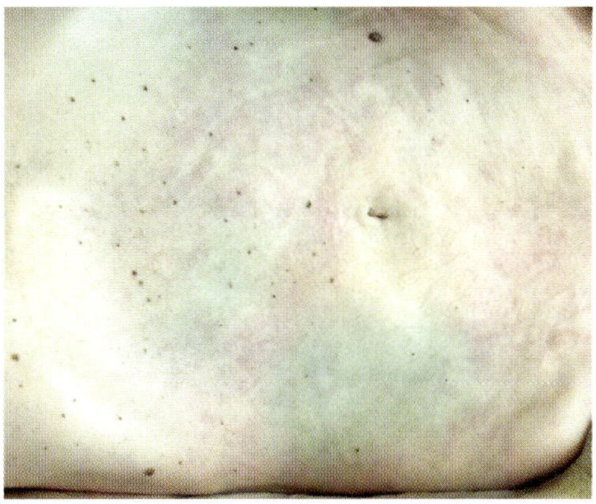

Abb. 3-13 Beginnende fäulnisbedingte Grünfärbung der Bauchhaut rechts

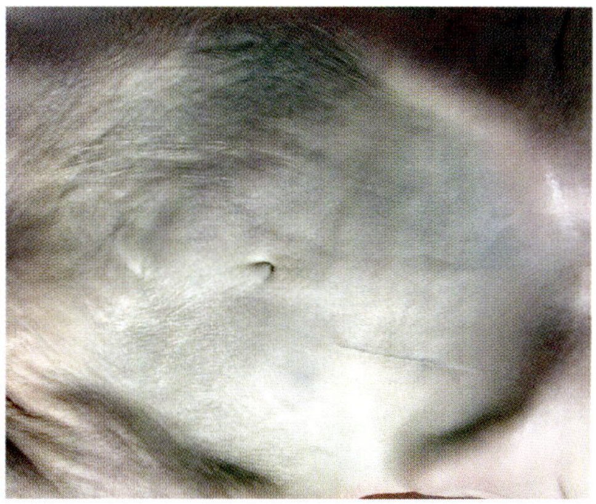

Abb. 3-14 Diffuse, fäulnisbedingte Grünfärbung der gesamten Bauchhaut

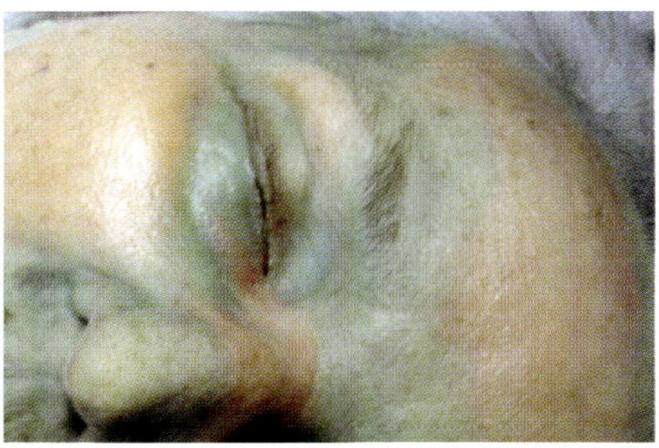

Abb. 3-15 Fäulnisbedingte Grünfärbung der Gesichtshaut ohne Verletzungen

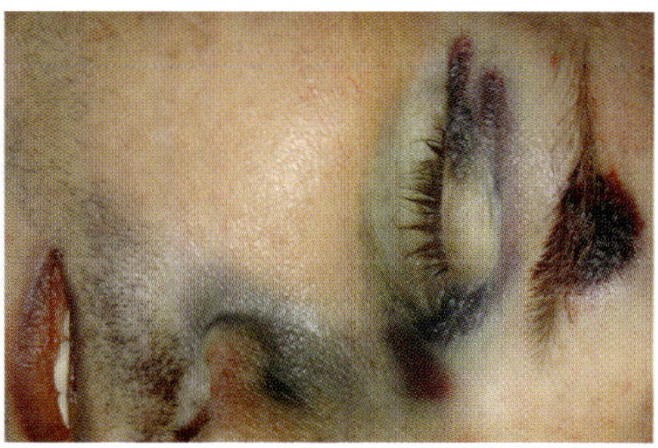

Abb. 3-16 Agonale Sturzverletzung am rechten Augenbrauenwulst und Fäulnisveränderungen. Vertrocknung des Lippenrotes.

Nach einem Überwiegen trocknungsbedingter Veränderungen und einem Ausbleiben schmieriger Oberhautablösungen wurde die großflächige, seidenpapier- oder pergamentpapierartige Ablösung von Oberhautschichten beobachtet, die gegen den grünlichen bis bräunlichen Farbton der Lederhaut mit einem grau glänzenden Farbschimmer dominierte (Abb. 3-17 und 3-18). Die zahllosen lochartigen Defekte sind zufällige Folgen von Spannungsrissen in der Oberhaut und anderen Umwelteinflüssen. Sie haben keine differenzialdiagnostische Bedeutung.

Je geringer der Kontrast zwischen den Farben der Leichenveränderungen und verletzungsbedingten Verfärbungen, desto schwieriger wird die Abgrenzung. Nur bei einer gerichtlichen Leichenschau oder einer gerichtlichen Obduktion darf zur Abklärung der Todesursache eingeschnitten werden, um nach Unterblutungen als Hinweis auf Gewaltfolgen zu suchen. Ohne richterlichen Auftrag ist im Rahmen der ärztlichen Leichenschau ein derartiger Eingriff nicht zulässig. Unsicherheiten in der Differenzialdiagnostik sind gegebenenfalls der Kriminalpolizei mitzuteilen.

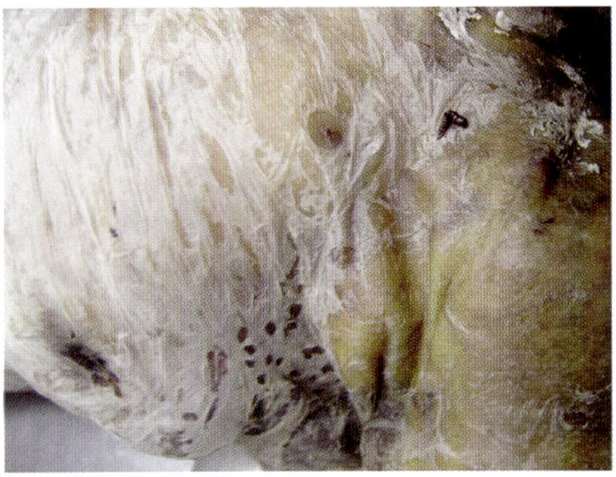

Abb. 3-17 Trocknung und Ablösung von Oberhautschichten am Nacken und an der rechten Schulter

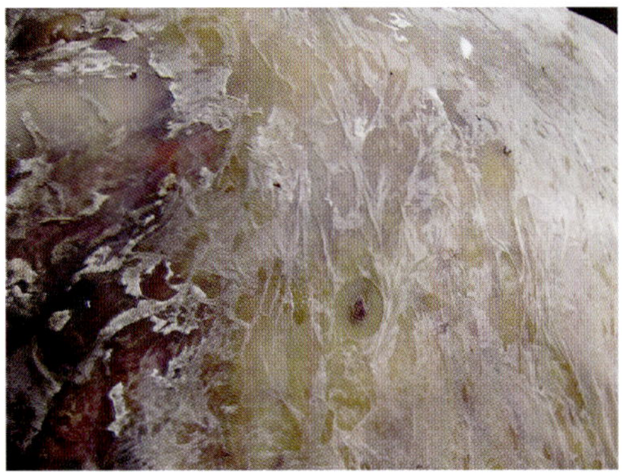

Abb. 3-18 Trocknung und Ablösung von Oberhautschichten an der vorderen Rumpfwand rechts

4 Körperflüssigkeiten

Blut: Nach dem Austritt beginnt das Blut zu trocknen. Bei größeren Mengen dickt es sichtbar ein und wandelt sich um in eine gallertige, dickschichtige Blutlache. Die Farbe ändert sich von leuchtendem Rot (Abb. 4-1) bis zu Braunrot oder Schwarzrot. Letztlich wird die Oberfläche rissig bis schuppig bzw. borkig. Bei dünnschichtigen Blutantragungen entstehen kleine, vom Spurenträger ablösbare Schüppchen, die für molekulargenetische Untersuchungen gut geeignet sind (Abb. 4-2).
Die in den Abbildungen 4-1 und 4-2 gezeigten Farben überspannen einen messbaren Spektralbereich. Bisher gelang es nicht, eine zuverlässige, spektroskopisch basierte Methodik zur Altersschätzung von Blutspuren für den Ereignisort zu etablieren (Hammer und Weirich 1999; Kind et al. 1972; Schwarzacher 1930).

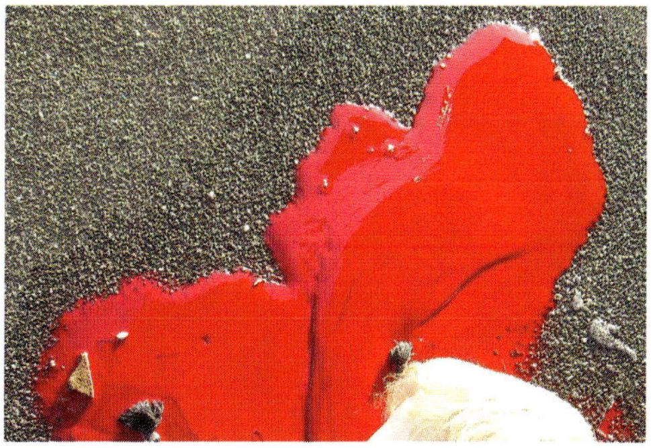

Abb. 4-1 a Dickschichtige Blutlache im Sonnenlicht, ca. 1 Stunde nach Sturz aus der Höhe

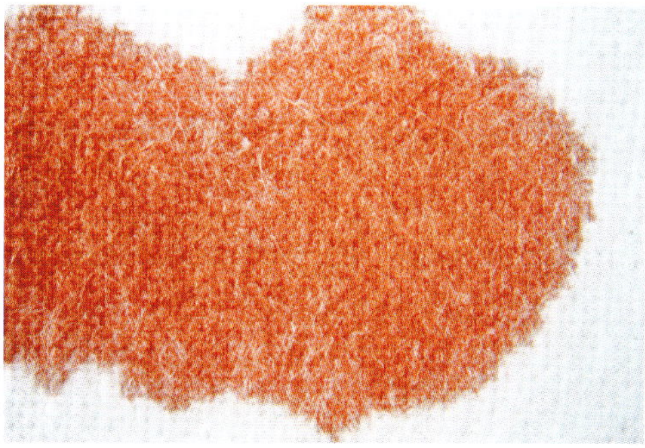

Abb. 4-1 b „Frische", getrocknete, artifizielle Blutspur auf textilem Spurenträger

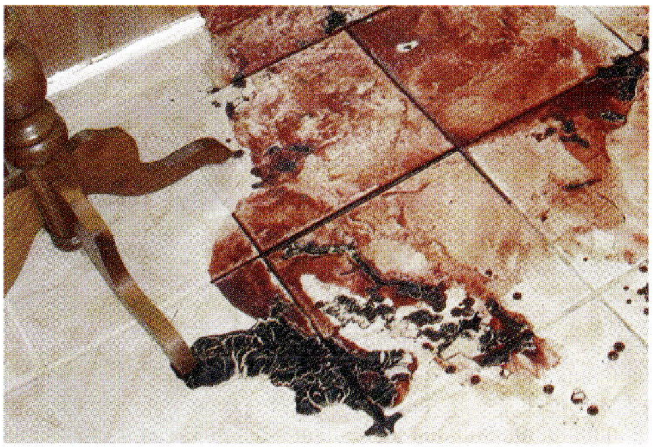

Abb. 4-2 a Getrocknete Blutlache ca. 2 Tage nach Spurenlegung

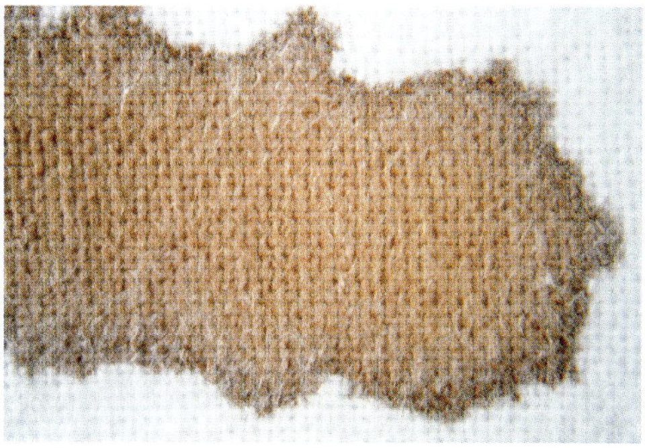

Abb. 4-2 b Artifizielle Blutspur aus Abb. 4-1 a nach 3 Tagen Liegezeit

In einem Umfeld, in dem es häufig zu blutenden Verletzungen kommt, kann die Isolierung tatrelevanter Spurenbilder große Probleme bereiten (Abb. 4-3 und 4-4).

Blut verströmt in der frühen Trocknungsphase einen süßlichen, muffigen Geruch. Innerhalb dickschichtiger Blutlachen sedimentieren vor Abschluss der Trocknung die zellulären Bestandteile der Schwerkraft folgend. Die zellärmere Schicht bekommt einen blassroten bis beigefarbenen Ton. Eine farblich klar kontrastierte Abscheidung wird kaum zu beobachten sein, weil über den Prozess der Hämolyse Blutfarbstoff die roten Blutkörperchen verlässt, diffundiert und die Grenzen verwischt. Der Prozess der Hämolyse beginnt kurz nach dem Tod im Leichenblut, auch wenn es ohne Verletzungen im Körper verbleibt. Sich zersetzende Blutbestandteile diffundieren dann durch fäulnisbedingt permeabel gewordene Gewebegrenzen (s. Ausführungen zur Imbibition und zu fortgeschrittenen Leichenveränderungen, S. 19).

Die Erfassung und Bewertung von Blutspurenverteilungsmustern an einem Tatort bleiben kriminaltechnischen und rechtsmedizinischen Untersuchungen vorbehalten (Abb. 4-5 und 4-6).

Die Form von Bluttropfspuren gibt Hinweise auf die Fallhöhe. Die Form von Blutspritzern gibt Hinweise auf die Spritzrichtung. Derartige Details sind unbedingt für eine Dokumentation zu erhalten.

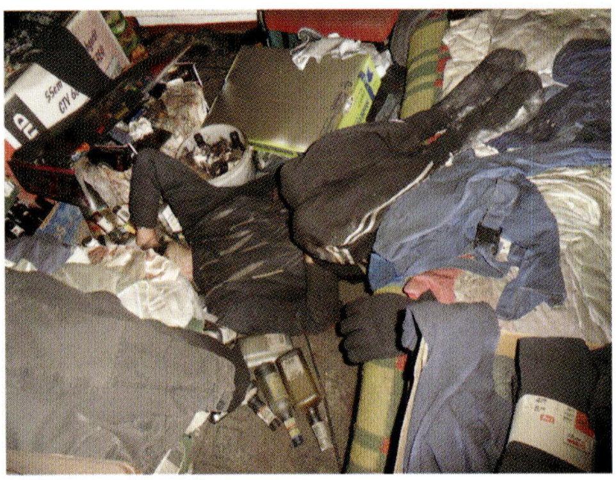

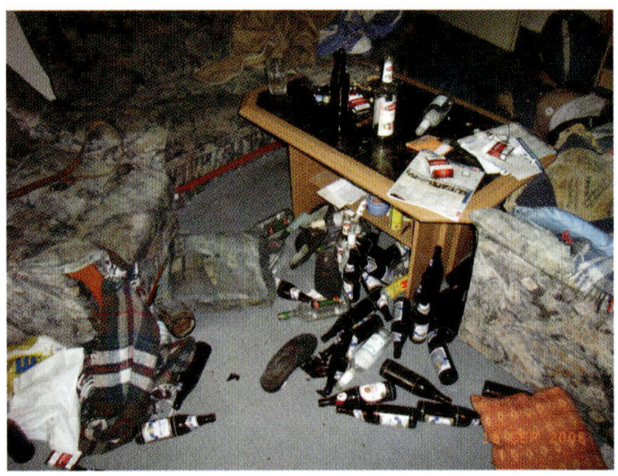

Abb. 4-3 und 4-4 Verwahrloste Milieus

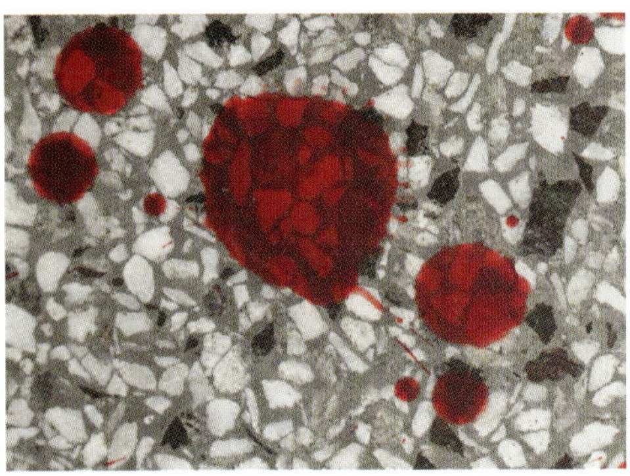

Abb. 4-5 Bluttropfspuren mit sogenannten Bärentatzen

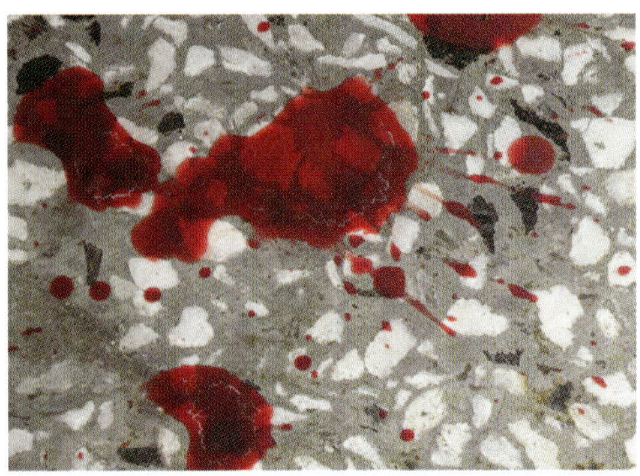

Abb. 4-6 Bluttropfspuren mit sogenannten Sekundärspritzern

Speichel, Nasensekret: Kaum verwechselbar sind Speichelablaufspuren aus der Mundöffnung bzw. den Mundwinkeln. Sie erscheinen oft als schmale, wenige Millimeter breite, entweder noch feucht glänzende oder getrocknete, grauweiß inkrustrierte Antragungen auf dem Gesicht oder an der Kleidung, die unter Umständen auch durchtränkend sein können. Derartige Spuren finden sich oft bei Erhängten bzw. Strangulierten (Abb. 4-7 und 4-8) und gelten als vitales Zeichen. Die Richtungen von Speichel- und Blutablaufspuren sollten der Auffindungssituation zuzuordnen sein. Anderenfalls wäre ein sogenannter Situationsfehler zu registrieren und der Polizei mitzuteilen.

Speichel und Nasensekret können blutige Zeichnungen aufweisen, als zufällige Folge agonaler Vorgänge oder als Hypostaseeffekte ohne Hinweis auf eine Todesursache. Nicht selten wird eine derartige rötliche Spur für eine Folge von Gewalt gehalten (Abb. 4-9).

Speichelabrinnspuren können bei der Bergung eines Verstorbenen sehr leicht zerstört werden, weil das fadendünne Sekret trocknungsbedingt spröde ist.

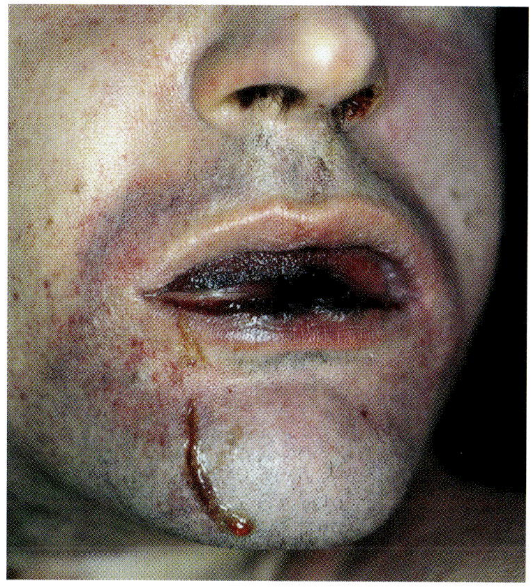

Abb. 4-7 Blutig durchsetzte Speichelabrinnspur nach Strangulation

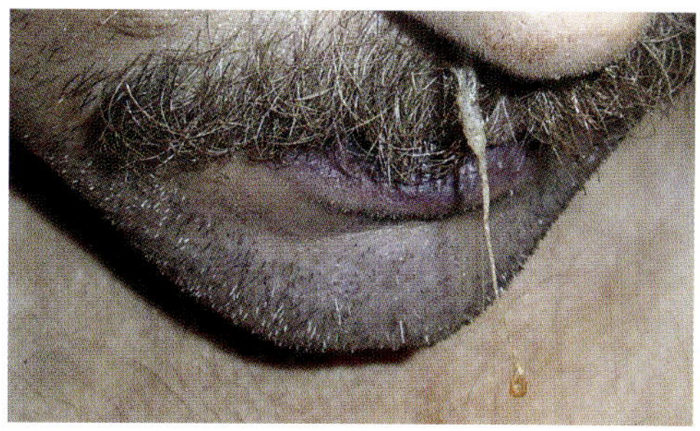

Abb. 4-8 Trocknender Speichelfaden aus der rechten Nasenöffnung nach Strangulation

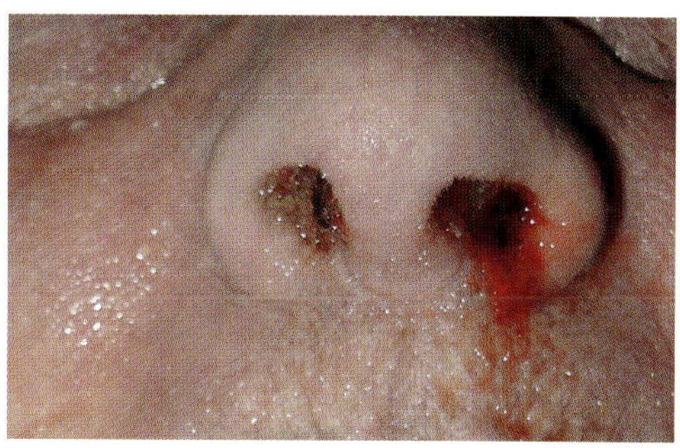

Abb. 4-9 Blutige Zeichnung von Nasensekret

Mageninhalt: Ein plötzlicher Tod, z. B. nach Trinken großer Mengen klarsichtiger Spirituosen, kann dazu führen, dass der Mageninhalt abläuft. Es bilden sich Ablaufstraßen, wie die feucht glänzende Spur in Abbildung 4-7. Der sonst charakteristische Geruch von Mageninhalt würde dem ebenso charakteristischen Alkoholgeruch weichen. Erbrochenes kann bei Erkrankungen der Speiseröhre, des Magens und der Leber von Blut durchsetzt sein. Wenn sich Blut mit Magensaft vermischt, färbt es sich von rot zu schwarz. Im Erbrochenen werden Blutanteile als schwarzes, kleinflockiges Material sichtbar (sog. kaffeesatzartiges Erbrechen). Aus dem Hämoglobin bildet sich Hämatin als schwarzes Pigment nach Kontakt von Hämoglobin und Salzsäure (Abb. 4-10, 4-11 und 4-15).

Blutig durchsetzter Stuhl hat bei einer Blutungsquelle in Speiseröhre oder Magen eine überwiegend schwarze Farbe und ist von schmieriger, pastöser Konsistenz (sog. Teerstuhl; Abb. 4-12). In Abhängigkeit von der Lokalisation der Blutungsquelle, des Blutungsintervalls und der Blutmengen kann die Farbfolge zwischen dunkelrot und braunschwarz variieren, ohne den Charakter des Teerstuhles zu erreichen (Abb. 4-13).

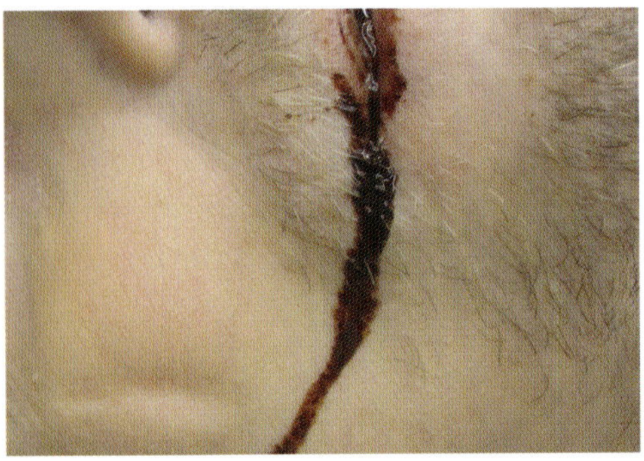

Abb. 4-10 Hämatinisierte Blutablaufstraße

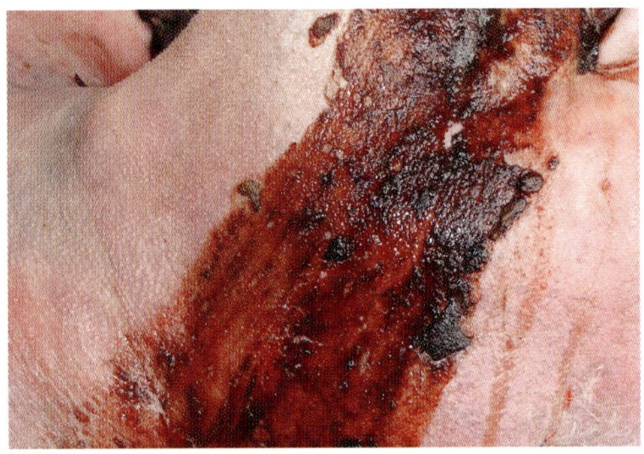

Abb. 4-11 Mischung aus hämatinisiertem und nichthämatinisiertem Blut in Ablaufstraße auf der rechten Wange

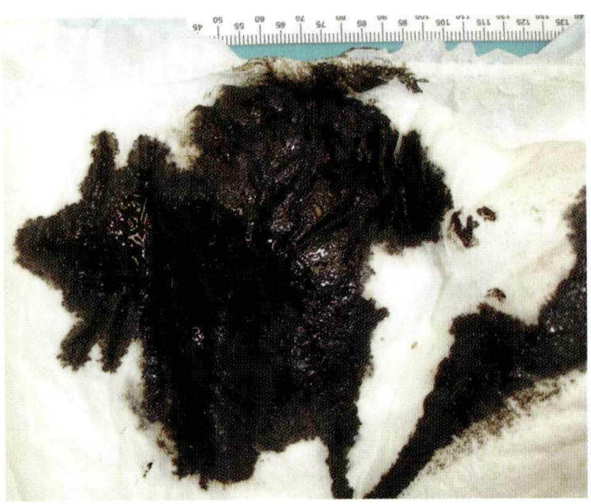

Abb. 4-12 Teerstuhl in einer Windel

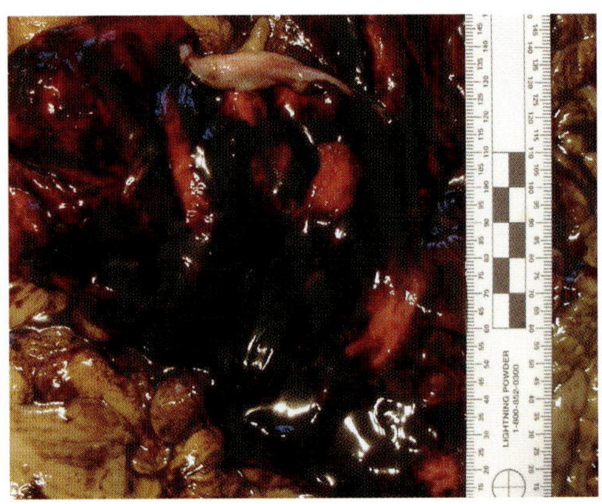

Abb. 4-13 Blutiger Darminhalt verschiedener Färbung

Die dem Blutkreislauf entzogenen Volumina können z. B. bei Blutungen aus Ösophagusvarizen todesursächlich relevante Dimensionen erreichen.

Nach jahrelangem, exzessivem Alkoholmissbrauch kann sich eine Leberzirrhose entwickeln. Die knotige Bindegewebsvermehrung in der Leber erhöht den Widerstand für durchfließendes Blut. Es bilden sich „Umgehungskreisläufe", auch unter Beteiligung von Blutgefäßen in der Speiseröhre, die sich unter dem Druck krampfaderartig erweitern (Ösophagusvarizen) und rupturieren können. Die Folge kann eine tödliche Massivblutung über den Rachenraum nach außen oder in den Magen-Darm-Trakt sein. Dabei ist auch eine Einatmung (Aspiration) von Blut möglich, das wieder ausgehustet wird (charakteristisches Spurenbild kleinster, aerosolartiger Spritzer) oder die Lungenfunktion mit eigener todesursächlicher Relevanz einschränkt. Wenn derartige Blutungen nur einen kleinen Umfang erreichen und in dieser Dimension schon häufiger vorgekommen sind, findet sich bei der Obduktion z. B. Teerstuhl im Darm, das segmentweise über größere Abstände verteilt ist.

Nicht selten finden sich bei Auffindung eines verstorbenen Alkoholkranken in Bad und Küche Reste von Erbrochenem, das blutig durchsetzt ist. Die charakteristische Färbung ist ein deutlicher Hinweis auf das Grundleiden und die Todesursache und erleichtert die Abgrenzung zu anderen Erkrankungen und Gewaltfolgen. Blutungen aus dem Magen-Darm-Trakt nach massiver stumpfer Gewalt sind selten. Blutungen können die Optik von Magen- und Darminhalt bestimmen, z. B. bei Entzündungen, Geschwüren und Tumoren (Abb. 4-14 und 4-15). Häufig bei der Obduktion zu sehen sind blutende Magenschleimhautläsionen nach zunächst überlebten schweren Verletzungen, insbesondere nach Kopfverletzungen oder nach sehr lange andauernden Operationen.

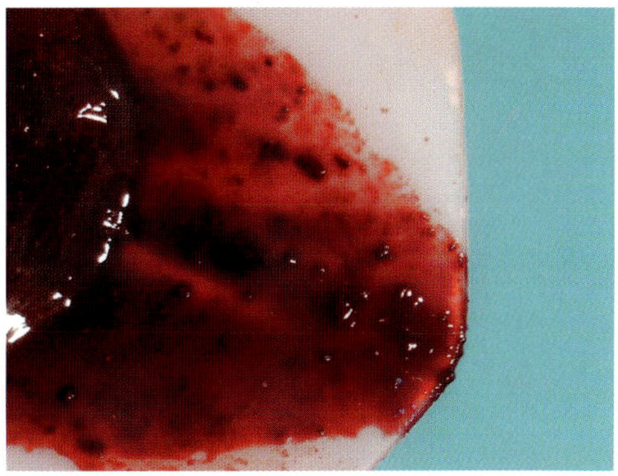

Abb. 4-14 Erkrankungsbedingte Blutung aus dem Darm

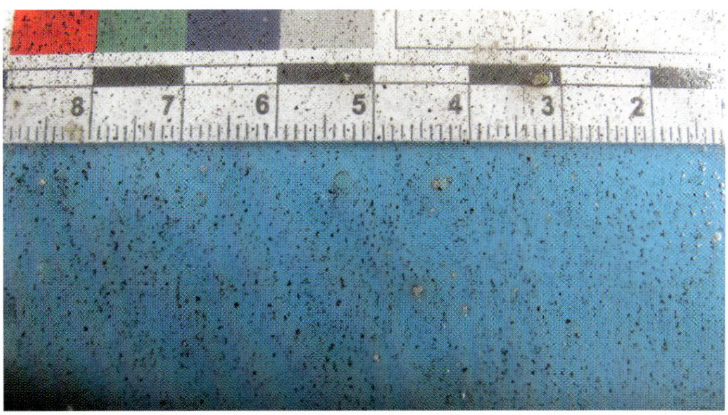

Abb. 4-15 Kaffeesatzartiger Mageninhalt auf dem Sektionstisch

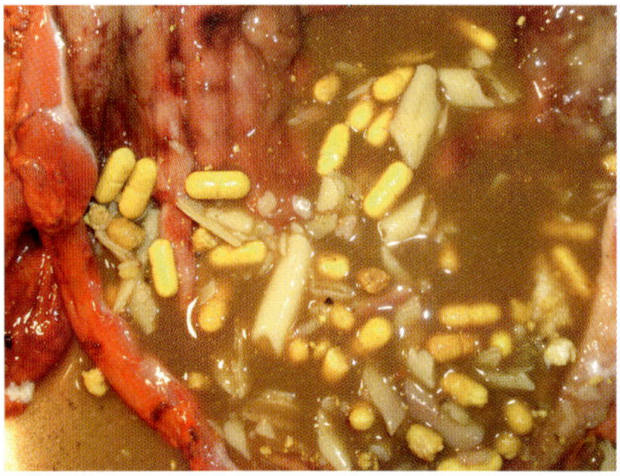

Abb. 4-16 Mageninhalt mit Medikamentenresten

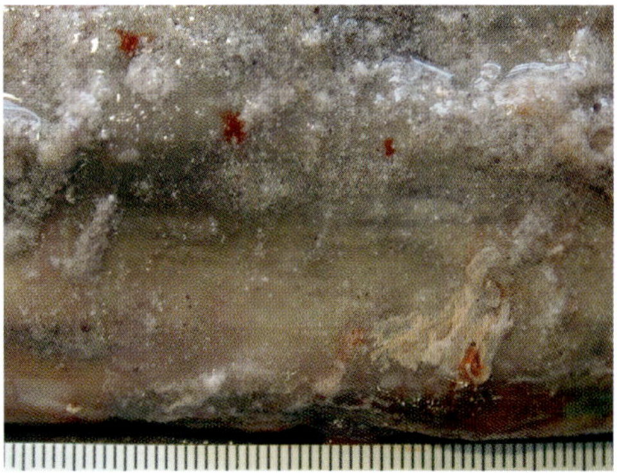

Abb. 4-17 Grießartige Konsistenz von Medikamentenresten, die der Speiseröhrenschleimhaut anhaften

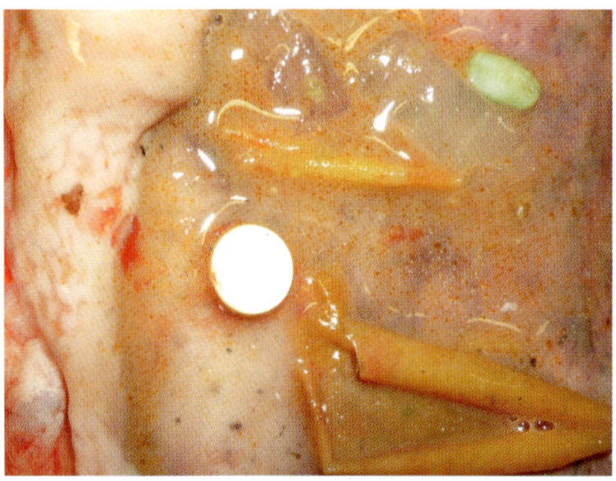

Abb. 4-18 Mageninhalt mit Medikamentenresten

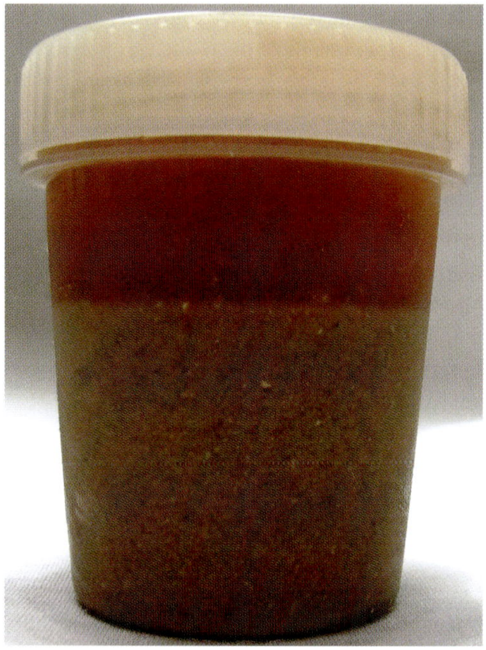

Abb. 4-19 Mageninhalt asserviert, nach 1 Stunde mit Zweischichtung und Absetzen einer dichten Phase mit Medikamentenresten

Bei Intoxikationen finden sich Tablettenreste oft im Mageninhalt, der erbrochen werden kann (Abb. 4-16 bis 4-19).

Auch das nähere Umfeld eines aufgefundenen Verstorbenen kann Hinweise auf die Todesursache geben. Die Aufmerksamkeit sollte sich neben der Leichenschau auf die Inhalte von Geschirr, Flaschen, Waschbecken und Toilettenbecken richten (Abb. 4-20 und 4-21).

Kot und Urin: Die typischen Farben, Gerüche und Konsistenzen von Kot und Urin bleiben lange erhalten und sind in Abhängigkeit von trocknungsbedingten Veränderungen nicht zu verwechseln. Der Teerstuhl mit Abweichung von der charakteristischen Kotfärbung wurde bereits erwähnt. Urin kann gelblich klar oder trübe sein und im Rahmen der oben genannten Imbibition eine rötliche Färbung bekommen. Agonal kann es zum Abgang von Kot und Urin kommen, ohne sicheren Hinweis auf eine Todesursache und keinesfalls als Hinweis auf vorbestehende Erkrankungen etwa des Magen-Darm-Trakts oder des Urogenitaltrakts.

Sperma: Getrocknetes Sperma auf heller Wäsche oder heller Kleidung kann dem Betrachter entgehen. Das Gewebe ist etwas verfestigt und zeigt einen cremeweißen oder leicht gelblichen, manchmal zartgrauen Farbschimmer mit Randbildung (Abb. 4-22).
In Abhängigkeit von ursprünglicher Konsistenz und Menge des Ejakulates und Eigenschaften des Spurenträgers (physikalisch möglicher Durchtränkungsgrad) findet sich das Material entweder als Antragung oder Schichten eines Textilgewebes durchsetzend. Dem visuellen Eindruck müssen bei Tatrelevanz Vortests folgen. Diese obliegen dem Kriminaltechniker, Biologen oder Rechtsmediziner am Ereignisort oder im Labor bevor es zur zeit- und kostenaufwendigen DNA-Präparation, zur Amplifikation und zur DNA-Typisierung kommt. Schon die Spurensicherung am Auffindungsort darf nur in Zusammenarbeit bzw. in Abstimmung mit der ermittlungsführenden Staatsanwaltschaft erfolgen.

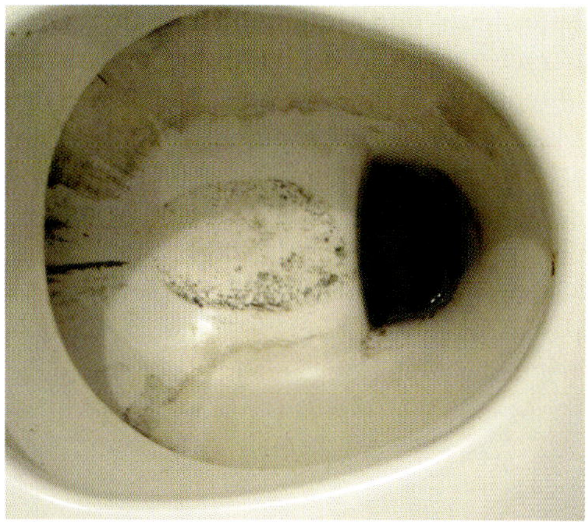

Abb. 4-20 Toilettenbecken mit Erbrochenem

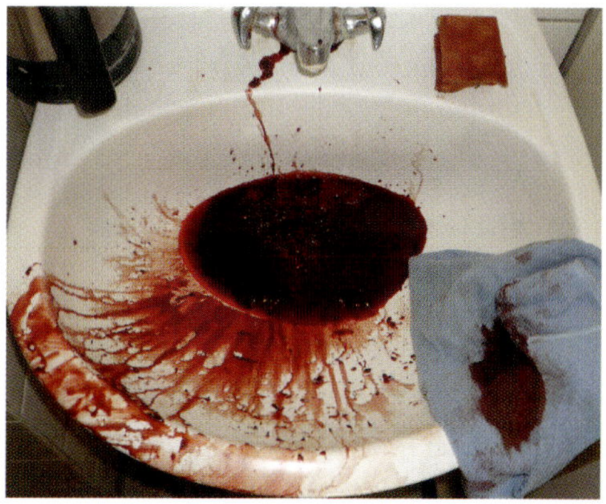

Abb. 4-21 Waschbecken mit Blut

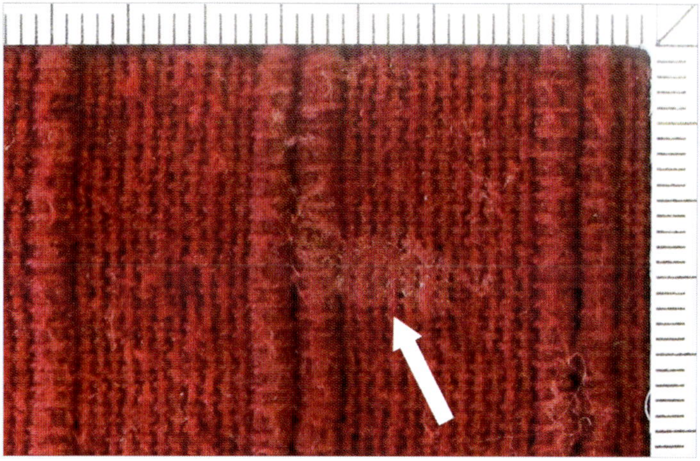

Abb. 4-22 Spermaspur auf Gewebe

Luftröhren- und Mundhöhleninhalt: Ortsfremde Inhalte in der Luftröhre und in der Mundhöhle behindern oder blockieren den lebensnotwendigen Gasaustausch in den Lungen. Bei der Inspektion der Mundhöhle und der Nasenöffnungen deutet sich oft bereits an, ob Wasser, Mageninhalt, Blut, Ruß, Sand, Schlamm oder andere Fremdkörper eingeatmet wurden: Wenn es sich um große Mengen kleinteiliger Objekte handelt, bleibt ein Teil in der Mundhöhle oder in Umgebung der Mund- und Nasenöffnung haften (Abb. 4-23 und 4-24).

Die in Abbildung 4-23 gezeigten Malzkörner fanden sich nach Verschüttung in einem Silo nur in der Mundhöhle. Sie verlegten nicht vollständig die Atemwege. Für die Todesursache sind reflektorische Depressionen der Herz- und Lungenfunktionen im Sinne eines sogenannten Bolustodes und mechanische Behinderungen der Atembewegungen zu diskutieren. Die Differenzialdiagnose ist komplex und ohne Obduktion nicht zu beenden.

Die in Abbildung 4-24 gezeigten Rußanhaftungen gelten als vitales Zeichen. Sie entstehen durch Einatmung von Rauchgasen und entsprechende Konzentration der Partikel um die Lufteinstromöffnungen. Die Rußanhaftungen setzen sich bis in die tiefen Atemwege fort und sind deutliches Zeichen für die todesursächlich relevante Einatmung von Rauch- bzw. Brandgasen.

Beim Ertrinken vermischt sich eingeatmetes Wasser mit Luft. Es bildet sich ein charakteristischer Schaumpilz (Abb. 4-25 bis 4-28).

Der Schaumpilz ist in der Regel sehr feinblasig, oft schneeweiß, manchmal von einer diskreten, blutigen Zeichnung durchsetzt, relativ fest bzw. steif, mit Nachzittern bei Bewegung des Kopfes. Da der Schaumpilz nur der herausragende Teil eines schaumigen Luftröhreninhaltes ist, der langsam durch Gasdruck transportiert wird, bildet er sich nach dem Abspülen in wenigen Minuten neu. Daher kann man versuchen, den Schaumpilz am Auffindungsort abzuspülen. Im Ergebnis kann differenziert werden zwischen einem Schaumpilz, als Hinweis auf die Todesursache Ertrinken, oder einer zufälligen, anders verursachten Antragung.

Schaumige Flüssigkeit in der Mundhöhle findet sich auch als Zeichen einer abfließenden Lungenüberwässerung nach Linksherzversagen oder nach Missbrauch von Betäubungsmitteln. Sie hat dann eine blutige Zeichnung und die Konsistenz ist deutlich wässeriger und grobblasiger als beim Schaumpilz durch Ertrinken.

Blutige Flüssigkeit in der Mundhöhle bildet sich als Fäulnisflüssigkeit und kann bei Dre-

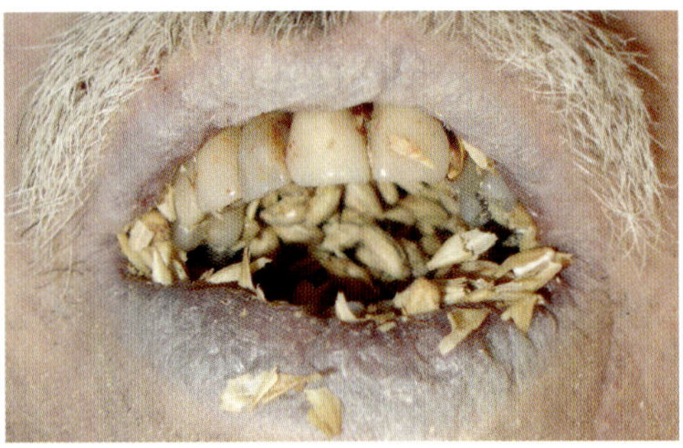

Abb. 4-23 Malzkörner in der Mundhöhle

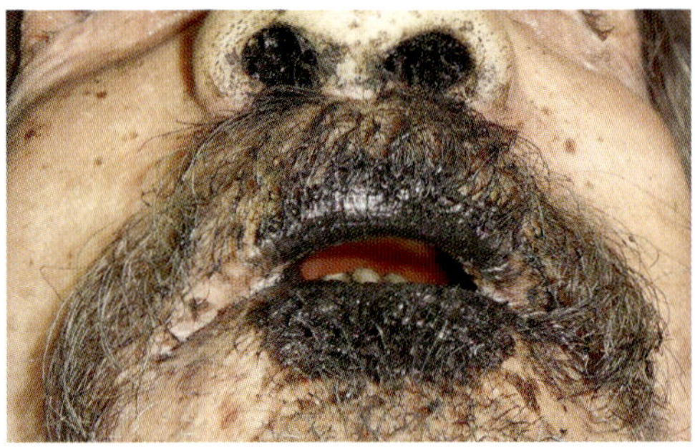

Abb. 4-24 Ruß, nach Wohnungsbrand konzentriert um die Mund- und Nasenöffnung

hen des Kopfes in großen Mengen ablaufen. Die Färbung ist charakteristisch, wie in Kapitel 3 (S. 21) beschrieben, die Konsistenz wässerig, sodass die Unterscheidung von Blut gelingt.

In größeren Mengen austretende Fäulnisflüssigkeit halten sowohl Mediziner als auch Nichtmediziner häufig für verletzungsbedingte Blutungen.

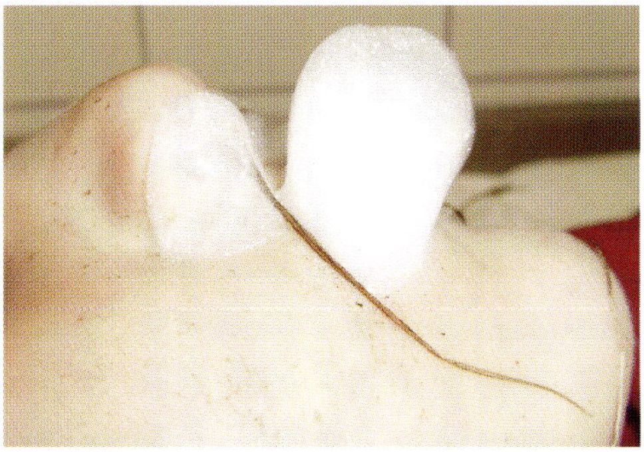

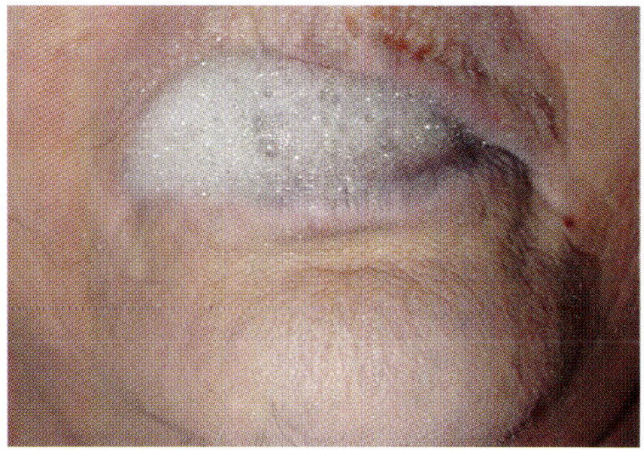

Abb. 4-25 und 4-26 Schaumpilze nach Ertrinken

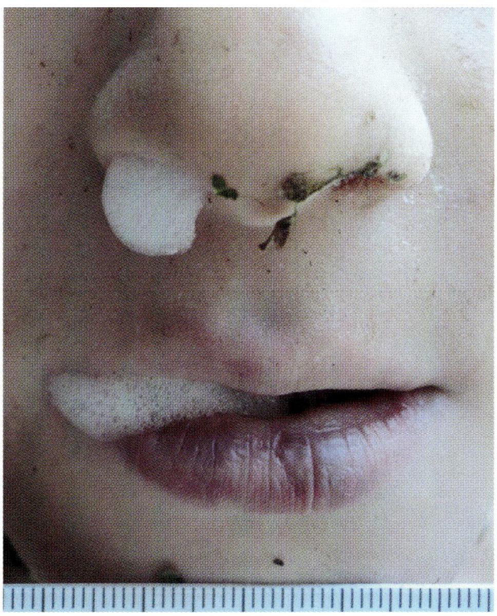

Abb. 4-27 Schaumpilz und Pflanzenreste nach Ertrinken

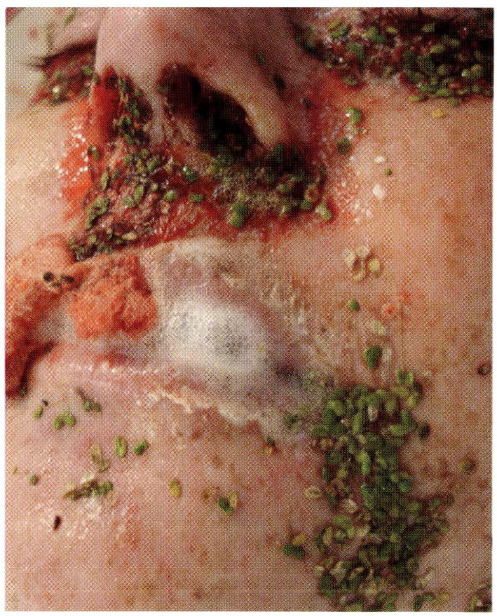

Abb. 4-28 Teils blutig durchsetzter Schaumpilz und Pflanzenreste nach Ertrinken

5 Regionalcharakteristische Befunde

5.1 Kopf

Die Haut und bei der Obduktion die parenchymatösen Organe, wie Herz, Lungen, Leber, Milz und Nieren, vermitteln einen nahezu homogenen Farbeindruck, ohne dass kleinste Blutleiter makroskopisch scharf markiert sichtbar sind. Dagegen gibt die Anatomie der Schleimhäute (Augenbindehäute, Wangen- und Mundvorhofschleimhaut, Zungengrund) den Blick auf kleinste Gefäßaufzweigungen frei. So sind bei gutem Licht (Taschenlampe!) und bei kleinem Abstand zum Corpus Delicti (Zuwendung, Überwindung!) feinste Äderchen in einem dichten Netz von Verzweigungen zu sehen, wenn sich die Kopfvorderseite in Hypostase befindet (Abb. 5-1 und 5-3). Wenn die Kopfvorderseite dagegen anämisch ist, sind diese Blutleiternetze nicht oder kaum sichtbar (Abb. 5-2 und 5-4).

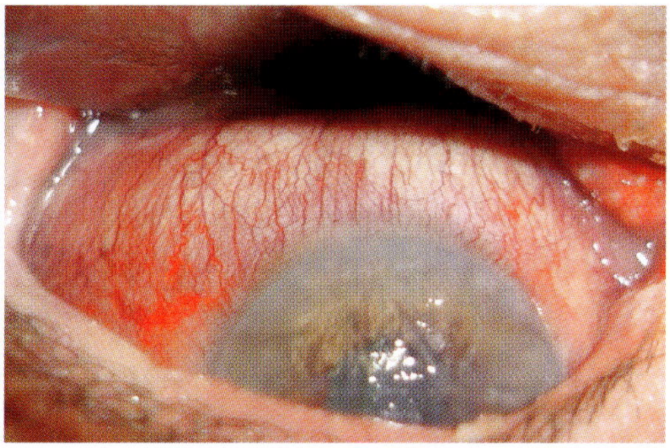

Abb. 5-1 Augenbindehäute in Hypostase

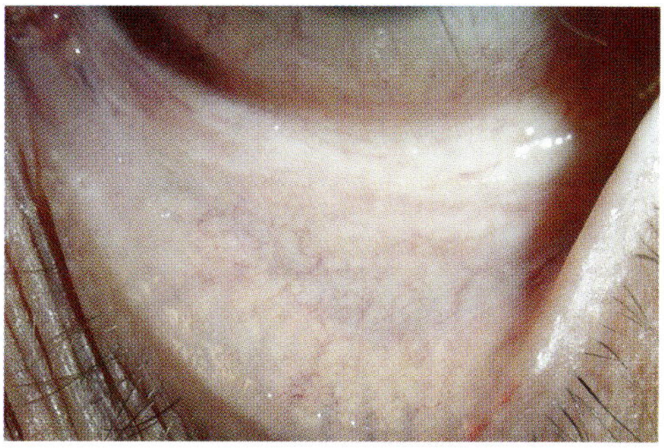

Abb. 5-2 Augenbindehäute blass

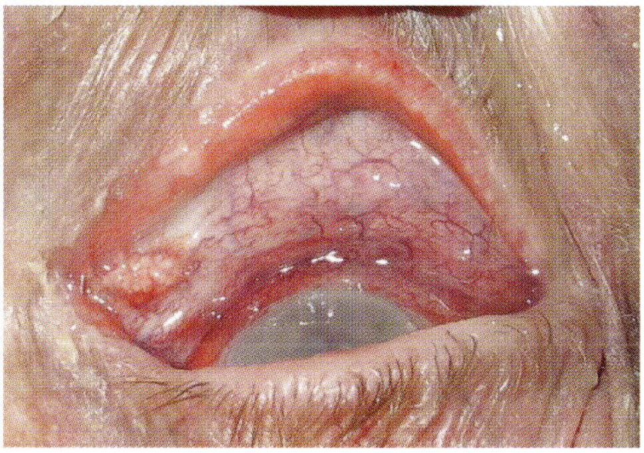

Abb. 5-3 Augenbindehäute in Hypostase

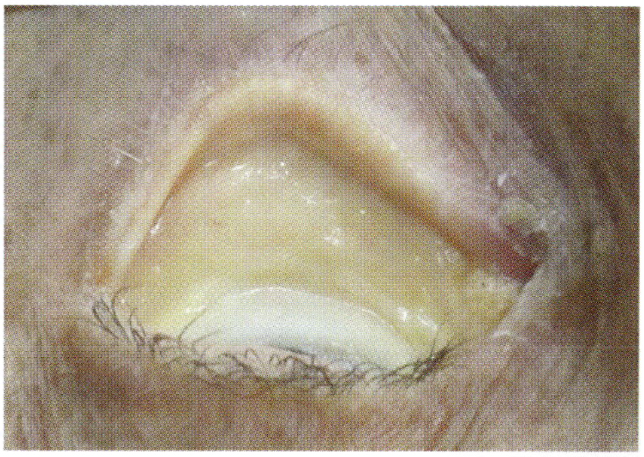

Abb. 5-4 Augenbindehäute blass

Die Grenze zwischen Hypostasebereich und anämischem Bereich ist nicht scharf gezogen, sodass Übergänge vorkommen (Abb. 5-5).

Die Äderchen sind kurze Zeit nach Todeseintritt noch scharf gezeichnet. Mit zunehmender Zeit werden die Konturen unscharf: Sich auflösende Blutbestandteile diffundieren durch die permeabel werdenden Gefäßwände und färben dadurch auch das unmittelbar angrenzende Gewebe rötlich ein (s. Ausführungen zur Imbibition, S. 19).

Blutungen bzw. Extravasate entstehen erst, wenn Gefäßwände ihre anatomische und damit „konstruktive" Integrität verlieren, z. B. als Petechien.

Petechien: Blutungen, die beim Ersticken, durch stauungsbedingte Druckerhöhung (Drosseln, Würgen, Verschüttetsein), durch Gerinnungsstörungen, als sogenanntes Rumpel-Leede-Phänomen im Rahmen klinischer Diagnostik, bei Stoffwechselerkrankungen, bei Fettembolien, bei Infektionen und Intoxikationen, bei Blutdruckspitzen natürlicher Genese (Schreien, Pressen, heftige Agonie, Orgasmus, Erbrechen) auftreten, heißen Petechien. Diese sind oft scharf markiert und im Unterschied zu Vibices in der Regel punktförmig und nadelspitzgroß bis zu 1 oder 2 mm Durchmesser (Abb. 5-6 bis 5-8).

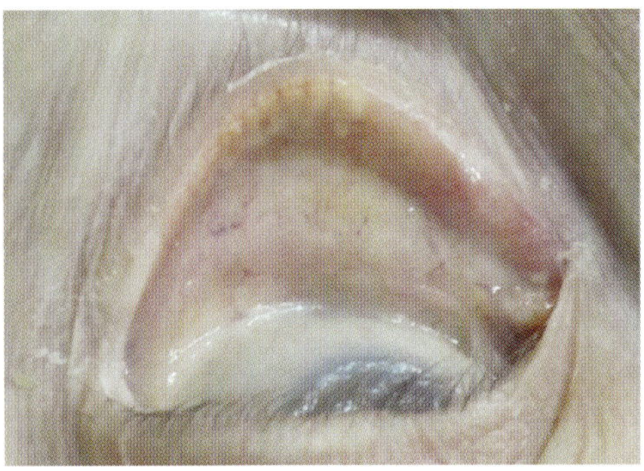

Abb. 5-5 Augenbindehäute ohne Blutungen

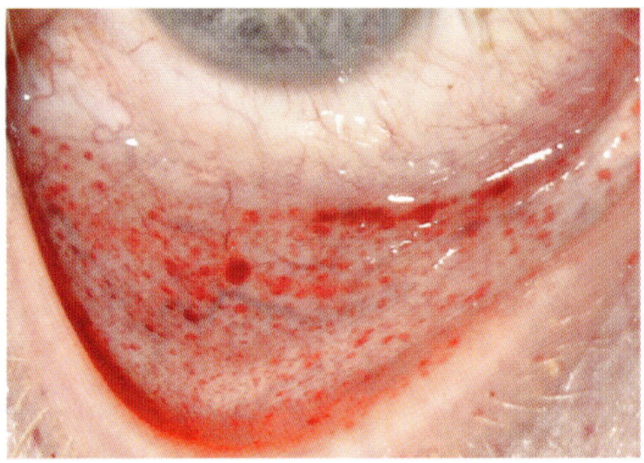

Abb. 5-6 Augenbindehäute mit Petechien

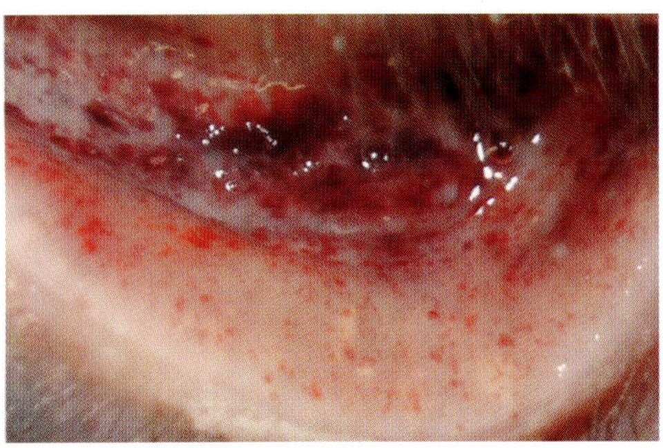

Abb. 5-7 Augenbindehäute mit Petechien

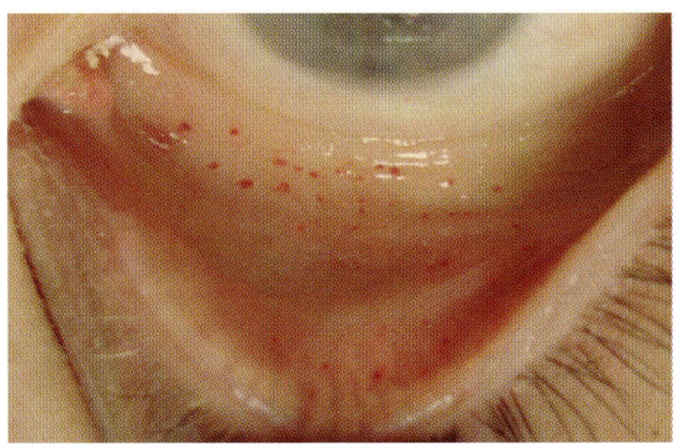

Abb. 5-8 Augenbindehäute mit Petechien

Zahl, Verteilung und Intensität von Petechien geben Hinweise zur Graduierung ihrer auslösenden und begünstigenden Faktoren. Petechien begründen allein keine definierte Todesursache. Petechien finden sich sehr vereinzelt auch bei plötzlichen Herztodesfällen in den Augenbindehäuten und überaus massiv nach längerem Würgen und Drosseln oberhalb der komprimierenden Gewalt in den Schleimhäuten des Mundvorhofes, der Wangen, der Augenbindehäute, aber auch in der Gesichtshaut, insbesondere in der Umgebung der Augen (Abb. 5-9 und 5-11), an den Schläfen und hinter den Ohren. Sie können so dicht liegen, dass sie den Farbeindruck eines Gesichtes dominieren. Die Abgrenzung zu Vibices kann dort schwierig sein (Abb. 5-10 und 5-12).

Die massive Ausprägung von Petechien, auch nur in den Schleimhäuten, begründet den Verdacht auf einen nichtnatürlichen Tod, wenn keine natürlichen Ursachen naheliegen.

Durch den Größenunterschied fallen Vibices eher auf. Petechien sind oft nur bei sehr gutem Licht und großer Nähe zum Objekt zu erkennen.

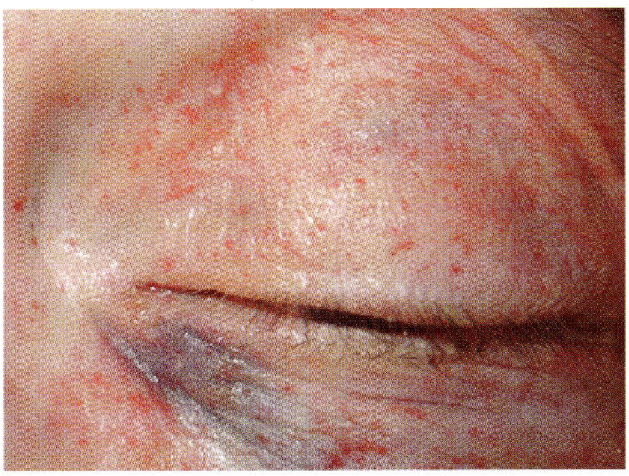

Abb. 5-9 Petechien in Lid- und Gesichtshaut

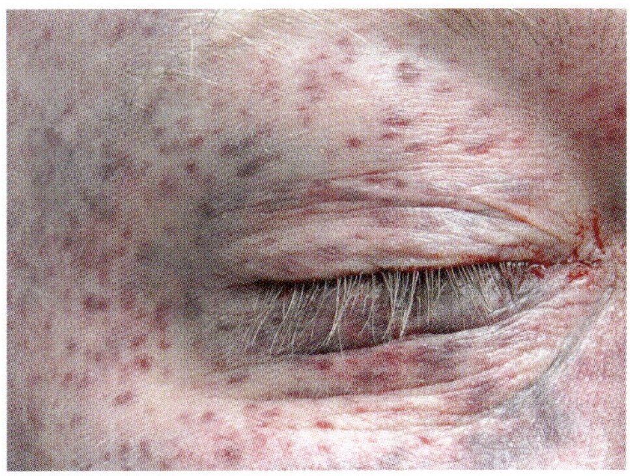

Abb. 5-10 Vibices in Lid- und Gesichtshaut

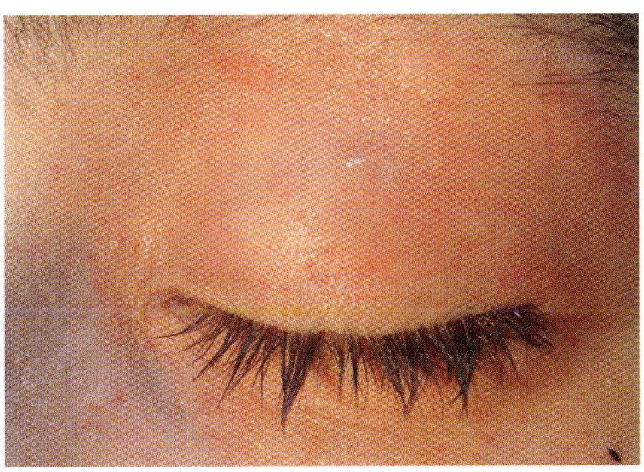

Abb. 5-11 Petechien in Lid- und Gesichtshaut

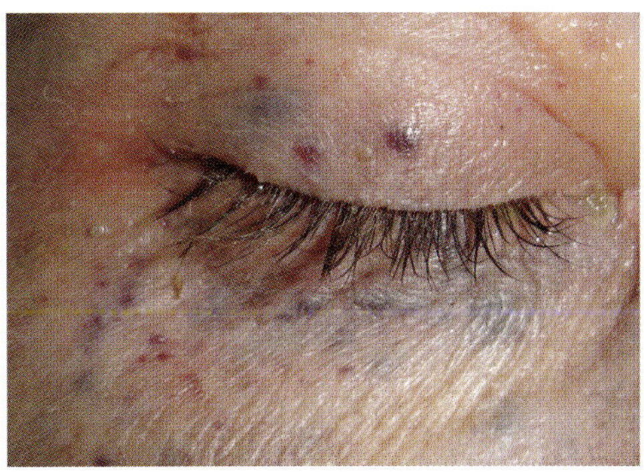

Abb. 5-12 Vibices in Lid- und Gesichtshaut

Tache noir: Unter ungünstigen Lichtverhältnissen oder Blickrichtungen können trocknungsbedingte Verfärbungen des Augapfels blutungsbedingten Verfärbungen ähneln. Erstere treten zumeist als schwarzbraune, gelegentlich auch als rötliche, quer gestellte, spindelförmige Verfärbungsstreifen auf, die bei postmortal unvollständigem Lidschluss der Form der frei bleibenden Lidspalte entsprechen. Sie werden als Tache noir bezeichnet (Abb. 5-13) und haben als Leichenveränderung keine diagnoseweisende Bedeutung. Tache noir müssen keinesfalls zentriert sein (Abb. 5-15 und 5-16). Die dem Augapfel aufgelagerte großflächige Blutung, das sogenannte Hyposphagma (Abb. 5-14), ist charakteristische Folge der Bulbuskontusion nach Faustschlag.

Tache noir führen zu Einsatzforderungen an den rechtsmedizinischen Bereitschaftsdient, weil sie für Gewaltfolgen gehalten werden. Die Differenzierung kann bei wenig Erfahrung im Einzelfall schwierig sein. Sie markiert in klassischer Weise die Grenze zwischen Leichenveränderungen und tatrelevanten Befunden.

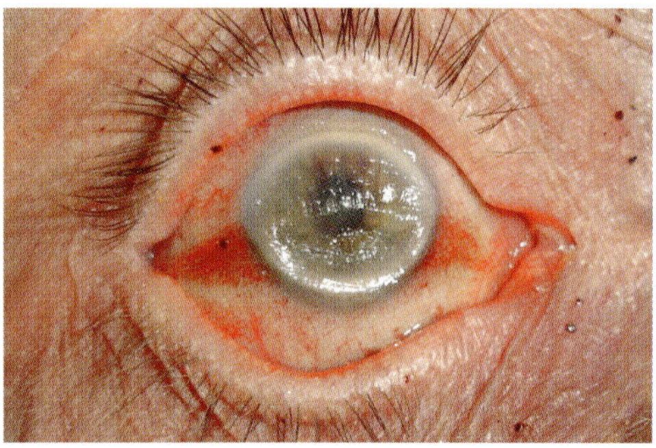

Abb. 5-13 Tache noir

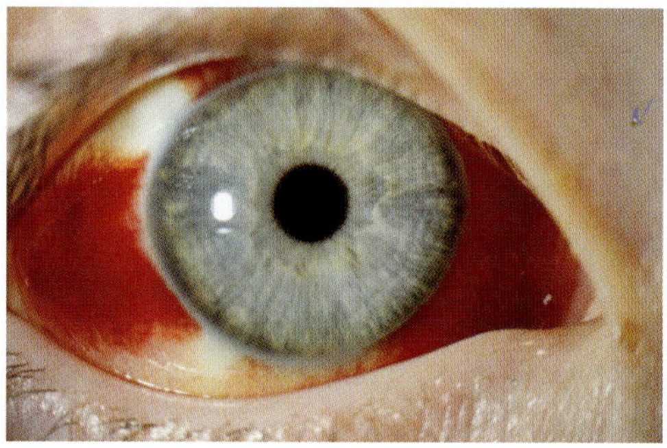

Abb. 5-14 Hyposphagma am lebenden Auge

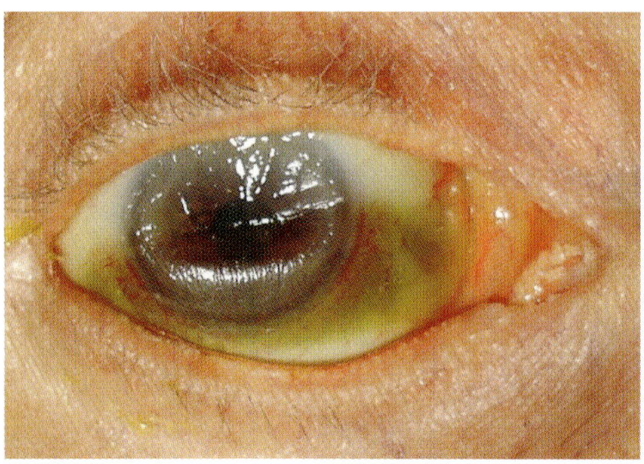

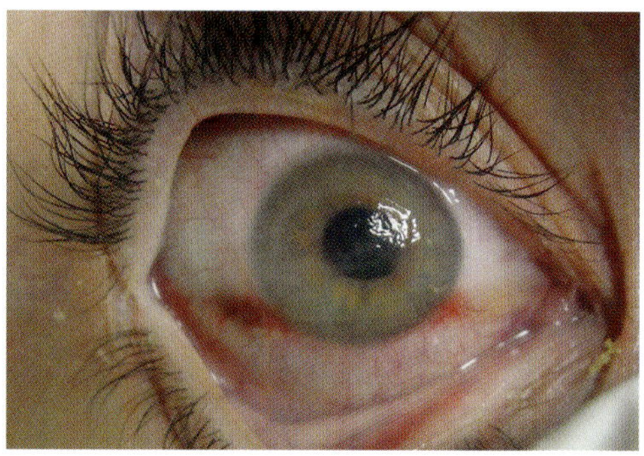

Abb. 5-15 und 5-16 Tache noir

Verletzungen

Die Differenzialdiagnose von Verletzungsmustern im Gesicht wird insbesondere bei der Untersuchung lebender Gewaltopfer sehr häufig vom Rechtsmediziner verlangt. Aber auch bei der Leichenschau erfolgt hier unter Umständen die Weichenstellung zur Eröffnung eines Ermittlungsverfahrens wegen des Verdachts auf Fremdeinwirkung versus sturzbedingte Verletzung ohne Anhalt für fremde Gewalt.
Das Ergebnis der Untersuchung muss keinesfalls Beweise für eine Annahme erbringen. Die große Variabilität biologischen „Materials" und die große Variabilität möglicher Geschehensabläufe gestattet nur im Ausnahmefall eine klare Aussage, die keine Alternativen zulässt. Je komplexer sich ein Verletzungsmuster darstellt, desto größer wird die Wahrscheinlichkeit einer *ex post* richtigen Zuordnung.
Wenn wenig prominente Regionen, wie die Stirnwölbung, die Augenbrauenwülste, die Jochbeinwölbung, der Nasenrücken oder die Kinnspitze verletzt werden, ist ein Sturzgeschehen als Ursache wahrscheinlicher als fremde Gewalt im Sinne von Schlagen oder Treten.

Hutkrempenregel: Diese „Faustregel" besagt, dass Kopfverletzungen *oberhalb* der gedachten, am Kopf anliegenden Zirkumferenz eines getragenen Hutes durch einfachen Sturz aus dem Stand auf eine Ebene weniger wahrscheinlich sind und somit auf Fremdeinwirkungen hinweisen. Dieser Regel kann man folgen. In vielen Fällen wird man sich jedoch nicht nach ihr richten können, weil es sich um komplizierte Stürze handelt, z.B. gegen aufragende Konturen von Möbeln. Auch eine eingewinkelte Kauerhaltung in einem Bad zwischen Wanne und WC und Treppenstürze mit komplizierter Dynamik etc. können zu hohen Kopfverletzungen führen.

Bei Verletzungsmustern aus Befunden unterschiedlicher Art und Intensität sowie unterschiedlicher Lokalisation, insbesondere auch in tiefer liegenden, sonst geschützten Bereichen, ist eine Misshandlung als Ursache jedoch wahrscheinlicher als ein Sturzgeschehen. Auch ohne einen naturwissenschaftlichen Beweis und im Rahmen dieser Differenzialdiagnose sind entsprechende richtungsweisende Angaben der Mediziner für die Ermittlungsbehörden von großer Bedeutung.

Agonale Sturzverletzungen: Bei attestiertem plötzlichem, herzassoziiertem Tod oder Schlaganfall werden im Rahmen der Krematoriumsleichenschauen oft sogenannte agonale Sturzverletzungen als Todesursache angegeben. Die Agonie steht als Begriff für die Sterbephase mit einsetzender Bewusstlosigkeit, mit Aufhebung eigener Handlungsfähigkeit, mit Einsetzen der muskulären Erschlaffung. Die Folge ist ein Umfallen, ein Hinstürzen, der Kollaps. In Abhängigkeit von der letzten Situation bzw. ausgeführten Tätigkeit können Verletzungsmuster entstehen, die eine eigene todesursächliche Relevanz suggerieren und bei entsprechenden Fallhöhen auch haben können. In der Regel kommt es aber zu einem atonischen Sturz mit Aufschlag des Kopfes auf den Boden oder gegen Möbelteile, zu einer Vielfalt von Auffindungssituationen zum Teil bizarrer und unwirklich erscheinender Art. Dabei sind die agonalen Sturzverletzungen nur sekundäre Folge eines anders eingeleiteten Sterbevorganges. Betroffen sind am ehesten die oben genannten prominenten, konvex geformten Teiles des Kopfes. Die Befunde reichen von vitalen oder avitalen Hauteintrocknungen bis zu Blutergüssen in Hautschichten, Quetsch-Riss-Wunden und Knochenbrüchen (Abb. 5-17 bis 5-19). Sie ähneln denen nach Faustschlägen.

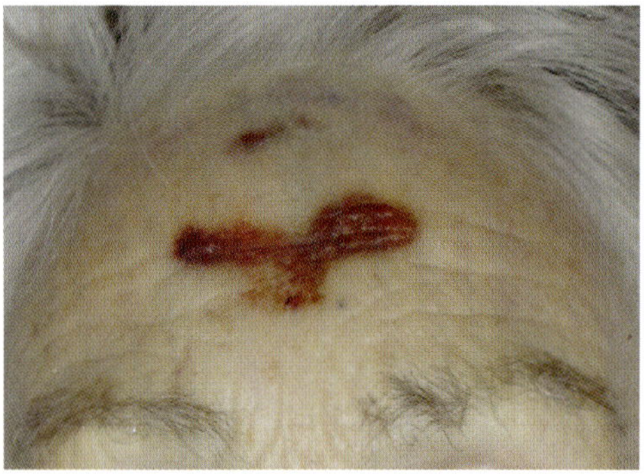

Abb. 5-17 Agonale Sturzverletzung als beinahe avitale symmetrische Hauteintrocknung in der Stirnmitte

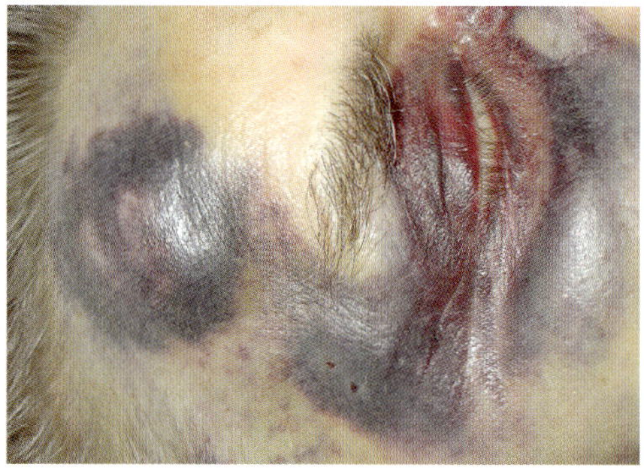

Abb. 5-19 Agonale Sturzverletzung der rechten Stirn-Augen-Region

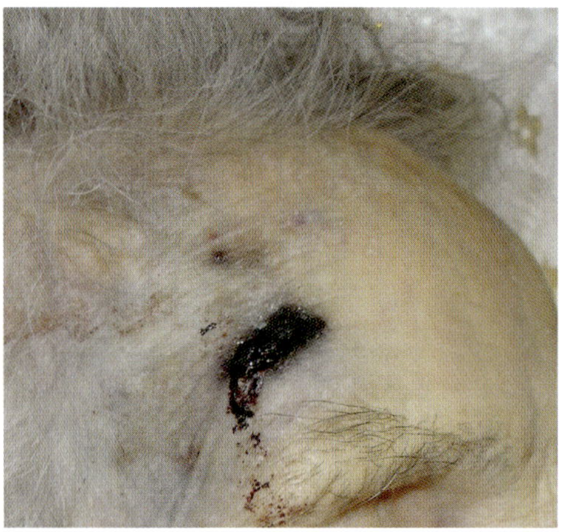

Abb. 5-18 Agonale Sturzverletzung mit unterbluteter und verkrusteter Hautdurchtrennung

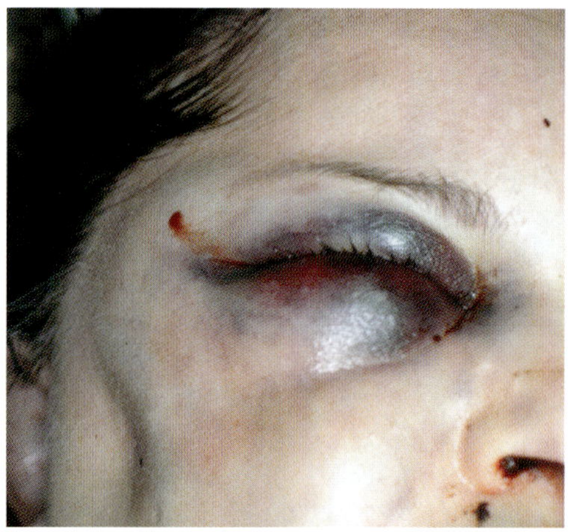

Abb. 5-20 Prellung der rechten Periorbitalregion

Misshandlungsfolgen: Faustschläge sind oft mit imprimierender Gewalt gegen dieselbe Region verbunden: Prellungen des Augapfels mit Brüchen des Augenhöhlenbodens (sog. Blow-out-Fraktur), Zahnlockerungen, Wangenschleimhautläsionen korrespondierend zu den Zahnreihen (Abb. 5-20 bis 5-24).

Zur Differenzierung von agonalen Sturzverletzungen und Misshandlungsfolgen ist nicht der Einzelbefund, sondern das gesamte Verletzungsmuster mit Bezug zur Auffindungssituation zu bewerten. Eine rechtsmedizinische Begutachtung nur anhand einer sogenannten Bildanlage bleibt unter anderem wegen fehlender Wiedergabe morphologischer Details, fraglicher Qualität der Farbwiedergabe und fehlender vollständiger körperlicher Untersuchung mit eingeschränktem Beweiswert in ihren Möglichkeiten begrenzt.

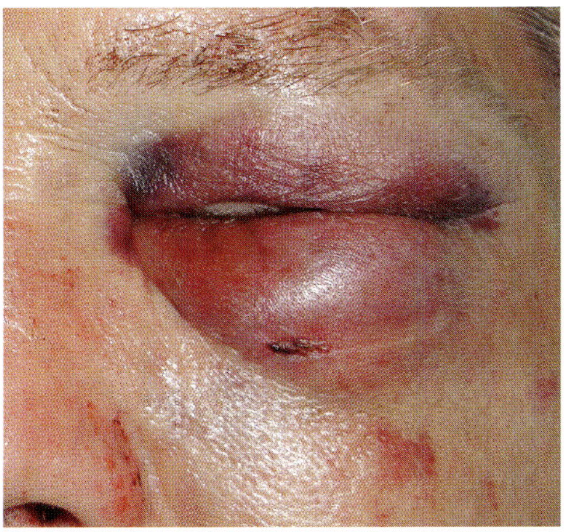

Abb. 5-21 Prellung des linken Auges nach Faustschlag

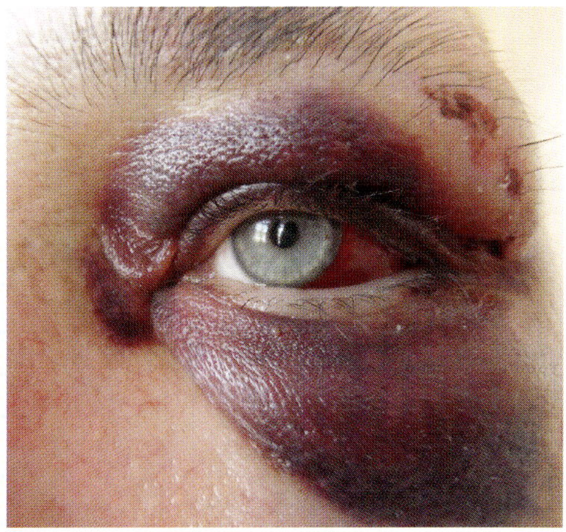

Abb. 5-22 Prellung des linken Auges nach Faustschlag beim Lebenden

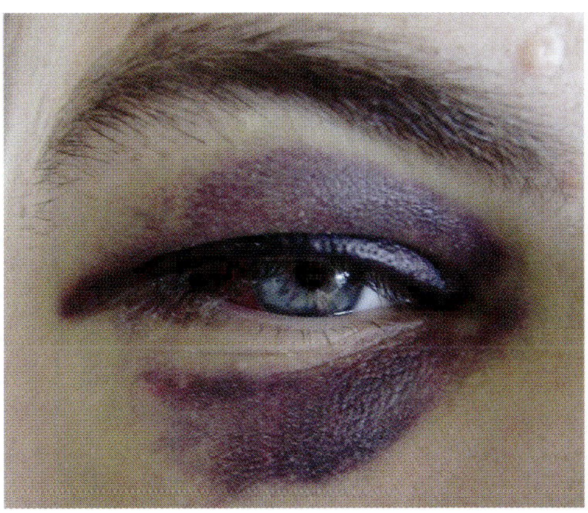

Abb. 5-23 Prellung des rechten Auges nach Faustschlag beim Lebenden

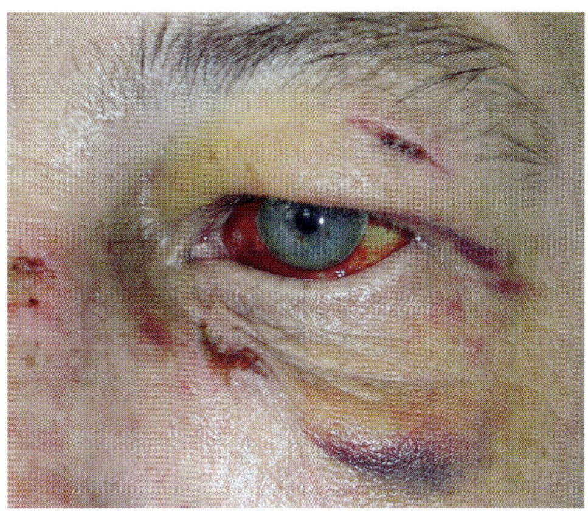

Abb. 5-24 Mehrere Tage zurückliegende Prellung des linken Auges nach Faustschlag beim Lebenden

Hauterkrankungen

Häufiges Erscheinungsbild im Gesicht und auch an den Extremitäten sind **Teleangiektasien**: Hierbei handelt es sich um filigrane, blutrote Erweiterungen insbesondere von Kapillaren in Hautschichten, entweder als

- autosomal-rezessive, erbliche Erkrankung,
- progressive, disseminierte, essenzielle Teleangiektasien ohne nachweisbare Ursache oder
- sekundäre Befunde nach chronischer Sonnen- und Witterungsexposition bei Landwirten, Seeleuten und Bergführern.

Sie werden auch als Folge anderer Hauterkrankungen beobachtet und können den Farbeindruck der betroffenen Haut derart dominieren, dass die entsprechende Region aus einiger Entfernung als in Totenflecken einbezogen erscheint (Abb. 5-25 und 5-26), auch bezeichnet als teleangiektatisches Erythem (Plewig et al. 2012). Hier hilft nur die Betrachtung aus der Nähe, um sofort die Feinstruktur zu erkennen.

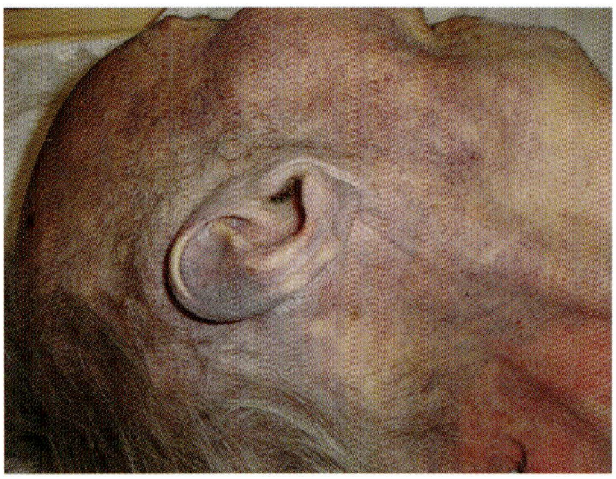

Abb. 5-25 Rechte Kopfseite mit graulividen Totenflecken bei Rückenlage an der hinteren rechten Halsseite, einbezogen sind die Ohrregion und Teleangiektasien der rechten Wange (Übersicht)

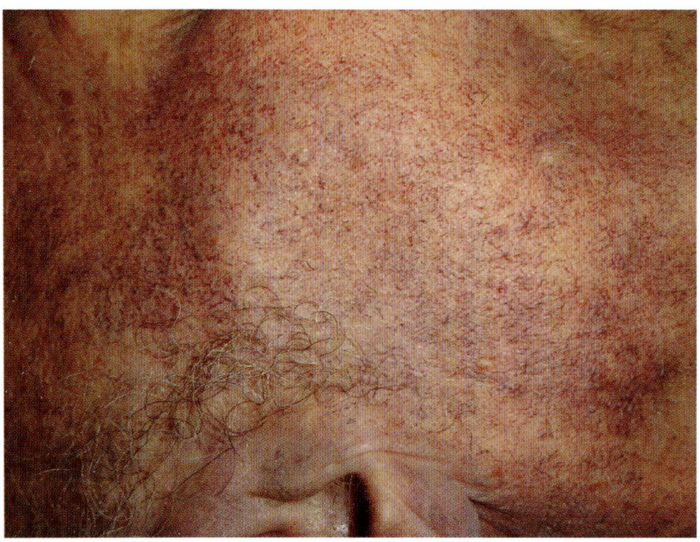

Abb. 5-26 Teleangiektasien aus Abb. 5-25 (Nahaufnahme)

Morbus Favre-Racouchot: Die Bindegewebsfasern in der Lederhaut sind – zumeist als Ausdruck einer jahrelangen Sonnenexposition – vermehrt (sog. Elastose). Betroffen ist das höhere Lebensalter. Abbildung 5-27 zeigt eine Knötchenform der Erkrankung mit Komedonen (Verstopfung und Dunkelfärbung der Talgdrüsenfollikel durch übermäßige Verhornung) als sogenannte senil-aktinische Elastose (Plewig et al. 2012). Die Verteilung der dunklen Talgdrüsenpfröpfe erinnert entfernt an imprimierte Fremdkörper (z. B. Schmauchpartikel, Abb. 5-28).

Die Differenzialdiagnostik sollte kein Problem sein, da beim Morbus Favre-Racouchot die schusscharakteristische Traumatisierung der Haut fehlt.

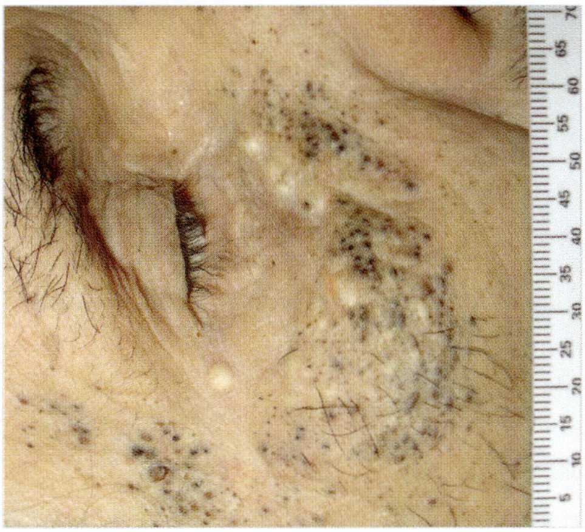

Abb. 5-27 Morbus Favre-Racouchot an klassischer Prädilektionsstelle im Gesicht

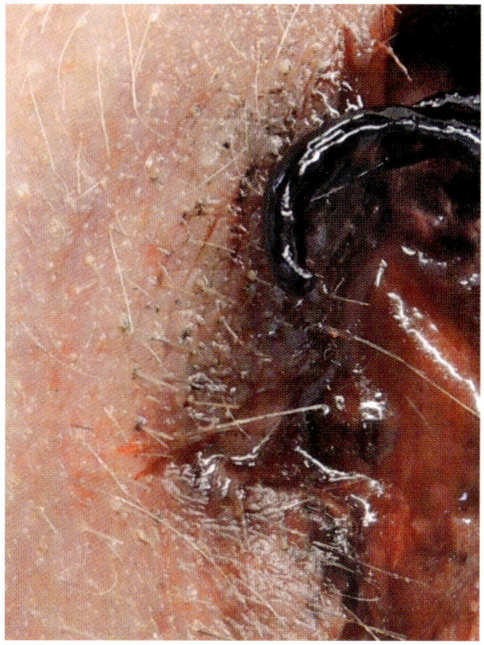

Abb. 5-28 Nahschuss mit Schmauchpartikel am linken Defektrand

Lagebedingte Druckmarken: Wie beschrieben (s. S. 5) sind in Auflagebereichen die Totenflecke ausgespart. Die durch das Widerlager bedeckte Haut bleibt feucht, erweicht und kann beschädigt werden (Abb. 5-29). Die lagebedingten Gewebsdefekte können z. B. am Hinterkopf durchaus tiefere Hautschichten erreichen. Durch die hypostasebedingte Überwässerung der umgebenden, nicht komprimierten Anteile der Kopfschwarte bildet sich häufig ein deutlicher Niveauunterschied mit entsprechender zentraler Abflachung, unter der kaum noch Weichgewebe tastbar ist. Derartige Befunde ähneln Folgen stumpfer Gewalt (Abb. 5-30 und 5-31). Das Prinzip auflage- und hypostasebedingter Deformierungen wiederholt sich in Abhängigkeit von der Auffindungssituation an allen potenziellen Auflagebereichen. Es wird sich aber in Abhängigkeit von der Weichgewebsdicke bzw. vom Vorhandensein knöcherner Strukturen dicht unter der Haut unterschiedlich intensiv darstellen. Zu Lebzeiten entstandene Durchliegegeschwüre (sog. Dekubitalulzera) kommen in dieser Region weniger vor.

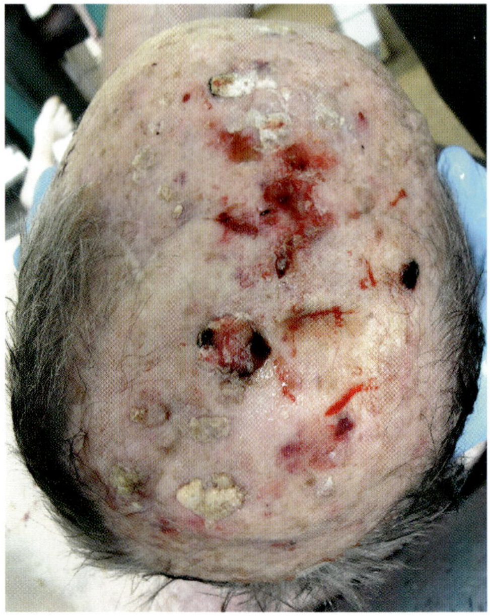

Abb. 5-30 Folgen stumpfer Gewalteinwirkungen am Hinterhaupt

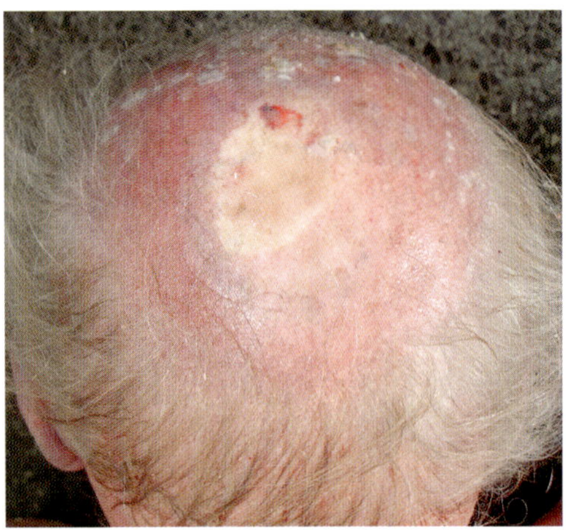

Abb. 5-29 Lagebedingte Hautverfärbungen am Hinterhaupt

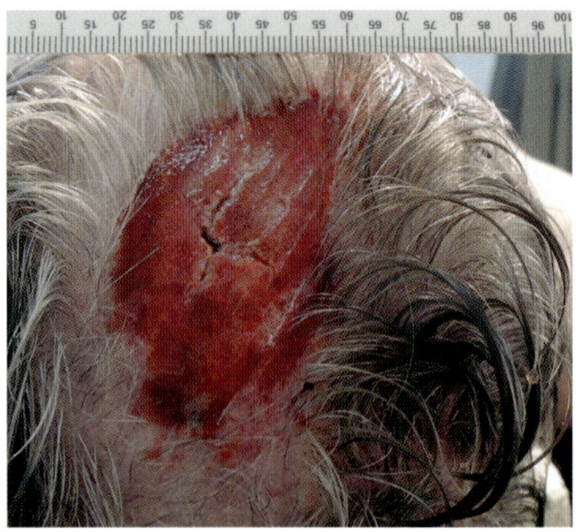

Abb. 5-31 Folgen stumpfer Gewalteinwirkung am Hinterhaupt mit Quetsch-Riss-Wunde

5.2 Hals

„Der Hals nicht widernatürlich beweglich, die Halshaut in allen Abschnitten unverletzt", so beginnt häufig die makroskopische Beschreibung des Halses im Rahmen der zunächst äußeren Besichtigung vor der Leichenöffnung. Eine Halswirbelsäulenfraktur kann mit hoher Wahrscheinlichkeit getastet werden, wenn bei Rückenlage des Verstorbenen eine Hand unter den Hals gelegt wird, diesen anhebt und mit der anderen Hand der Kopf in alle Freiheitsgrade bewegt wird. Auch dieses Vorgehen erfordert ein hohes Maß an Überwindung, Kraft und Nähe, welches deutlich über dem liegt, was der Mediziner bei seinen sonstigen Patientenkontakten kennt. Besonderes Augenmerk gilt im Weiteren der Halshaut.

Strangmarke: Eine sogenannte Strangmarke entsteht durch ein Strangwerkzeug und sie ist am Hals nach entsprechender Gewalt sichtbar. Ihre Form hängt vom Strangwerkzeug ab (Seile, Kabel, Gürtel etc.). Die Strangmarke verläuft nach Erhängen in der Regel ansteigend zum Aufhängepunkt. Die Konturen verstreichen ebenfalls zum Aufhängepunkt bzw. Knoten.

Zirkulär verlaufende Strangmarken ohne markante Höhendifferenz sprechen eher für ein Erdrosseln durch fremde Hand.

Die Strangmarke kann als rinnenförmige Vertiefung der Halsweichteile über den Tod hinaus erhalten bleiben. Das liegt daran, dass die Weichgewebe wegen einer kältebedingten und durch Flüssigkeitsverlust bedingten, teigigpastösen Steifheit ihre vormalige Plastizität verlieren, die defekten Oberhautschichten trocknen und die Halsweichteile nicht zu der alten Form zurückfinden (Abb. 5-32 und 5-33).
Die Zahl der Umschlingungen, die Feinstruktur eines Strangwerkzeuges und die Knotenform bilden sich häufig ab und sind von kriminalistischer Bedeutung (Abb. 5-34 bis 5-37).
Bei mehrtourigen Verläufen kann sich Gewebe zwischen die Touren quetschen. Es entstehen sogenannte Zwischenkammblutungen (Abb. 5-38 und 5-39).

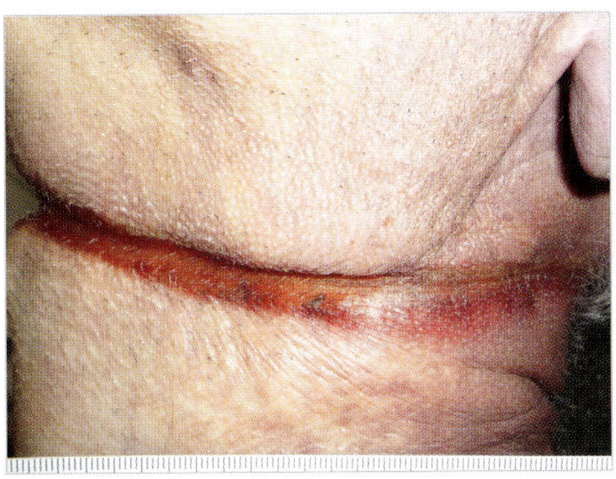

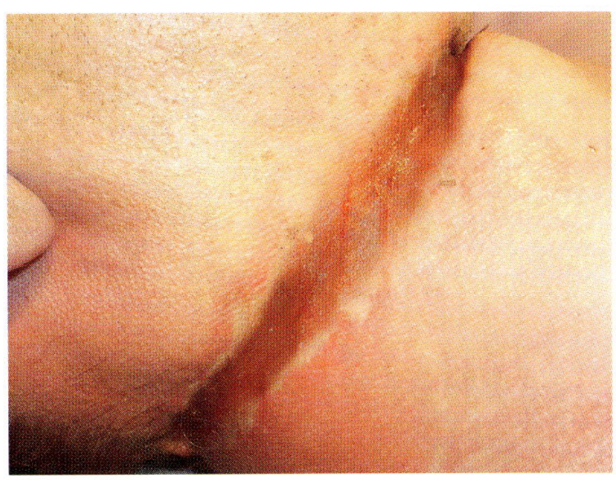

Abb. 5-32 und 5-33 Strangmarken lederartig fest eingetrocknet

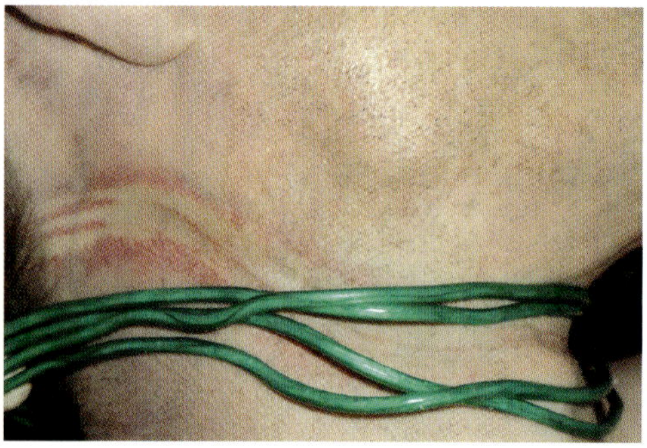

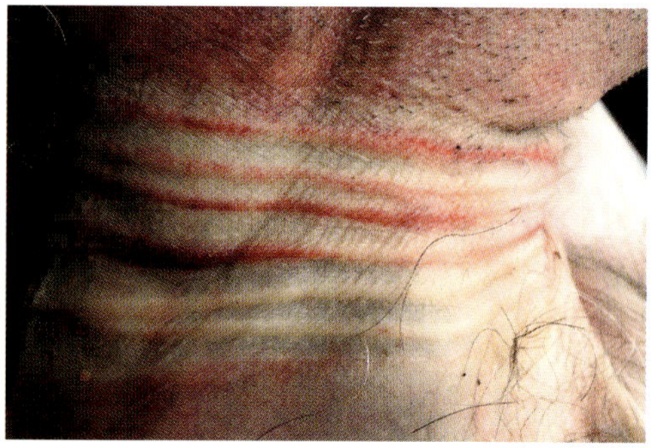

Abb. 5-34 und 5-35 Mehrtourige Strangmarkenverläufe

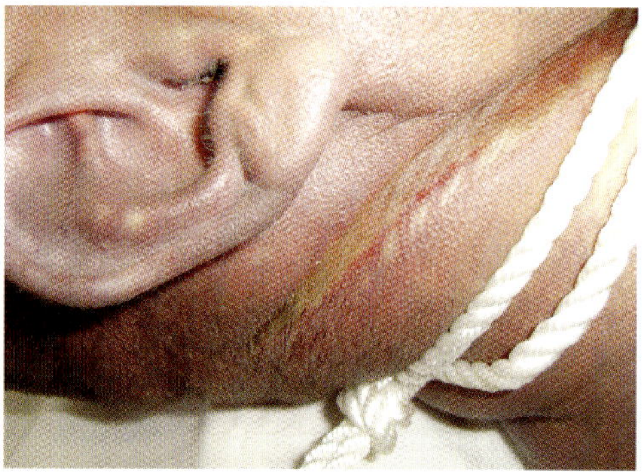

Abb. 5-36 Abbildung der Feinstruktur eines Seils als Strangwerkzeug

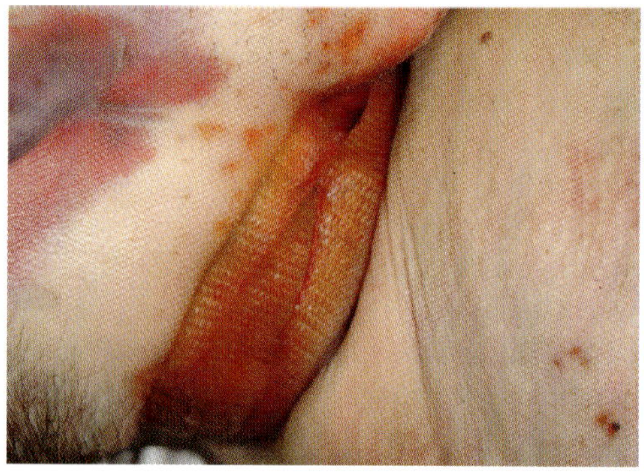

Abb. 5-37 Abbildung der Feinstruktur eines Gurtes als Strangwerkzeug

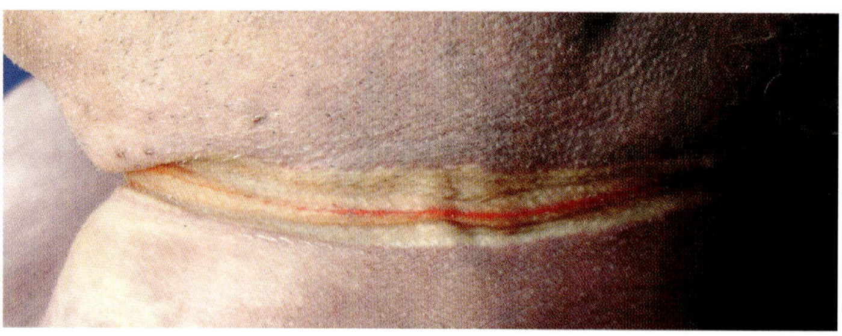

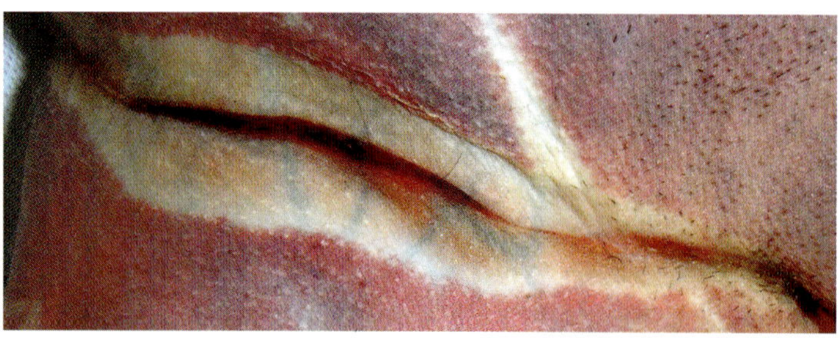

Abb. 5-38 und 5-39 Strangmarken mit Zwischenkammblutungen

Um einen strangulationsbedingten Tod einzuleiten, bedarf es keinesfalls der gesamten Körperlast oder eines entsprechenden Kraftäquivalentes. Erhängen, ausgehend von einer Rückenlage im Bett, mit nur leichter Hebung von Kopf und Hals durch ein am Bettpfosten befestigtes Strangwerkzeug, ist möglich. Die Strangmarke markiert sich dann unter Umständen weniger deutlich. Die auf die Halshaut wirkende Kraft pro Fläche hängt vom Gesamtbetrag, von der Größe der Kontaktfläche und den physikalischen Eigenschaften des Strangwerkzeuges ab (homogene oder reliefartig raue Oberfläche). Während z. B. Elektrokabel eine homogene, glatte Oberfläche haben und kaum deformierbar sind, kann sich ein Bademantelgürtel leicht anderen Formen anpassen, hinterlässt aber ein unregelmäßig begrenztes Befundbild. Die Kontaktfläche kann zudem durch „Polsterungen" (zwischengelegte Kleidung) verändert werden (Abb. 5-40 und 5-41). Zum Zeitpunkt der Leichenschau ist der Leichnam nach einem Suizid in der Wohnung oft von auffindenden Angehörigen bereits auf den Boden gelegt. Dadurch wird es schwieriger, die Hilfsmittel zur Befestigung des Seiles (umgestürzte Hocker und Leitern), den Aufhängepunkt und die Knotenform zu rekonstruieren und insbesondere die Nebenverletzungen (Rutscheffekte am Hals, Anschlagverletzungen nach agonalem Krampfen, sekundäre bergungsbedingte und lagebedingte Verletzungen) zu interpretieren. Nach einem Suizid im Freien, an schwer einsehbarer oder schwer zugänglicher Stelle, ist in der Regel die Originalsituation erhalten. Sie ist besonders gründlich aufzunehmen, um offenbare Vorbereitungshandlungen zum Suizid und überhaupt die technische Möglichkeit der Selbstbeibringung bzw. Situationsfehler zu erkennen. Hier ist die enge Zusammenarbeit mit der Staatsanwaltschaft bzw. der Kriminalpolizei Bedingung für den Untersuchungserfolg.

Der Suizid hinterlässt in der Regel ein ruhiges, leicht nachvollziehbares Bild aus Auffindungssituation und Spurenlage.

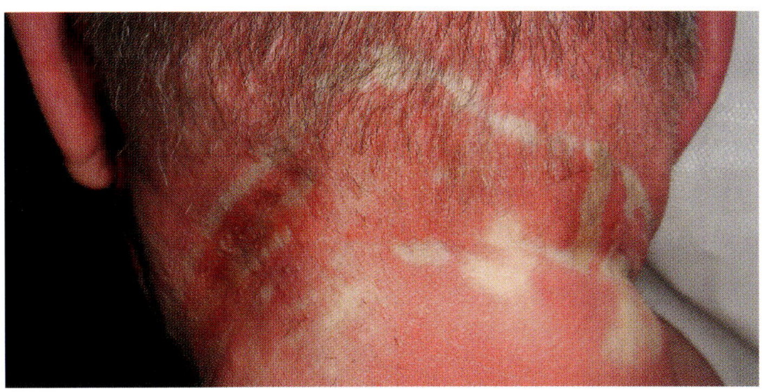

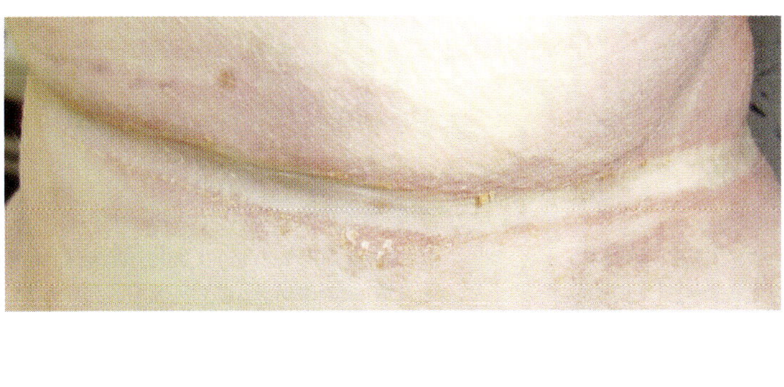

Abb. 5-40 und 5-41
Weniger intensiv markierte Strangmarken

Drosselmarke: Mit Drosseln ist die komprimierende Gewalt gegen den Hals unter Einwirkung von Gegenständen (sog. Drosselwerkzeugen) gemeint, die sich von den oben genannten Strangwerkzeugen nicht unterscheiden müssen. Form und Verlauf zeigen in Bezug zur Körperlängsachse weniger Höhendifferenzen als Strangmarken. Sie sind zumeist zirkulär markiert. Diese Charakteristik entspricht der Dynamik eines Angriffes (Abb. 5-42 und 5-43), die sich von der Dynamik eines Erhängens unterscheidet. Suizidales Erdrosseln kommt selten vor. Die technische Ausführbarkeit wird im Einzelfall sehr genau zu untersuchen sein, da mit Einsetzen der Bewusstlosigkeit die aktive Gewalteinwirkung nicht mehr möglich ist (Abb. 5-44 und 5-45). Bei Verwendung von Drosselwerkzeugen, z. B. von Kabelbindern, ist deren Selbstlösung durch die bewusstlose Person jedoch unmöglich.

Das Drosseln hinterlässt in der Regel massive Stauungsblutungen oberhalb der komprimierenden Gewalt.

Abwehrhandlungen oder Selbstrettungsversuche können zu Kratz- und Rutscheffekten führen. Dabei ist die Verletzung auch des Täters mit entsprechender Spurenlage möglich, die als Ausdruck der Dynamik einer Auseinandersetzung ein unruhiges, vielgestaltiges zum Teil mehrzeitig entstandenes Bild hinterlässt.

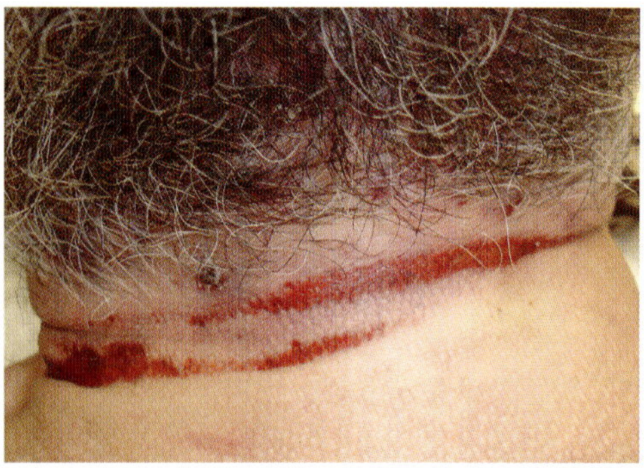

Abb. 5-42 Drosselmarke nach Tötung durch fremde Hand

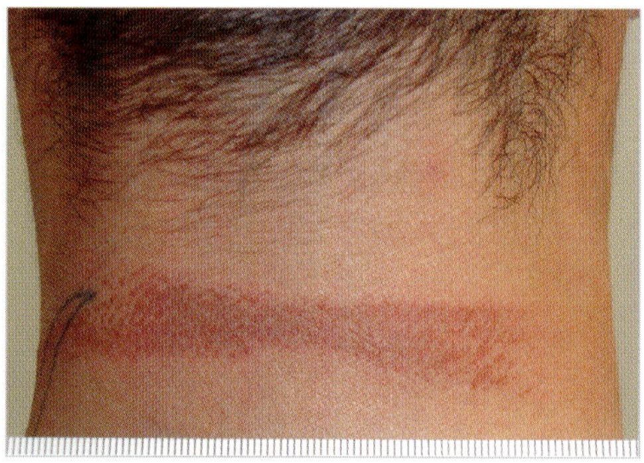

Abb. 5-43 Drosselmarke nach überlebtem Angriff

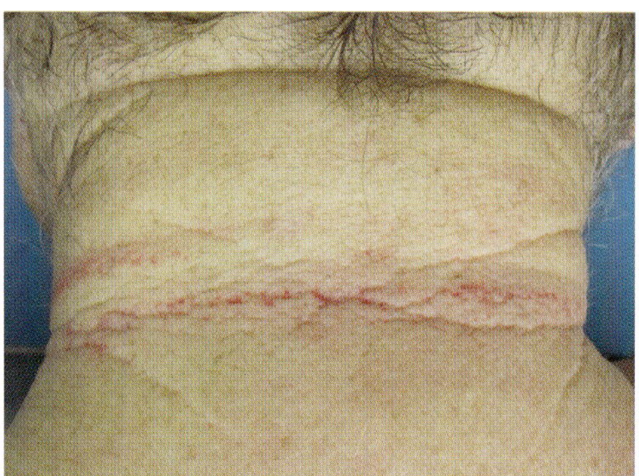

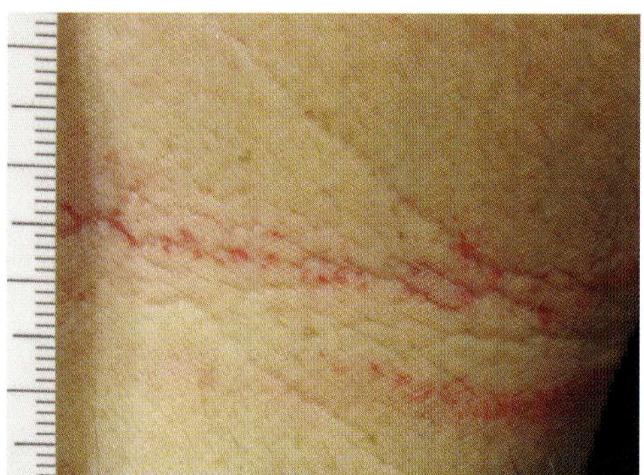

Abb. 5-44 und 5-45 Drosselmarken nach Abbruch einer Selbsterdrosselung und nachfolgendem Tod durch Verbluten. Kleinfleckige Blutungen in Hautschichten.

Würgemale: Mit Würgen ist die komprimierende Gewalt der Hände oder auch der Arme gegen den Hals gemeint (im Würgegriff). Kennzeichnend sind sogenannte Würgemale, die nach Verletzung von Hautschichten entstehen. Sie zeigen ein charakteristisches, vielgestaltiges Bild aus zum Teil bizarr geformten vitalen Hauteintrocknungen unterschiedlicher Intensität und Lokalisation am Hals. Vereinzelt treten sichel- oder kommaförmige Läsionen auch tieferer Hautschichten nach Kontakt mit Fingernägeln und rötliche Verfärbungen von Hautschichten nach Einblutungen auf. Die Befunde können voneinander abgegrenzt sein oder bis zu großflächigen, vitalen, lederartig festen Hauteintrocknungen miteinander verschmelzen (Abb. 5-46). Bei Beugung bzw. Neigung des Kopfes können sich Würgemale in den Halsfalten „verstecken" (Abb. 5-47).
Überlebte Zustände heilen über verkrustete Sekretanhaftungen in der Regel ohne Narbenbildungen (Abb. 5-48 und 5-49). Die Würgemale werden in Abhängigkeit von Körperpositionen zueinander lokalisiert sein. Im Rahmen der Leichenschau muss die Lokalisation nicht bewertet werden.

Würgemale begründen in jeder Lage und Intensität den Verdacht auf einen nichtnatürlichen Tod.

Folge des Würgens, ebenso wie des Drosselns, sind häufig Stauungsblutungen oberhalb der komprimierenden Gewalt in den Augenbindehäuten, in den Schleimhäuten des Mundvorhofes und der Wangen sowie in der Gesichtshaut. Die Stauungsblutungen können den Gesamteindruck dominieren, aber auch kaum wahrnehmbar sein. Dann erscheinen sie als kleinste, nadelspitzgroße Einblutungen, vielleicht nur in der Schläfenhaut oder hinter den Ohren. Sie sind zuweilen nur bei gutem Licht und aus der Nähe wahrnehmbar. Wenn es zu Stauungsblutungen und Bewusstlosigkeit kam, bestand das Risiko, als Folge der Gewalteinwirkungen zu versterben.
Bei massiver Befundlage am Hals sind die Weichteile des Gesichtes oft gedunsen (füllig, schwammig). Die Dunsung muss nicht auffallen, weil sie die Proportionen und die Fülle eines Gesichtes nicht bis ins Unwirkliche verändern muss. Bei der Leichenschau fehlen zudem oft Vergleiche. Weiterhin kann es zur Bildung eines Schaumpilzes kommen, der von dem nach Ertrinken nicht sicher zu unterscheiden ist (s. Kap. „Körperflüssigkeiten", S. 33).

Zur Leichenschau gehört, den Leichnam vollständig zu entkleiden bzw. die gesamte Körperoberfläche sichtbar zu machen und alle beweglichen Körperteile in alle Freiheitsgrade zu bewegen. Dadurch öffnen sich Falten, Körperöffnungen werden einsehbar und die Haut übereinanderliegender Körperteile kann besichtigt werden.

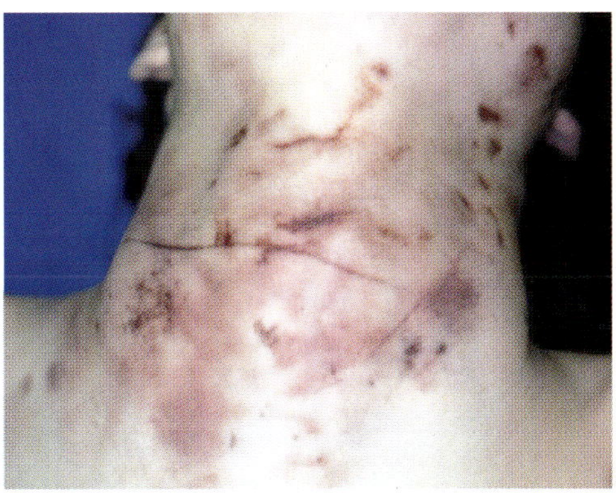

Abb. 5-46 Großflächige Würgemale

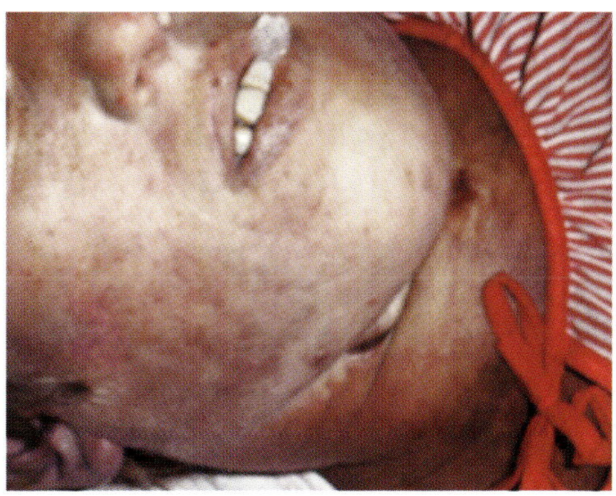

Abb. 5-47 Versteckte Würgemale, Schaumpilz und Dunsung

Es ist wenig wahrscheinlich, dass man zum Zeitpunkt der Leichenschau auf bereits eingetrocknete Effekte einer sogenannten Leichentoilette trifft. In seltenen Fällen kann z. B. das Rasieren eines Verstorbenen zur Vorbereitung der Abschiednahme die Oberhaut schädigen. Viele Stunden später bilden sich avitale Hauteintrocknungen, die Würgemalen ähneln können. Hierbei handelt es sich in der Regel um fleckförmige, gelbliche, scharf begrenzte Befunde unterschiedlicher Größe, aber gleicher Art und Ausprägung (Abb. 5-50 und 5-51).

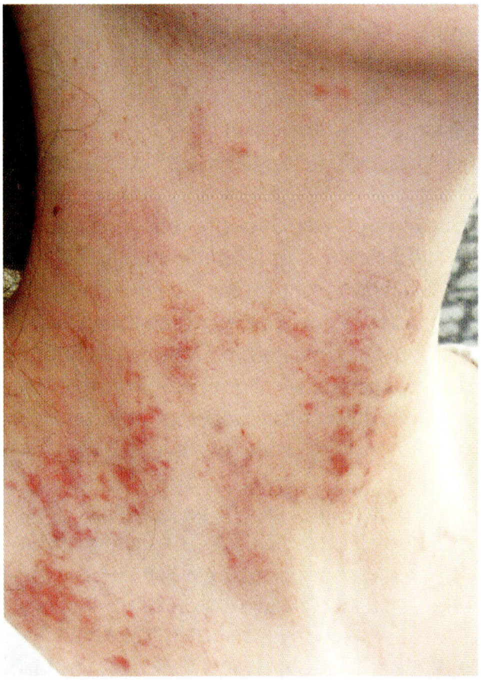

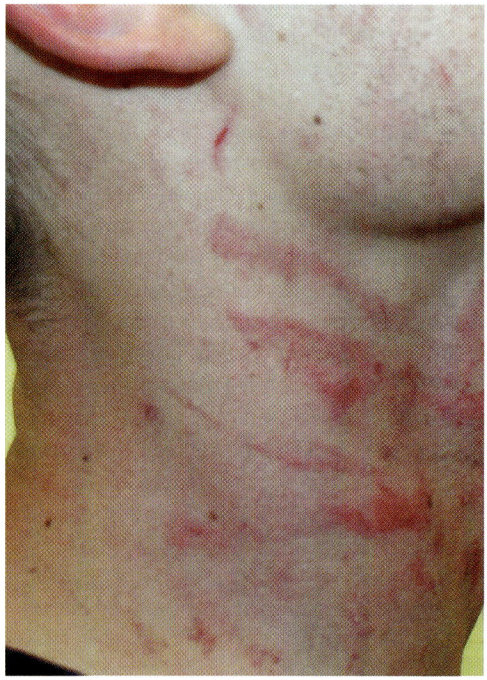

Abb. 5-48 und 5-49 Würgemale nach überlebtem Angriff

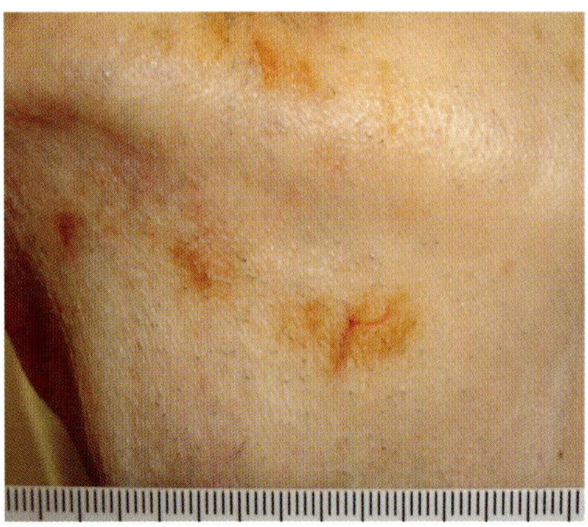

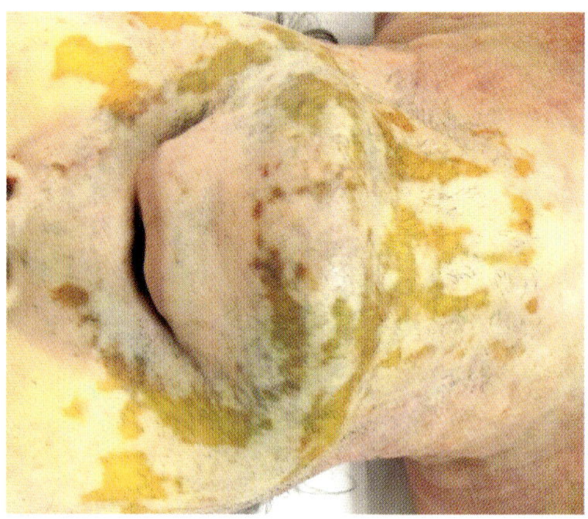

Abb. 5-50 und 5-51 Avitale Hauteintrocknungen nach Rasur

Nackenfalten: Faltenbildungen der Nackenhaut können Strangmarken ähnlich sein, insbesondere wenn es nach „Polsterung", bei geringerer Kraftübertragung oder großflächigeren Einwirkungen nicht zu geformten, der Form des Strangwerkzeuges entsprechenden Hauteintrocknungen kommt. Wenn sich konstitutionsentsprechend Nackenfalten bilden, in denen Haut aufeinanderliegt (Abb. 5-52 bis 5-55), können oberflächliche Hautschichten im feuchten Milieu erweichen und beschädigt werden. Nach Bergung des Leichnams, bei zufälliger Öffnung des Faltenraumes, können sie eintrocknen und dann Konturen zeigen, die denen nach tatsächlicher Einwirkung eines Strangwerkzeuges noch ähnlicher sind (Abb. 5-54 und 5-55).

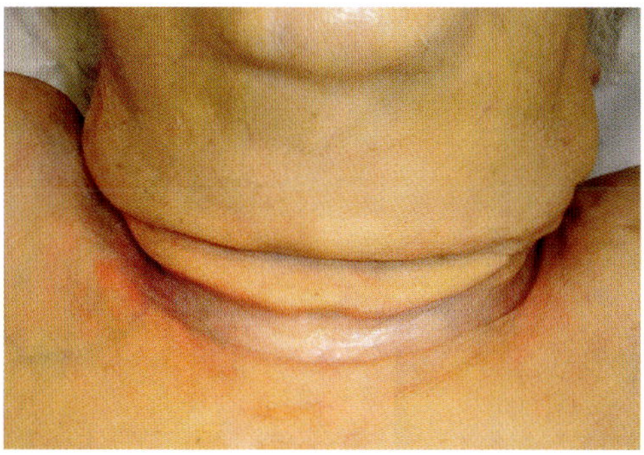

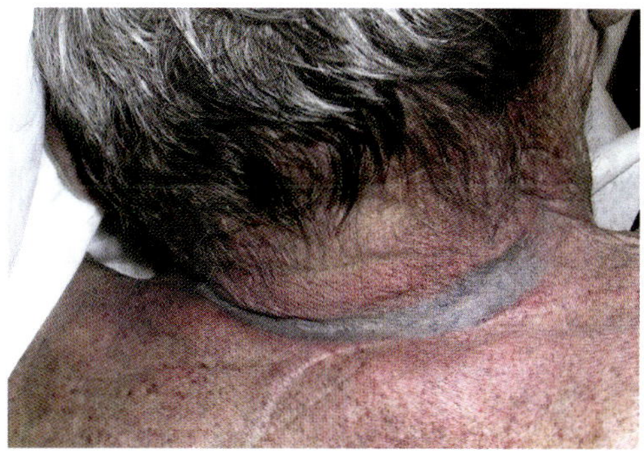

Abb. 5-52 und 5-53 Nackenfalten nach Liegen bei zunächst geneigtem Kopf und Beugung bei der Feuerbestattungsleichenschau

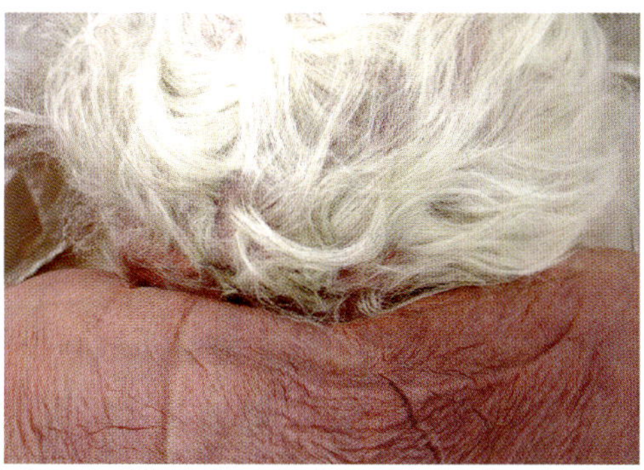

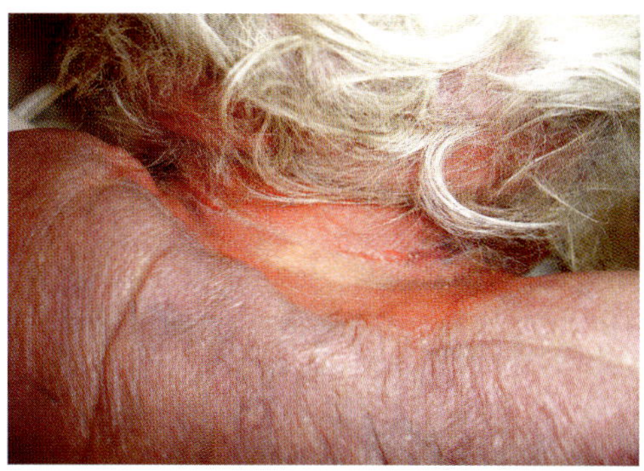

Abb. 5-54 und 5-55 Nackenfalten, erst sichtbar nach Beugen des Kopfes mit dunklen, strangmarkenähnlichen Eintrocknungen

In Nackenfalten bleiben Totenflecke häufig ausgespart, weil der Druck aufeinanderliegender, komprimierter Gewebe den Schweredruck des absinkenden Blutes übersteigt (Abb. 5-56 und 5-57).

Nackenfalten können ebenso wie Strangmarken kaum auffällige, blasse Streifen hinterlassen (Abb. 5-58 und 5-59).

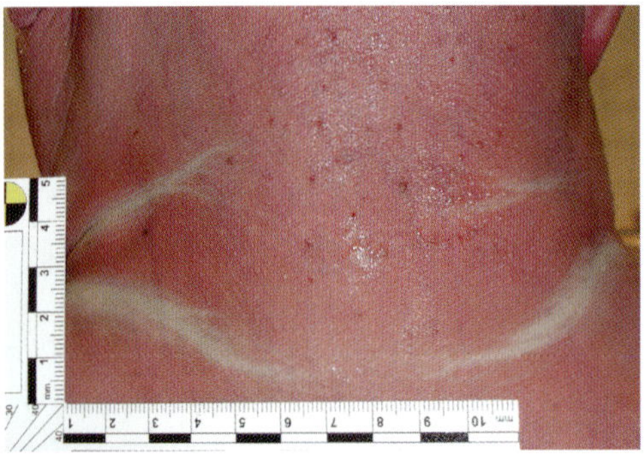
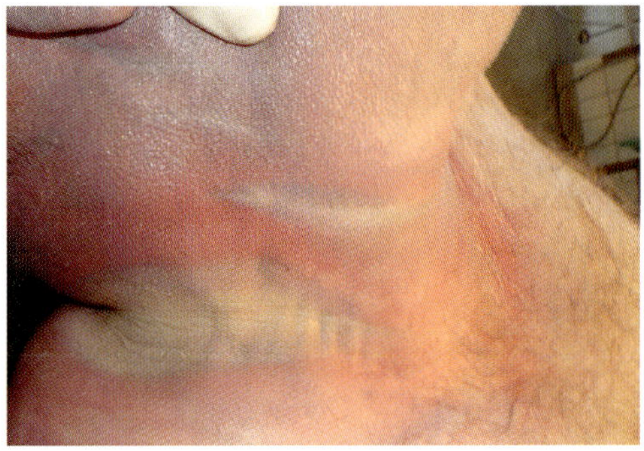

Abb. 5-56 und 5-57 Nackenfalten mit Aussparung von Totenflecken

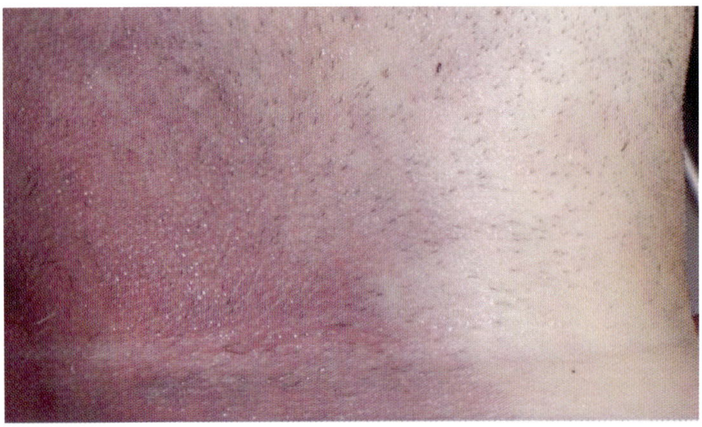
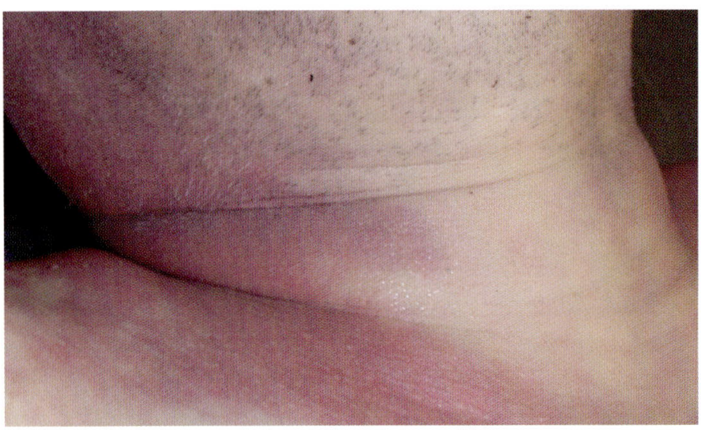

Abb. 5-58 und 5-59 Nackenfalten mit nur blassen Verfärbungen bzw. Aussparungen der Totenflecken

Kopf und Hals können nach autoerotischen Handlungen Befunde zeigen, die oft in einen kompliziert arrangierten, größeren Zusammenhang einzuordnen sind: Vorbereitungshandlungen, Installationen von Geräten, Kabel- und Schlauchführungen, Installation von Sichtschutz. Nach Aufsetzen einer eng anliegenden Lederkappe mit verschlossener Gurtung wurde unter offenbar aufkommendem Sauerstoffmangel und ohne Sicht panisch erfolglos versucht, mithilfe einer Gabel den Rand der Kappe aufzuweiten. Die Folge waren vitale Hauteintrocknungen an Kinn und Halsvorderseite (Abb. 2-18 und 5-60). In einem anderen Fall bildete sich durch eine eng anliegende Tüte zum Schnüffeln von Chloroform eine scharf markierte Grenze zwischen Haut, die sich nach Chloroform-Exposition vermutlich durch seine fettlösende Eigenschaft verfärbt hatte, und unbetroffener Haut (Abb. 5-61). Ähnlich markierte sich bei anliegender Tüte die Haut nach Schnüffeln eines Toilettensprays, das jedoch keine gewebezerstörende Eigenschaft besaß (Abb. 5-62).

Es besteht das Risiko, Strangmarken, Nackenfalten und Manipulationsfolgen zu übersehen, zu verwechseln oder Überlagerungen nicht zu erkennen.

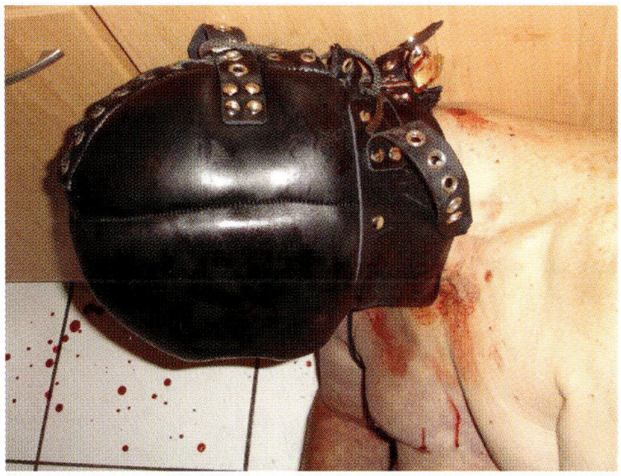

Abb. 5-60 Autoerotischer Unglücksfall: Ersticken

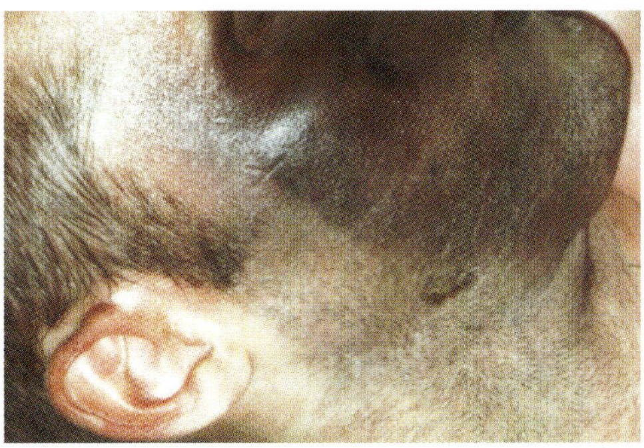

Abb. 5-61 Scharfe Markierung Chloroform-exponierter Haut

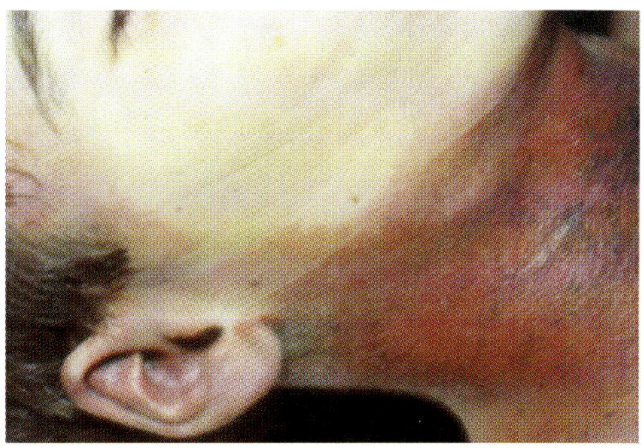

Abb. 5-62 Aussparung von Totenflecken durch anliegende Tüte nach Schnüffeln von Toilettenspray

5.3 Extremitäten

Mit dem ersten Blick wird geprüft, ob Arme und Beine achsengerecht stehen. Bei kräftigem Betasten wird man widernatürliche Beweglichkeiten erkennen. Schenkelhalsbrüche zeigen sich über die einseitige, widernatürliche Außenrotation des gesamten Beins. Knochenbrüche gehen mit Blutergüssen und Schwellungen einher. Die Intensität dieser Befunde kann weniger intensiv ausfallen bei folgenden Punkten:

- Agonie (während des Sterbevorganges)
- Mehrfachverletzungen (sog. Polytrauma)
- Überleben insbesondere in der Frühphase nach stationärer Aufnahme, noch bevor die Atem- und Kreislauffunktionen durch Intensivmedizin stabilisiert wurden

Handflächen, Handrückseiten und Unterarmstreckseiten sollten immer besonders genau untersucht werden, um Abwehrverletzungen als Hinweis auf Fremdeinwirkungen nicht zu übersehen. Nach einem Angriff mit scharfer Gewalt sind tief gehende (sog. hechtsmaulartige) Schnittverletzungen an den Beugeseiten der Finger (Griff in eine Messerklinge), aber auch an den Streckseiten der Arme, die einem Gegner instinktiv zum Schutz entgegengehalten werden, zu erwarten. Ebenso kommt es zum Bruch von Fingernagelkanten und Einblutungen in die entsprechenden Nagelbetten (s. auch Abb. 7-6). Das Verletzungsbild kann bunt und vielgestaltig sein: Stich- und Schnittverletzungen unterschiedlicher Tiefe und Verlaufsrichtung weisen auf eine körperliche Auseinandersetzung mit Bewegung der Körper zueinander hin. Abwehr kann auch Zurückschlagen des Opfers bedeuten, erkennbar an entsprechenden Schwellungen über den Grundgelenksknöcheln der Finger (s. auch Abb. 5-72).

Jede Befundcharakteristik muss genau dokumentiert werden. Sie wird in der späteren Gerichtsverhandlung ebenso genau hinterfragt!

Waschhaut: Nach Tod im Wasser bzw. längerem Liegen im feuchten Milieu bildet sich die sogenannte Waschhaut. Die Hornhautschichten nehmen Wasser auf, quellen, vergrößern ihre Oberfläche bis sie Falten werfen. Sie wirken dann grauweiß in Abgrenzung zur sonst gelblich blassen Leichenhaut. Waschhaut entwickelt sich in Abhängigkeit von der Expositionsdauer und der Dicke der Hornschicht in unterschiedlicher Intensität, vom zarten grauweißen Verfärbungsschimmer (Abb. 5-63) bis zum Vollbild (Abb. 5-64).

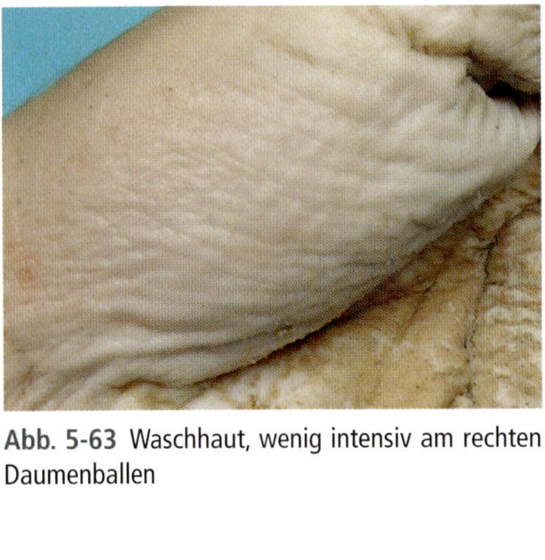

Abb. 5-63 Waschhaut, wenig intensiv am rechten Daumenballen

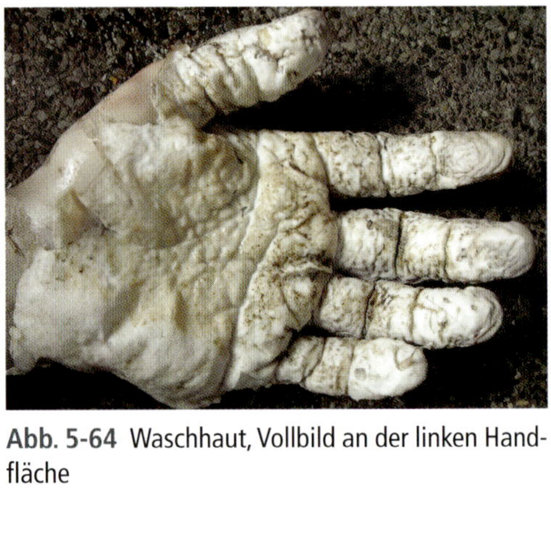

Abb. 5-64 Waschhaut, Vollbild an der linken Handfläche

Verletzungen

Strommarke: Verquollene Hornschichten (Abb. 5-65) können im Einzelfall Strommarken ähneln, wie sie an grifftypischer Lokalisation nach kurzzeitigem Kontakt mit stromführenden Teilen im Haushalt (230 V) beobachtet werden. Strommarken dieser Art zeigen sich oft als nur wenige Millimeter durchmessende, grauweiße bis bräunliche Punkte oder Flecken mit wallartigem Aufwerfen der benachbarten Hornschichten (Abb. 5-66).
Bei Verschmorungen im Zentrum der Strommarke wird die Befundlage deutlicher (Abb. 5-67 bis 5-69). Aber auch hier könnten sich die Befunde bei nicht vollständig geöffneter Hand (Abb. 5-70), im Rahmen von Trocknungen oder unter Verschmutzungen mit Staub und Erde (Stromunfall im Garten!) „verstecken" (Abb. 5-71).

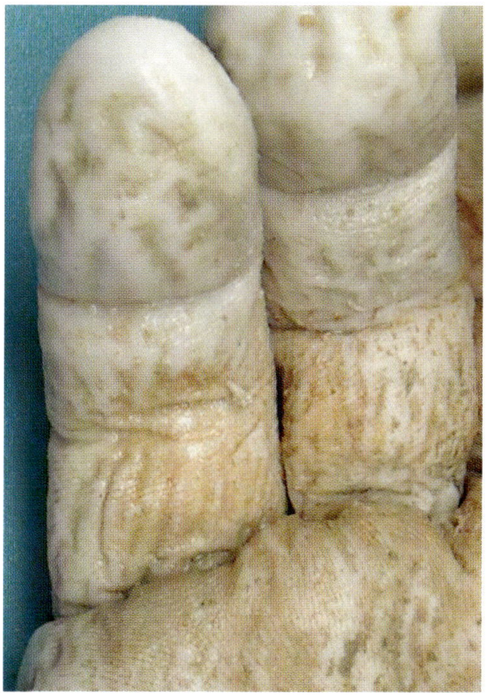

Abb. 5-65 Waschhaut an Fingerbeugeseiten

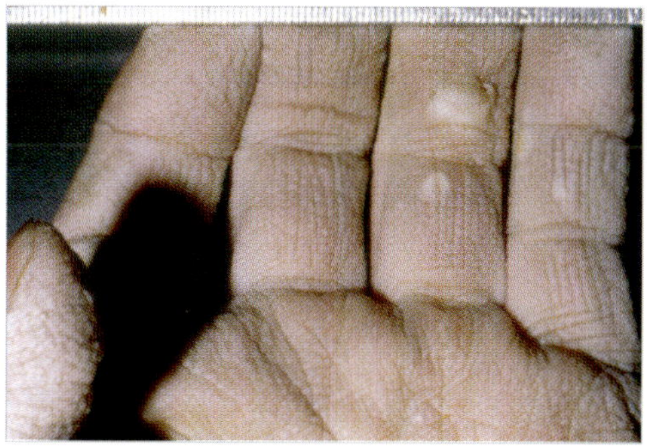

Abb. 5-66 Strommarken an Fingerbeugeseiten

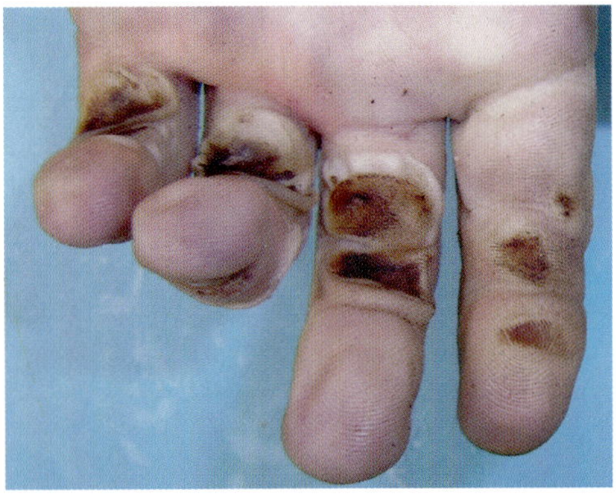

Abb. 5-67

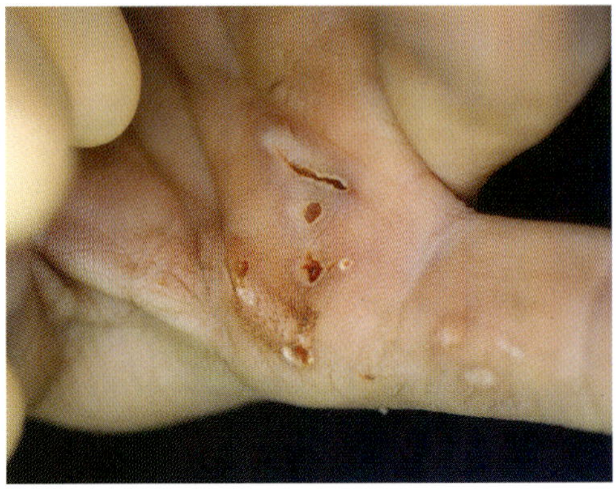

Abb. 5-68

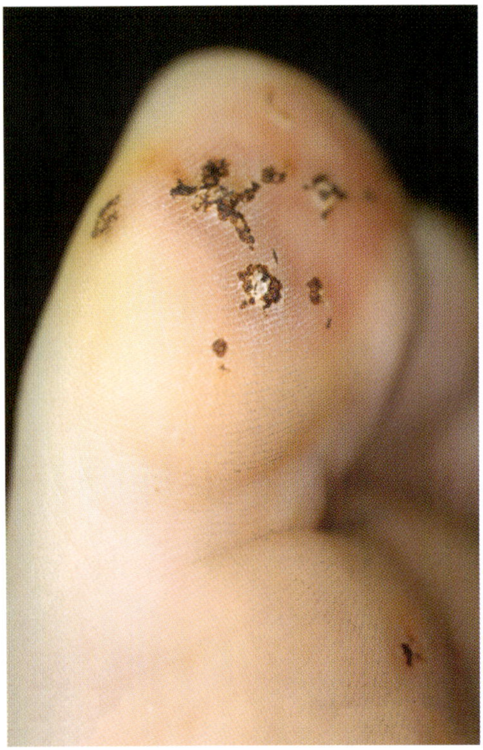

Abb. 5-69

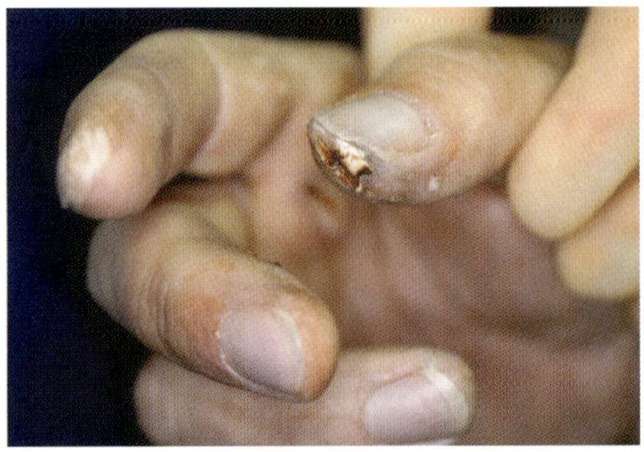

Abb. 5-70

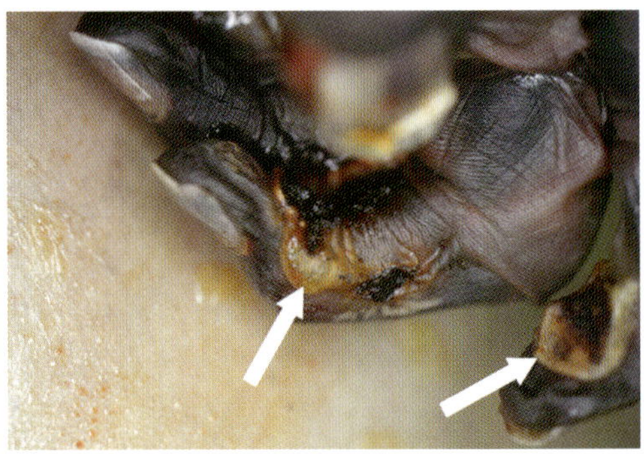

Abb. 5-71

Abb. 5-67 bis 5-71 Strommarken an Fingerbeugeseiten und Fingerkuppen

Schwellungen der Handrücken: Handrückseiten bzw. die Weichteile über den Grundgelenksknöcheln der Finger zeigen nach ausgeführten Faustschlägen nicht selten Schwellungen, oberflächliche Verletzungen und Rötungen (Abb. 5-72). Bei körperlichen Untersuchungen im Auftrag der Staatsanwaltschaft werden die Handrückseiten immer fotografiert, um auch den Negativbefund demonstrieren zu können.

Nach Verkehrsunfällen, bei denen Fußgänger oder Radfahrer angefahren wurden, zeigen die Handrückseiten dagegen oft schleudertypische Befunde wie Schürfungen (Abb. 5-73).

Beide Situationen ähneln sich, wobei bei Schleuderverletzungen größere Hautschichten abgetragen werden und oft mehrfache fleckförmige Defekte mit anhängenden Oberhautfetzen und kräftigen Unterblutungen zu erkennen sind. Nach ausgeführten Faustschlägen dominieren Schwellungen, zarte rötliche Hautverfärbungen und kleinere Oberhautverletzungen.

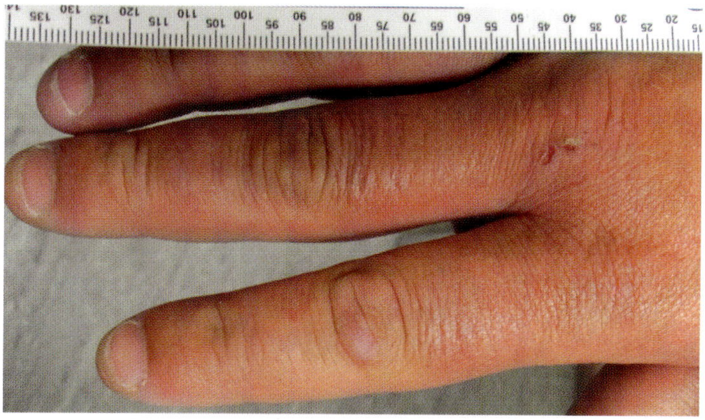

Abb. 5-72 Oberhautverletzung nach ausgeführtem Faustschlag

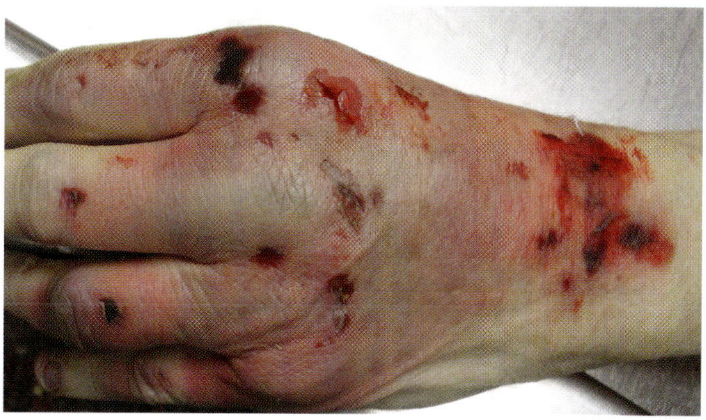

Abb. 5-73 Schleudertypische Verletzungen an einem Handrücken

Ellenbogen und Knie: Prädilektionsstellen für Sturz- und Kriechverletzungen sind Ellenbogen und Knie. Häufigste Befunde sind vitale Hauteintrocknungen nach Schürfungen (Abb. 5-74), die mit sogenannten Kälteerythemen verwechselt werden können (Abb. 5-75).

Der Vergleich zeigt, dass Hauteintrocknungen nach Schürfungen deutlich schärfer begrenzt sind und dass bei Kälteerythemen die Hämatomisierungen weitgehend fehlen bzw. nicht in dem Verhältnis zwischen Hautbefund und Blutung stehen, wie man es als Folge von Gewalt kennt. Kälteerytheme treten bevorzugt über den Knöcheln, den Knien, den Ellenbogenhöckern und den Oberarmköpfen auf. Dort ist die Weichteildecke über den Knochen anatomisch nur dünnschichtig angelegt. Werden Kälteerytheme festgestellt, rechtfertigt dies die Annahme einer todesursächlich relevanten Unterkühlung, wobei nach begünstigenden Faktoren geforscht werden sollte (Alkoholisierung, Verletzungen, Stoffwechselkomata).

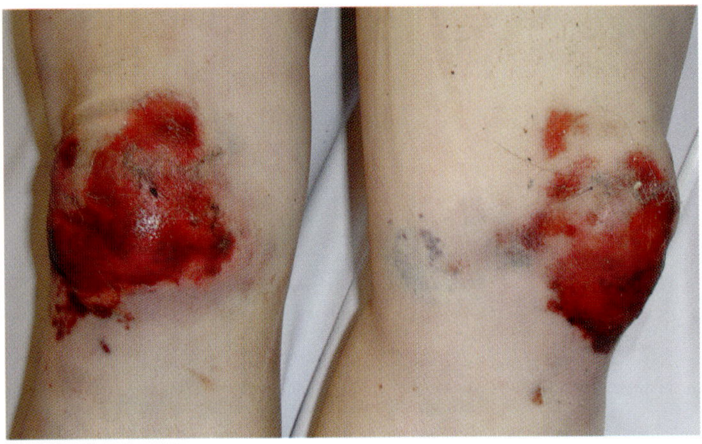

Abb. 5-74 Vitale Hauteintrocknungen über den Kniescheiben und Unterblutungen der umgebenden Weichteile nach Kriechen

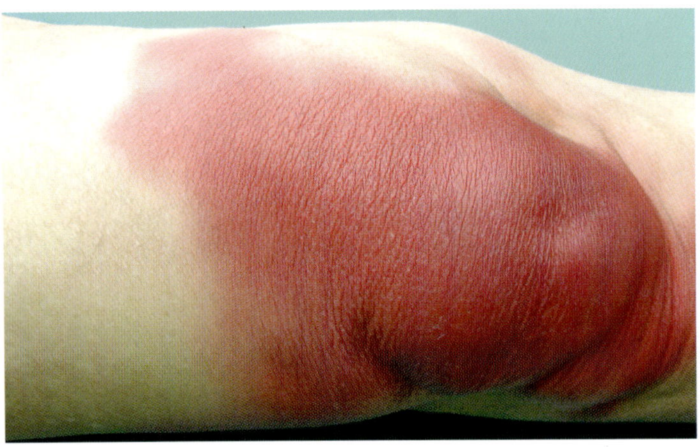

Abb. 5-75 Kälteerythem am rechten Knie nach Unterkühlung, die nicht allein todesursächlich war

Hauterkrankungen

Psoriasis (Schuppenflechte): Die entzündliche Hauterkrankung mit geröteten, scharf begrenzten Herden charakteristisch silbrig-glänzender Schuppung unterschiedlicher Konfiguration (Abb. 5-76 und 5-77) tritt bevorzugt über den Ellenbogen und Knien, aber auch an allen anderen Körperregionen auf (Plewig et al. 2012). Die Befunde können nach Bergung aus dem feuchten Milieu die Schuppung vermissen lassen und dann wie Verbrennungen 1. Grades oder wie Artefakte erscheinen.

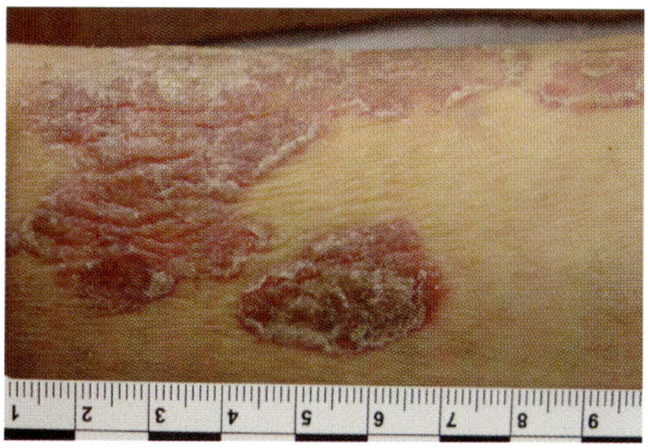

Abb. 5-76 Psoriasis mit schuppenden Herden an einer Extremität

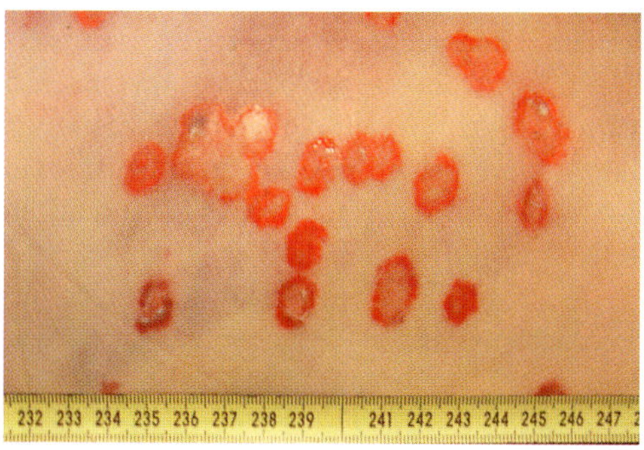

Abb. 5-77 Psoriasis mit ringförmigen und münzförmigen Herden ohne auffällige Schuppung am Gesäß

Purpura senilis: Hierbei handelt es sich um Blutungen (Hämorrhagien) in chronisch sonnenexponierter, atrophischer Haut des alten Menschen bei degenerativen Veränderungen der Gefäßwände. Die Blutungen finden sich bevorzugt an den Armen (Abb. 5-78 und 5-80) und werden auch nach langfristiger, systemischer oder örtlicher Glucocorticosteroid-Anwendung als sogenannte Steroidpurpura gesehen (Plewig et al. 2012). Abzugrenzen sind Blutungen nach grober Gewalt (Abb. 5-79), die an begleitenden Schwellungen und Defekten der Hautschichten mit zu erwartendem Blutspurenbild zu erkennen sind, sowie Blutungen nach geringfügiger Gewalt (Bagatellverletzungen) in empfindlicher, dünner Altershaut mit mehrzeitig entstandenen Vernarbungen (Abb. 5-81).

Blutungen in vulnerabler Altershaut können so eindrucksvoll sein, dass der Verdacht auf Misshandlungen begründet erscheint. Auch hier gilt es, die Vorgeschichte zu erfragen und die Begleitumstände zu untersuchen. Bei jeder Art von Blutungen unklarer Genese ist nach einer vielleicht erhöhten Blutungsneigung zu fahnden. Das können alters- oder krankheitsbedingte Zustände sein, die unter Konsultation der behandelnden Ärzte und des Pflegepersonals vor „Kriminalisierung" des Umfeldes zu prüfen sind. Der unsichere Gang des alten Menschen mit häufigerem Anstoßen gegen Tür- und Tischkanten kann derartige Bilder erzeugen.

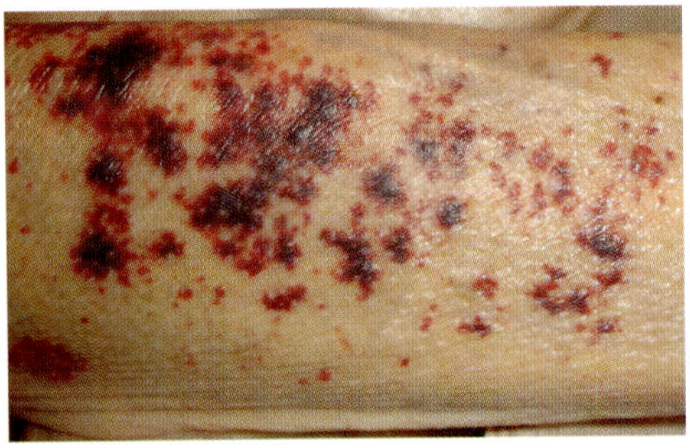

Abb. 5-78 Purpura senilis an einem Unterarm

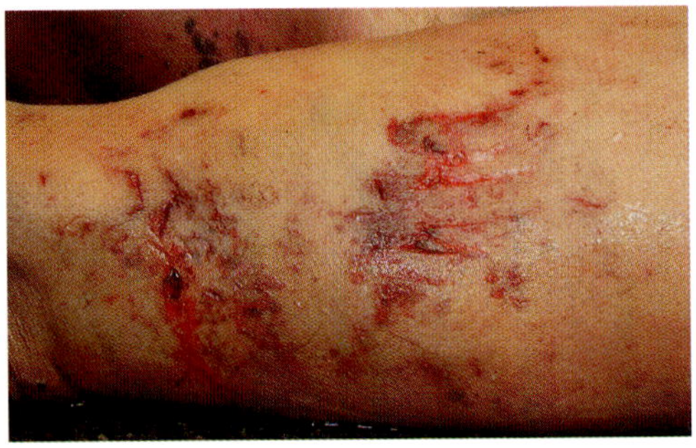

Abb. 5-79 Schürfung nach grober Gewalt gegen einen Oberarm

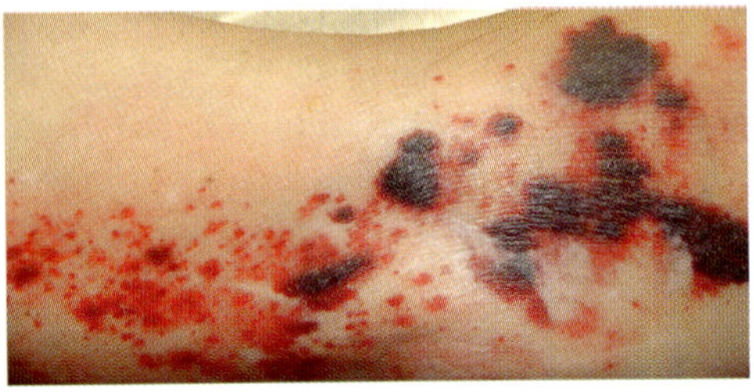

Abb. 5-80 Purpura senilis an einem Unterarm

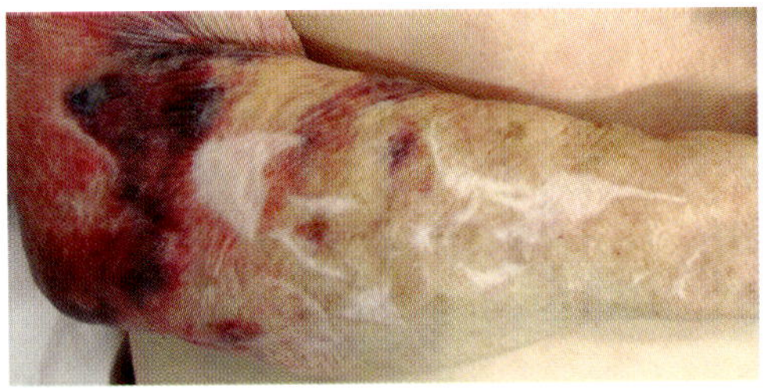

Abb. 5-81 Blutungen in vulnerabler Altershaut mit Vernarbungen

Senile Angiome: Dies sind gutartige Gefäßanomalien der Haut (sog. De Morgan Spots, Abb. 5-82 und 5-84), die bei sehr vielen Erwachsenen ab dem 30. Lebensjahr an Extremitäten und Körperstamm auftreten und mit dem Älterwerden an Zahl zunehmen (Plewig et al. 2012). Die Angiome erscheinen als punktförmige, zum Teil bis 3 mm durchmessende, leuchtend rote, homogene, manchmal auch etwas erhabene Flecken. Sie haben keine klinische Bedeutung und müssen nicht behandelt werden. Bei Verdacht auf einen Drogentod können sie im Rahmen der Leichenschau mit Punktionsmalen verwechselt werden. Diese zeigen jedoch in der Regel bei ähnlicher Größe und Färbung zentral einen dunklen Punkt, der den vertrockneten, stichbedingten Hautdefekt markiert (Abb. 5-83). Punktionsmale sind oft nicht so homogen strukturiert wie Angiome. Die Blutung um den Einstich kann konzentrische Ringe bilden (Abb. 5-86) und in die nähere Umgebung diffundieren. Nicht immer sind Punktionsmale auffällig und an typischen Orten lokalisiert (Abb. 5-85). Sie können auch an medizinisch zumeist nicht ausgewählten Lokalisationen liegen und bei geringerer Farbintensität in sonnengebräunter Haut schwer auszumachen sein (Abb. 5-87).

Bei einer gerichtlichen Obduktion wegen des Verdachts auf einen Drogentod werden Haut, Unterhautfettgewebe und Muskulatur in Umgebung des Einstiches für chemisch-toxikologische Untersuchungen asserviert.

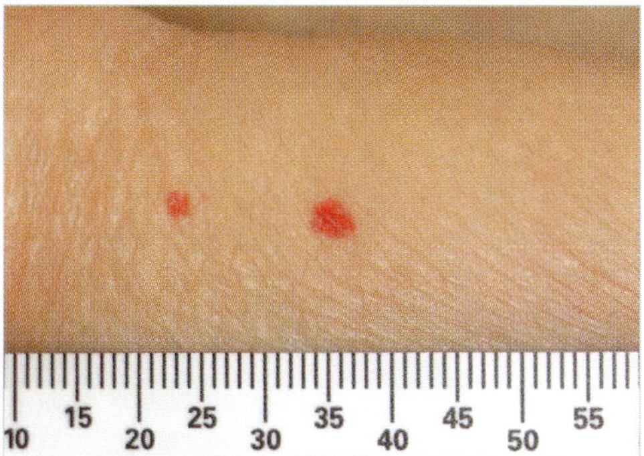

Abb. 5-82 Senile Angiome

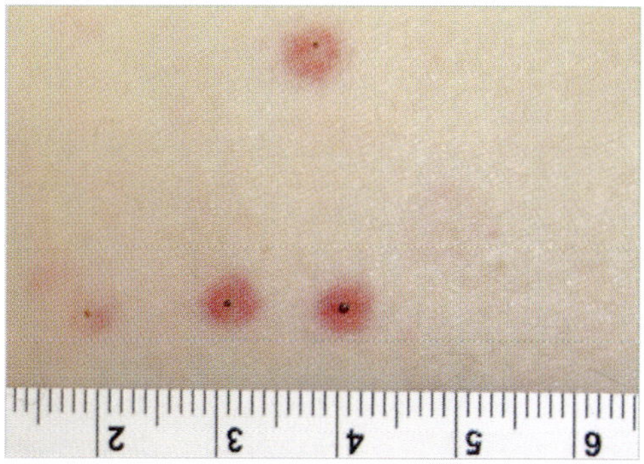

Abb. 5-83 Punktionsmale

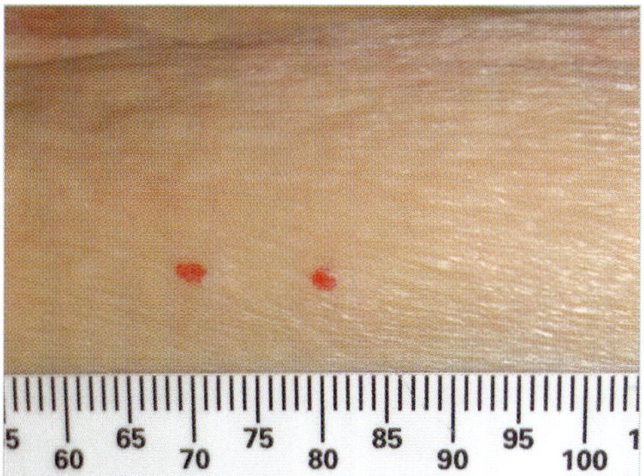

Abb. 5-84 Senile Angiome

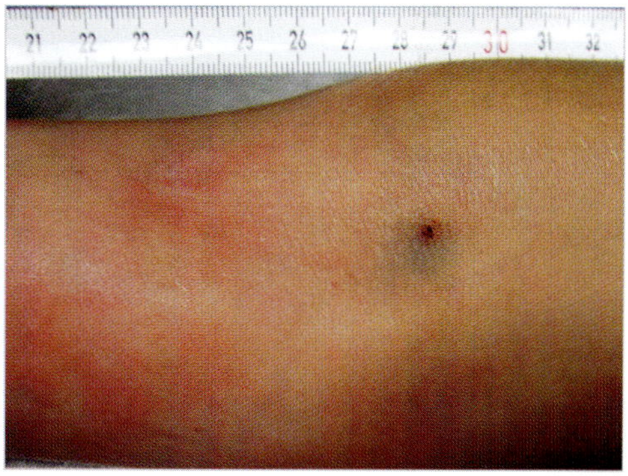

Abb. 5-85 Punktionsmal

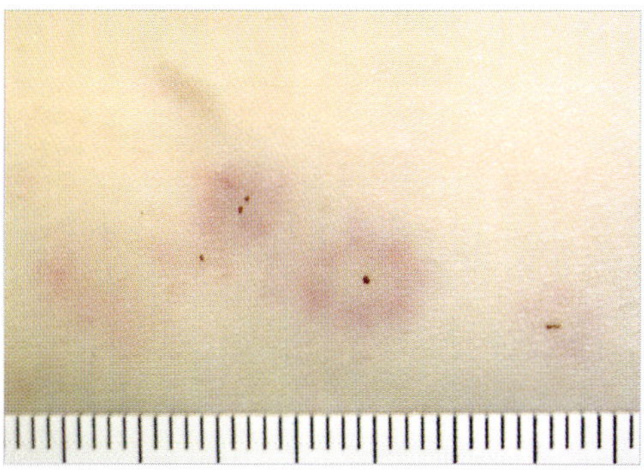

Abb. 5-86 Punktionsmale von blassem Kolorit mit ringförmiger Struktur

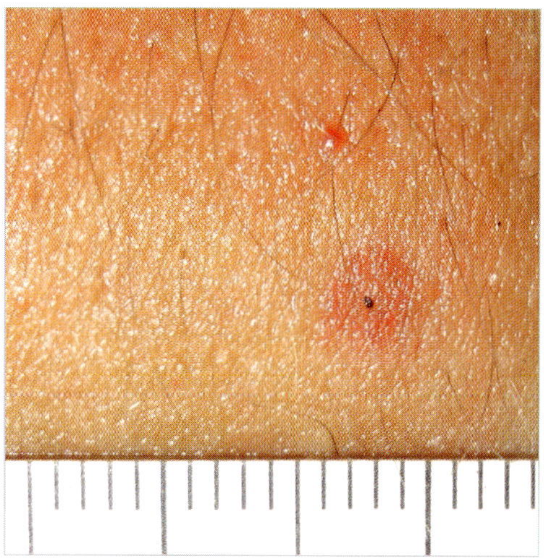

Abb. 5-87 Punktionsmal kaum erkennbar

5.4 Rumpf

„Die vordere Rumpfwand seitengleich gewölbt und nicht widernatürlich eindrückbar“, so beginnt häufig die Dokumentation der äußeren Besichtigung des Rumpfes. Bei Leichenschauen im gerichtlichen Auftrag ist es notwendig, auch das Nichtvorhandensein bestimmter Befunde wie Stauungsblutungen zu dokumentieren. So gehört es auch dazu, für alle Körperabschnitte auszudrücken, dass z. B. keine Verletzungen vorliegen.

Nach Reanimationsbemühungen finden sich häufig bräunliche bis rötliche, auch avital wirkende gelbliche Verfärbungen der Brusthaut und eine widernatürliche Eindrückbarkeit des Brustbeines, weil es zu Brüchen von Brustbein und Rippen kam (Abb. 5-88). Bei der Obduktion kommen als Reanimationsfolgen zum Teil Rupturen von Leber und Milz als Befunde dazu. Nach Einsatz eines Defibrillators entwickeln sich Hauteintrocknungen, die die Kontur des aufgesetzten Gerätes wiedergeben (Abb. 5-89). Sie sind als Folge der Beschädigung von Oberhautschichten erst mehrere Stunden nach dem Einsatz des Defibrillators sichtbar.

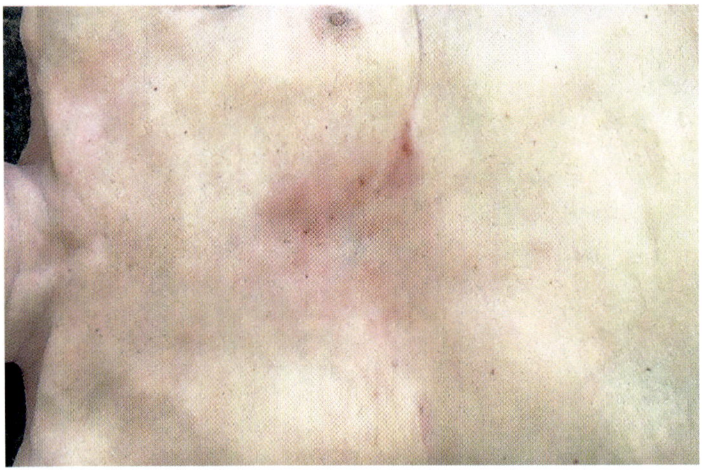

Abb. 5-88 Hautverfärbungen über Brustbeinmitte nach Reanimationsbemühungen

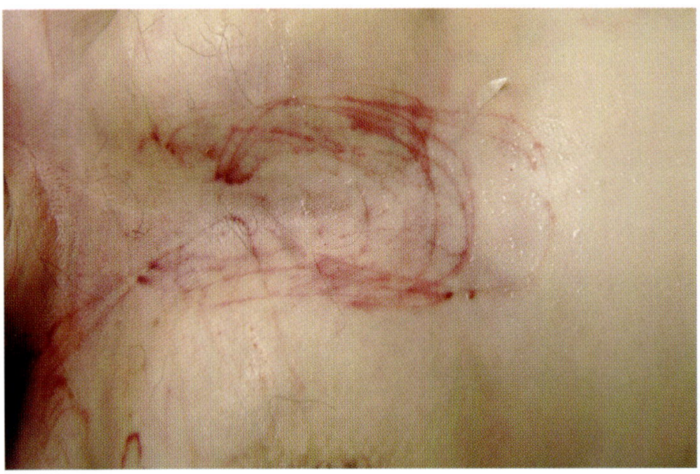

Abb. 5-89 Hauteintrocknungen nach Einsatz eines Defibrillators (s. auch Abb. 2-16)

Von Hämatomen der Rumpfwand abzugrenzen sind die oft schon früh postmortal auftretenden homogenen Grünfärbungen des Unterbauches, die zumeist rechts beginnen, wo der Blinddarm der Bauchwand anliegt. Dabei handelt es sich um Leichenveränderungen ohne Hinweis auf eine Todesursache. Die Verfärbungen entstehen dadurch, dass Fäulnisprodukte aus dem Darm durch die Rumpfwand diffundieren (Abb. 5-90). Ähnliche Färbungen finden sich in der Umgebung von Punktionsstellen nach Gabe von Thrombosespritzen in die Bauchdecken bzw. in das Unterhautfettgewebe (Medikamente zur Senkung der Gerinnungsbereitschaft des Blutes bzw. zur Thromboseprophylaxe). Da die Spritzen über längere Zeit gegeben werden, sind oft dicht nebeneinander mehrzeitig entstandene Hämatome mit den charakteristischen Farbnuancen von blau über grün und gelb zu sehen. Diese Blutungen können zusammenfließen und sehr intensiv den Gesamteindruck der Bauchdecke dominieren (Abb. 5-91 bis 5-93).

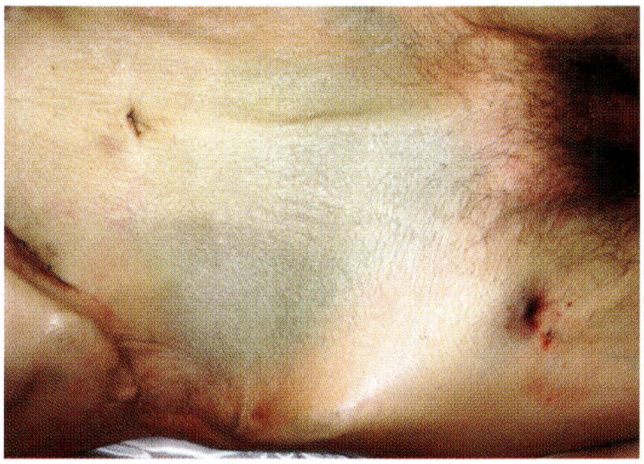

Abb. 5-90 Grünfärbung des Unterbauches bei beginnender Fäulnis (s. auch Abb. 3-13 und 3-14)

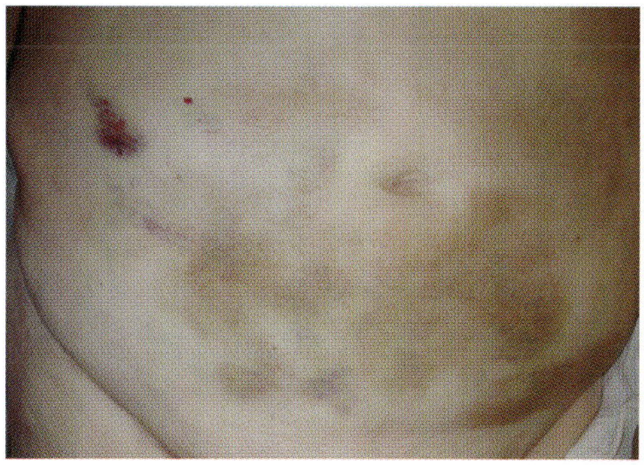

Abb. 5-91 Blutungen nach Thromboseprophylaxe

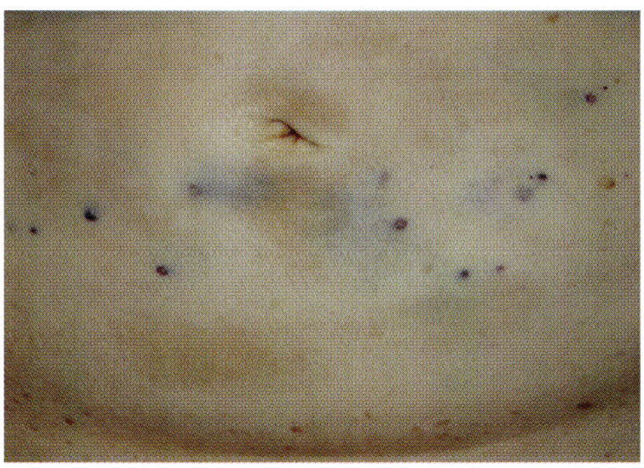

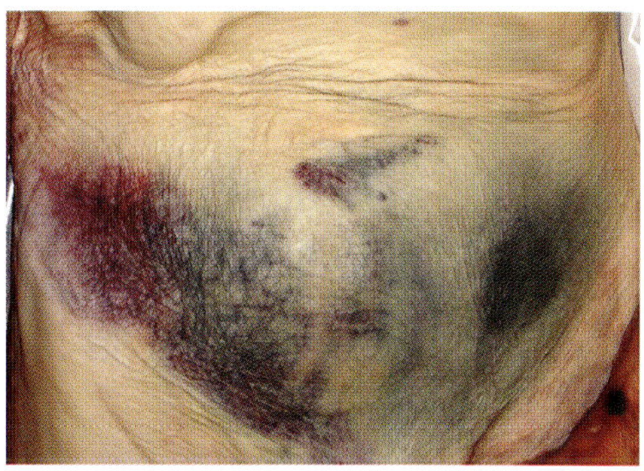

Abb. 5-92 und 5-93 Blutungen nach Thromboseprophylaxe

Bei Verschüttungen oder Kompression des Rumpfes aus anderen Ursachen (Arbeitsunfälle an beweglichen Maschinenteilen, Umstürzen von Lasten jeglicher Art) kommt es zu einer massiven Störung der Hämodynamik bzw. des Blutkreislaufes: Unter anderem überwiegt eine Zeit der arterielle Blutausstoß, während der Blutrückfluss kompressionsbedingt gedrosselt ist. Die Folge kann eine sogenannte Perthes'sche Druckstauung sein, die sich durch zahllose, kleinste, nadelspitzgroße, scharf markierte Blutungen in der Haut (Abb. 5-95) zeigt. Sie werden häufig im oberen Rumpfbereich beobachtet, können aber auch Hals und Kopf oder Extremitäten einbeziehen. Die Blutungen sind nur aus unmittelbarer Nähe sichtbar und können bei Betrachtung schon aus einem Abstand von 1 oder 1,5 m innerhalb von Totenflecken untergehen (Abb. 5-94).

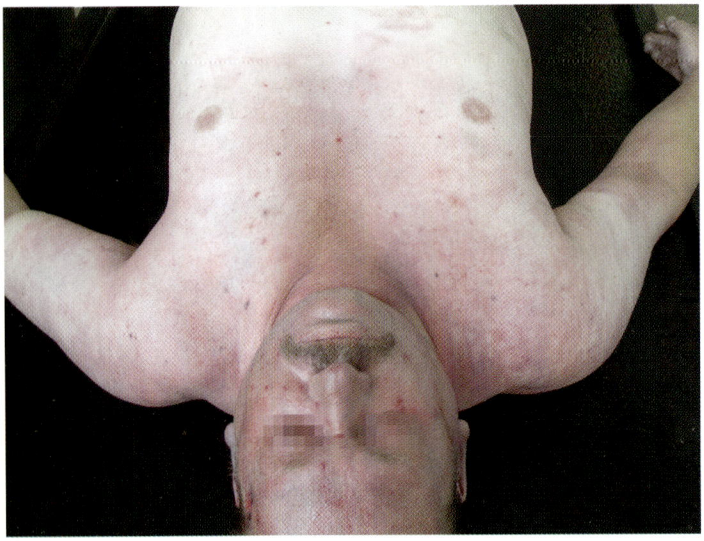

Abb. 5-94 Im ersten Eindruck lediglich Totenflecke an der vorderen Rumpfwand

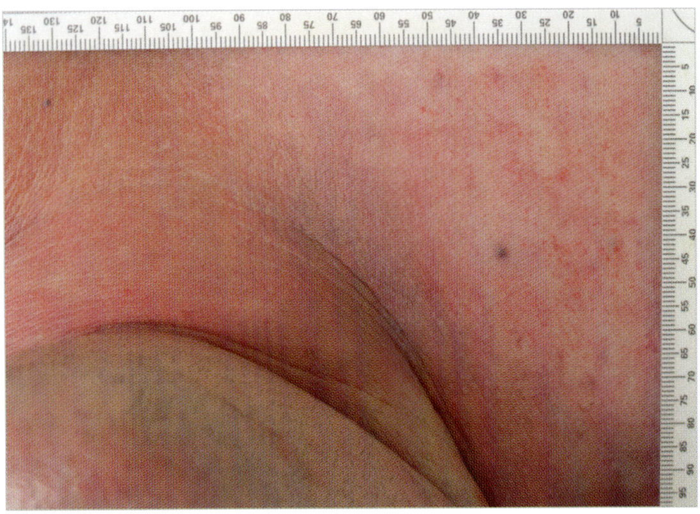

Abb. 5-95 Im zweiten Eindruck aus der Nähe – die Totenflecke durchsetzt von Petechien

Äußeres Genitale, Damm, After: Rechtsmedizinische Konsile in Kinderkliniken haben gelegentlich Befunde in der Genital-Damm-After-Region zum Gegenstand, auf die Eltern oder anderen Bezugspersonen hinweisen. Die Morphologie reicht von diskreten Rötungen an der Vorhaut eines Jungen über fragliche widernatürliche Weitstellungen des Afters bis zu massiv umbluteten Läsionen von Haut und Schleimhaut. Die Befunde können ebenso bei Verstorbenen beobachtet werden. Die Fournier-Gangrän (Abb. 5-96 und 5-97) als massive, nekrotisierende Entzündung nach Traumata oder im Rahmen septisch-toxischer Zustände ist mit einer hohen Letalität behaftet. Verschiedene Dermatosen (Plewig et al. 2012) können Zustände nach sexuellem Missbrauch suggerieren, wenn sie nicht erkannt werden, insbesondere wenn sie in der floriden Phase blutig durchsetzt sind. Aber auch späte postinflammatorische Spots können wie Folgen von Verbrennungen oder mechanischer Gewalt erscheinen.

Die in der Literatur (Grandmaison et al. 2012; Kanchan et al. 2006) berichteten hämorrhoidalen Blutungen in 4 % der untersuchten Todesfälle durch Erhängen haben wir nicht beobachtet. Die Erklärung über eine Ruptur in der Hypostase ist jedoch nachvollziehbar. Passiv postmortal austretendes Blut kann größere Volumina erreichen, sodass eine direkte Gewaltfolge als Fehlinterpretation möglich ist.

Das Ergebnis der Differenzialdiagnostik ist besonders sorgfältig und verständlich den Eltern, gegebenenfalls dem Jugendamt und der Polizei zu vermitteln.

Im Interesse des Kindeswohls kann dabei die ärztliche Schweigepflicht nach einer sogenannten Rechtsgüterabwägung durchbrochen werden. Die besonders gründliche inhaltliche und zeitliche Dokumentation getroffener Maßnahmen und weitergegebener Informationen kann in einem späteren Rechtsverfahren bedeutsam werden.

Zur vollständigen Leichenschau gehört auch die Inspektion sämtlicher Körperöffnungen.

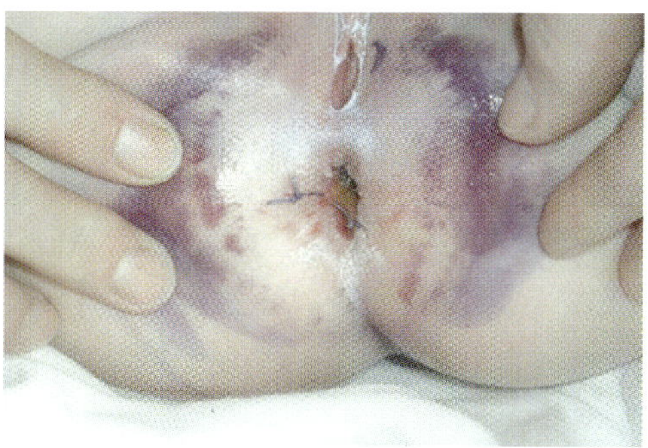

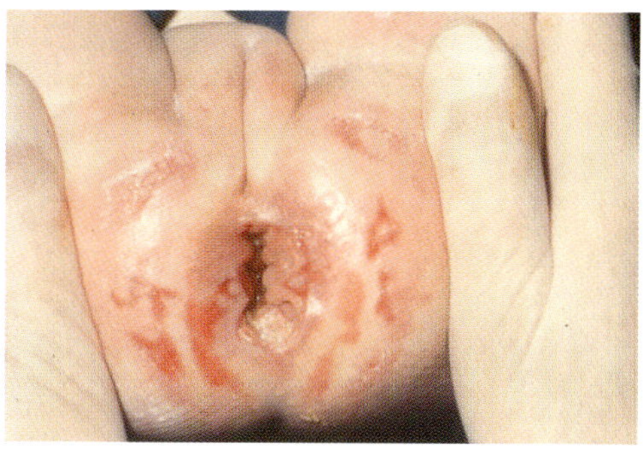

Abb. 5-96 und 5-97 Fournier-Gangrän (Foto von Dr. med. Johann Penzien)

6 Befunde ohne engeren Regionalbezug

6.1 Thermische Gewalt

Flammen und Gase: Kleidung, Haare und Haut, die offenen Flammen ausgesetzt waren, zeigen zumeist Versengungen und Verschmorungen. Abhängig von der Expositionsdauer finden sich an der Haut die bekannten Abstufungen der Verbrennung 1. bis 3. Grades.

Ein akuter, reflexartiger Todeseintritt ist auch bei nur sehr kurzer Einatmung von Flammen bzw. heißen Gasen möglich (Stichflammen!), ohne dass es zu den oben genannten eindrucksvollen Befunden kommt. Sengspuren an Haaren können sich bei schneller Betrachtung unter ungünstigen Umständen der Wahrnehmung entziehen, obwohl sie der deutliche Hinweis auf eine entsprechende Exposition sind (Abb. 6-1 und 6-2). Hier besteht weniger die Gefahr der Verwechselung als die Gefahr des Übersehens. Wenn versengte Haarspitzen feucht werden, verliert sich der charakteristische Eindruck aus Abbildung 6-2. Wischen, Reiben oder unbedachte Berührungen bei Bergung und Transport des Toten können zum Verlust versengter Haarspitzen führen. Der Dokumentation am Auffindungsort kommt deshalb besondere Bedeutung zu.

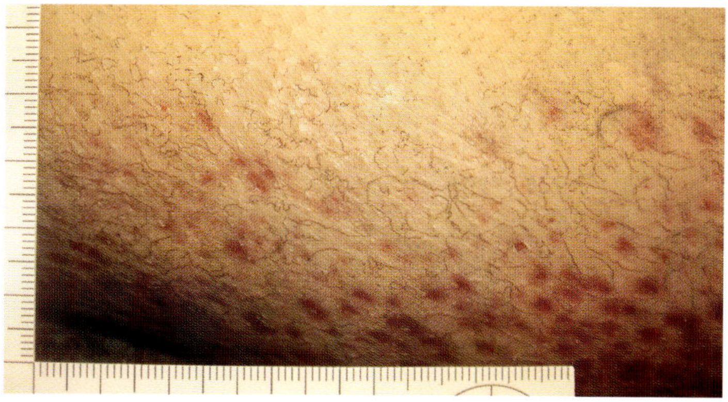

Abb. 6-1 Sengspuren an der Haut eines Beines

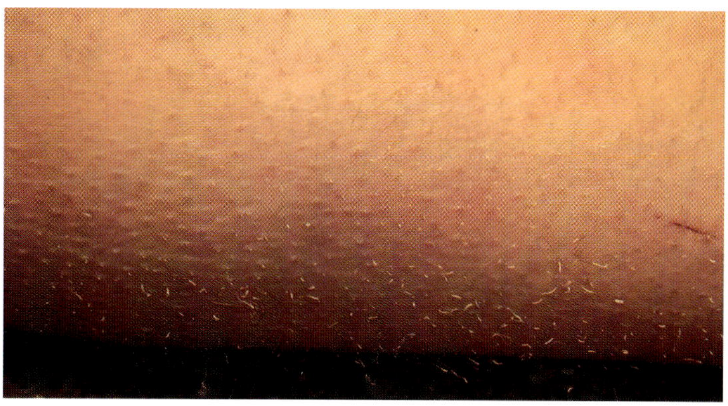

Abb. 6-2 Sengspuren an Haaren eines Armes

Sehr schwierige Verhältnisse entstehen, wenn ein äußerlich verkohlter Leichnam im Brandschutt gefunden wird. Dem ersten orientierenden Blick des Leichenschauarztes kann die kaum erkennbare Kontur eines menschlichen Körpers entgehen, die zum Teil mit verkohlten Holzresten, mit verschmolzenen Kunststoffteilen, mit Asche, mit verschmorten Textilgewebsresten und mit zerborstenem Mauerwerk bedeckt ist. Leichnam und Brandschutt bilden einen gemeinsamen Farbeindruck (Abb. 6-3 und 6-4).

Das vorsichtige Bergen des Leichnams für eine Leichenschau sollte nur im Beisein der Kriminalpolizei erfolgen. Schnell können ausgeglühte Knochenteile und insbesondere für die Identifizierung wichtige Kieferknochen zerbrechen sowie Zähne und zahnprothetisches Material abfallen. Wichtig ist auch hier die notwendige Eigensicherung (Einsturzgefahr, Glutnester). Es wird von der Situation abhängen, ob Mediziner helfen, den Leichnam zu bergen, oder ob die Leichenschau erst nach der Bergung an einem sicheren Ort durchgeführt wird.

Die äußere Besichtigung wird in vielen Fällen keinen Aufschluss über die Todesursache ergeben. Zur Frage der Vitalität von Verletzungen, zur Todesursache und zur Sicherung der Identität ist eine gerichtliche Obduktion unumgänglich.

Aus dem äußeren Zustand des Leichnams kann nicht geschlossen werden, dass eine Obduktion mit Zusatzuntersuchungen keine wertvollen Ergebnisse liefert. Die Lage im Schutt und die

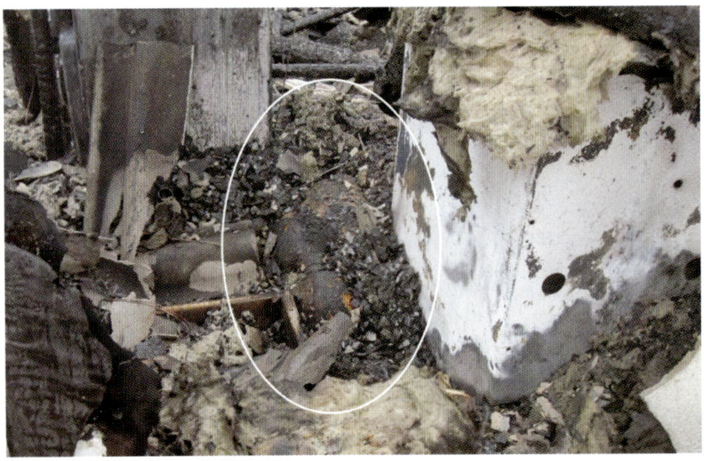

Abb. 6-3 Leichnam im Brandschutt eines Gartenhauses (Übersicht)

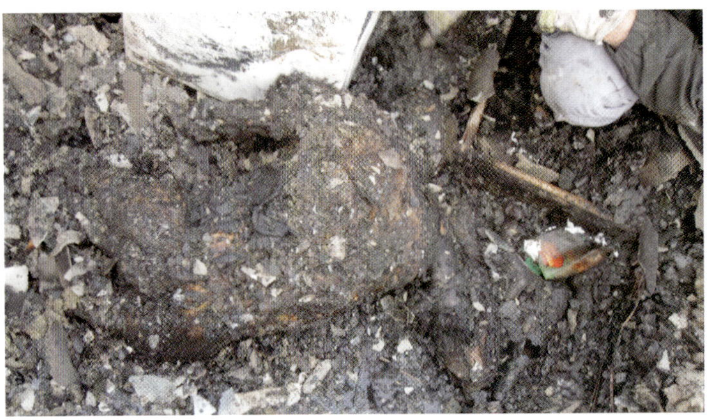

Abb. 6-4 Leichnam im Brandschutt eines Gartenhauses (Nahaufnahme)

Verkohlung der Körperoberfläche haben das Körperinnere oft so weit geschützt, dass dennoch eine vollständige Obduktion möglich ist. Es kann mit hoher Wahrscheinlichkeit genügend flüssiges Blut gewonnen werden, um chemisch-toxikologische oder molekulargenetische Untersuchungen durchzuführen.

Wasser: Die Oberhautschichten quellen auf und die sogenannte Waschhaut entsteht, wenn der Leichnam über längere Zeit einem feuchten Milieu ausgesetzt ist (Abb. 6-5). In Kombination mit fortgeschrittenen Leichenveränderungen kann die Waschhaut sich leicht ablösen. Haut, die heißen Gasen ausgesetzt war, kann ein ähnliches Bild zeigen (Abb. 6-6). Nach Todeseintritt beim Duschen oder Baden, unabhängig von der Todesursache, kann unkontrolliert heißes Wasser nachlaufen. Die Hautschichten werden quellen, erweichen und eine grauweiße Färbung annehmen (s. auch Abb. 5-63 bis 5-65). Schon bei der Bergung können Oberhautschichten verrutschen. Freiliegende, tiefere Hautschichten trocknen ein. Geplatzte und wieder eingetrocknete Fäulnisblasen (Abb. 6-7) ähneln Eintrocknungen nach längerem Heißwasserkontakt (Abb. 6-8). In beiden Fällen sind die avitalen Hauteintrocknungen mit ihrer honiggelben bis braunen Färbung besonders eindrucksvoll und scharf begrenzt. Daneben liegen verschobene Oberhautschichten, die in Randbereichen als kleine Fetzen haften bleiben und beim Eintrocknen steif und spröde werden. Die Verfärbungen nehmen mit der Liegezeit zu und werden dunkler.

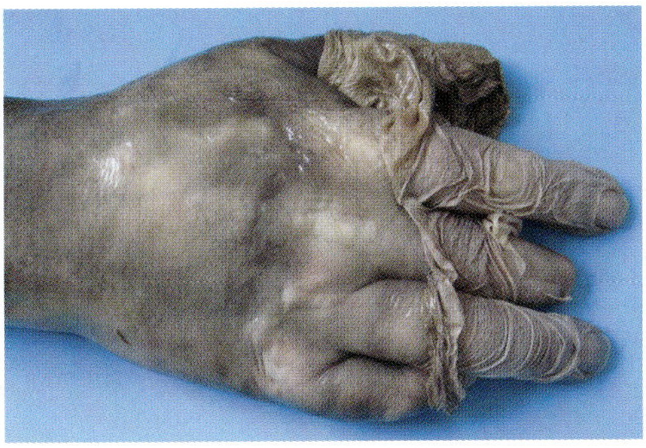

Abb. 6-5 Ablösbare Waschhaut bei fortgeschrittenen Leichenveränderungen

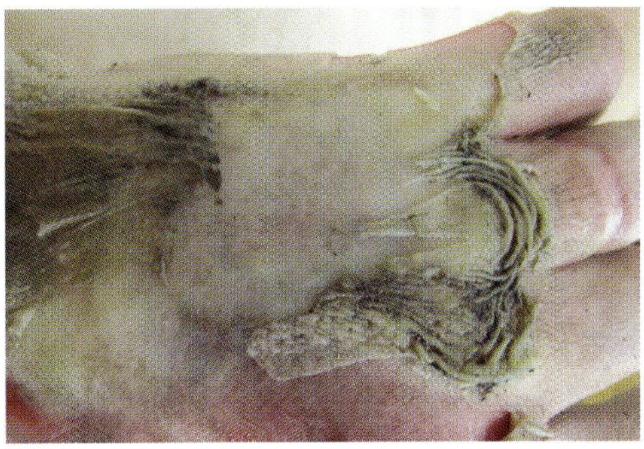

Abb. 6-6 Zustand nach Kontakt mit heißen Abgasen eines Rasenmähermotors

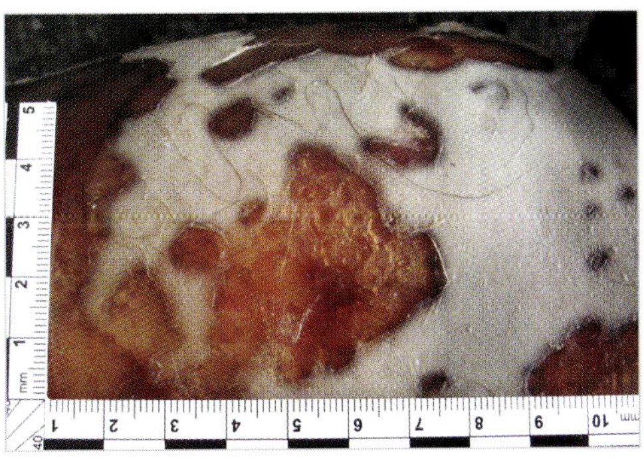

Abb. 6-7 Eintrocknungen nach Platzen von Fäulnisblasen

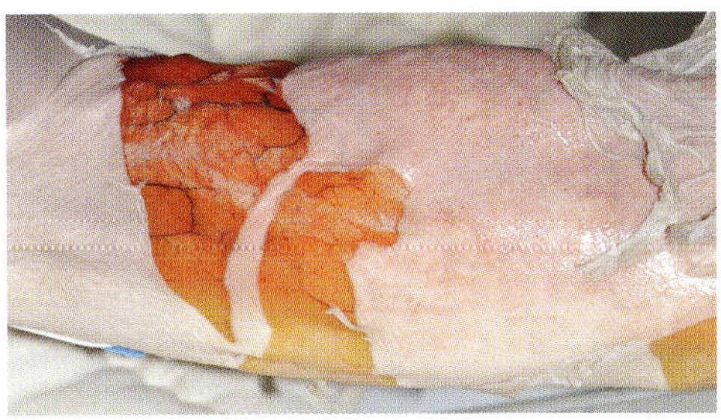

Abb. 6-8 Eintrocknungen nach Tod in der Badewanne und längerem Liegen in heißem Badewasser

Elektrischer Strom: Thermische Energie wird auch bei Stromunfällen umgesetzt. Lichtbögen, die bei Annäherung an Hochspannungsleitungen (Fahrleitungen der Bahn, Überlandleitungen) entstehen, hinterlassen ein vielgestaltiges Bild aus Versengungen, Verschmorungen, eintrocknenden Hautdefekten (Abb. 6-9), freiliegenden, trocken aufgefaserten tieferen Gewebsschichten, verbrannter Kleidung mit verschmolzenen bzw. verschmorten Schuhsohlen (Abb. 6-10), klassischen Hautverbrennungen 1. bis 3. Grades und Strommarken, die auffälliger sind als nach Kontakt mit Netzstrom im Haushalt (s. auch Abb. 5-66 und 5-67).
Bei sehr hohem Energieumsatz sind Verletzungen in allen Körperregionen möglich.

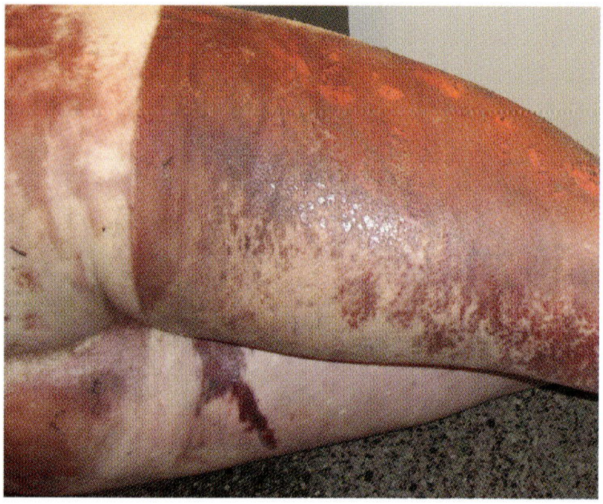

Abb. 6-9 Eintrocknende Oberhautdefekte nach Stromunfall mit Lichtbogen. Sichtbare Bekleidungsgrenzen.

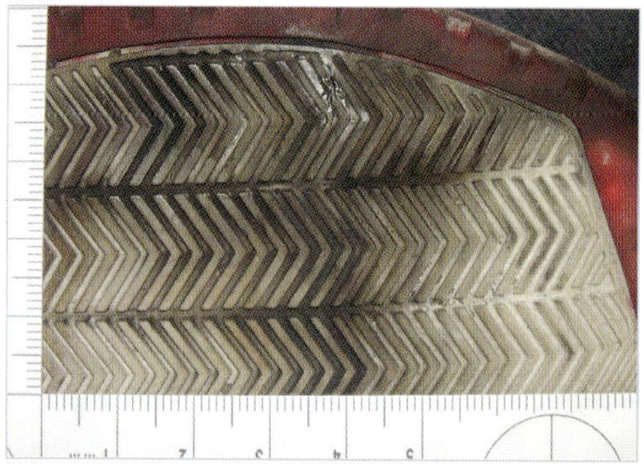

Abb. 6-10 Stromaustritt an Schuhsohle nach Stromunfall an Fahrleitung der Bahn

6.2 Blutungen als Folge von Gewalt

Jede Kontinuitätsdurchtrennung von durchblutetem Körpergewebe führt zu Blutungen. Jede Venenpunktion und jeder Operationsschnitt wird auch bei sorgfältigem Vorgehen ein Hämatom in der unmittelbaren Umgebung erzeugen. Operativ tätige Mediziner, Notfallmediziner und Anästhesisten können einen zu erwartenden Blutverlust in seiner Dimension kalkulieren. Der intraoperative ist ebenso wie der verletzungsbedingte Blutverlust (Frakturhämatome!) nicht zu unterschätzen. Ohne dass sich bei der Leichenschau konkrete Hinweise ergeben, können sich z. B. große todesursächlich relevante Blutvolumina in Rumpfwandschichten, in Décollements nach Verkehrsunfall, im Mediastinum, im Retroperitoneum, um Knochenbrüche und in den Körperhöhlen verteilen. Ein todesursächlich relevanter Bluterguss in die Brusthöhlen und in die Bauchhöhle ist bei der Leichenschau nicht zu erkennen. Das Volumen bleibt deutlich unter z. B. dem eines massiven, krankheitsbedingten Ergusses in die Bauchhöhle (sog. Aszites), dabei wären die Bauchdecken aufgewölbt und die Flüssigkeit bei Bewegung als schwappende Masse spürbar.

Äußerlich sichtbare Folge einer hochgradigen Blutvolumenminderung im Herz-Kreislauf-System sind lediglich schwach ausgeprägte Totenflecke (s. Abb. 1-8 und 1-10, S. 7) und die Haut, die den Totenflecken gegenüberliegt, zeigt eine auffällige Blässe.

Nach stumpfer Gewalt, insbesondere gegen bekleidete Haut, findet sich häufig ein Missverhältnis zwischen äußerlich bei der Leichenschau sichtbaren Befunden und dem Bild, das sich bei der Obduktion nach tieferer Präparation ergibt. Während die Haut als widerstandsfähiges Organ weitgehend intakt bleibt, kommt es zu Einblutungen in das Unterhautfettgewebe und in die Muskulatur. Regelhaft werden bei der Obduktion nach Verkehrsunfällen oder Tötungsdelikten die Rumpfwände und die Extremitäten schichtweise präpariert. Dabei finden sich ebenso regelhaft innere Befunde als Verletzungsfolgen, die nach äußerer Besichtigung nicht erwartet wurden (Abb. 6-11). Das zeigt wiederum, dass bei rechtsrelevantem Hintergrund eines Sterbefalles die äußere Besichtigung eines Leichnams nicht genügt.

Stumpfe Gewalt hinterlässt oft charakteristische Verletzungsmuster, wie Schürfungen, Quetsch-Riss-Wunden über knöchernem Widerlager oder durch die geschlossene Haut schimmernde Hämatome von Rumpfwandschichten (Abb. 6-12), die bei der Leichenschau erkennbar sind. Aber auch hier gibt die Fläche der verfärbten Haut keinen vollständigen Eindruck vom Ausmaß des Hämatoms.

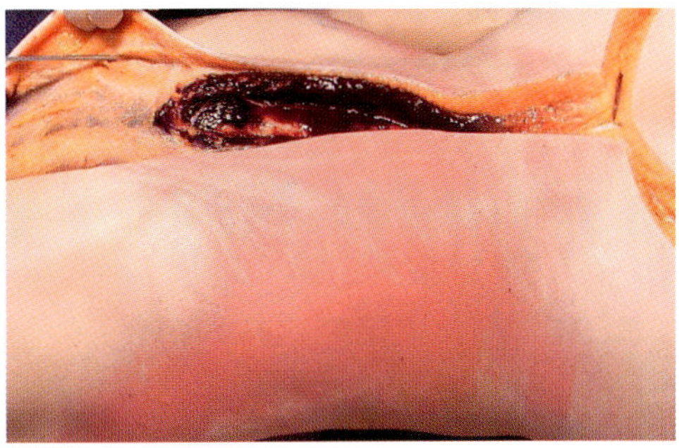

Abb. 6-11 Blutungen unter äußerlich intakter Rückenhaut

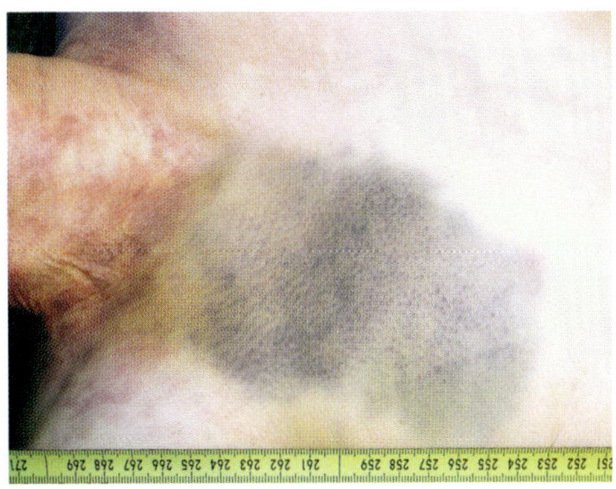

Abb. 6-12 Vorderes Rumpfwandhämatom

Blutungsdauer und -intensität hängen von der Zahl und der Größe verletzter Blutgefäße, von der Überlebenszeit, von den Kreislaufverhältnissen während der Überlebenszeit, vom zur Verfügung stehenden Platz für die Blutung, von Hilfe bzw. Selbsthilfe und vom Gerinnungsstatus ab.

Das Hämatomalter lässt sich grob über die charakteristischen Farbwechsel schätzen, wobei man sich wegen der großen Variabilität der Bilder bei der Leichenschau auf eine Unterscheidung zwischen „vermutlich frisch" (Abb. 6-13) und „vermutlich nicht frisch" (Abb. 6-14) beschränken sollte. Weiterführende Untersuchungen sind nur feingeweblich (histologisch) möglich und bleiben rechtsmedizinischer Begutachtung vorbehalten.

Bei Lebenden können Blutungen in tieferen Gewebsschichten mittels forensischer Diaphanoskopie erfasst werden (s. hierzu Horisberger und Krompecher 1997).

Für die postmortale Exploration schwer präparierbarer Regionen sind dagegen moderne Bildgebungsverfahren aus der Radiologie einzusetzen.

Auf eine vollständige Illustration von verletzungsbedingten Hämatomen unterschiedlicher Art und Ausprägung wird hier verzichtet, da differenzialdiagnostisch keine größeren Schwierigkeiten zu erwarten sind.

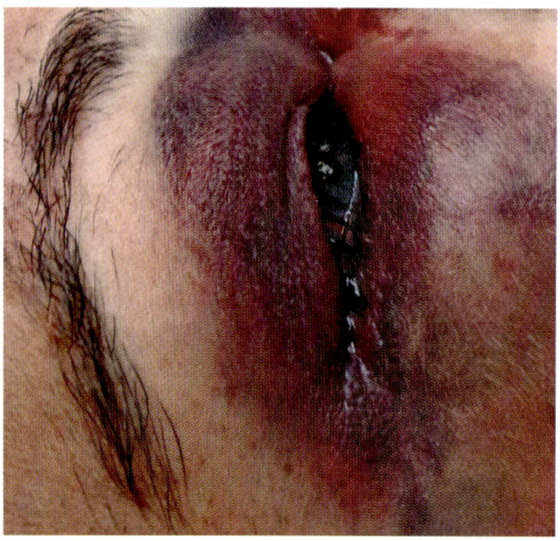

Abb. 6-13 Frische Hämatomisierung eines Auges

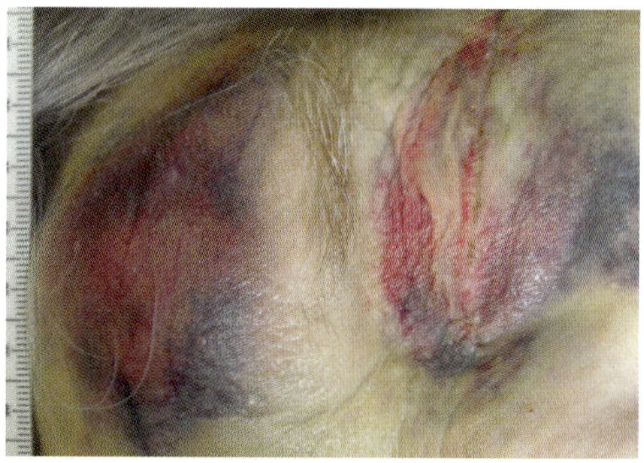

Abb. 6-14 Nicht mehr frische Hämatomisierung von Stirn und Auge

6.3 Folgen von Erkrankungen und medizinischen Eingriffen

Lebererkrankungen, insbesondere die Leberzirrhose nach langjähriger Alkoholkrankheit, Blutgefäßerkrankungen, aber auch Erkrankungen und altersbedingte Funktionsschwächen des Knochenmarks, Tumoren, schwere Infektionen und Vergiftungen können zu erhöhter Blutungsneigung führen. Das bedeutet, dass spontane Blutungen ohne Gewalteinwirkungen (Hirnmassen-, Haut- und Schleimhautblutungen) infrage kommen können (Abb. 6-15 bis 6-19).

Die Blutungen in Abbildung 6-20 ähneln krankheitsbedingten Blutungen. Die Überlagerung von Blutungen in den Augenbindehäuten als Stauungseffekt, Hypostaseeffekt und Krankheitsfolge ist kaum zu differenzieren.

Nichtmedizinern dürfte das große Farbspektrum der **Hauterkrankungen** nicht geläufig sein. Die Befundbilder sind außerordentlich komplex und vielgestaltig und können bei der Leichenschau irritieren.

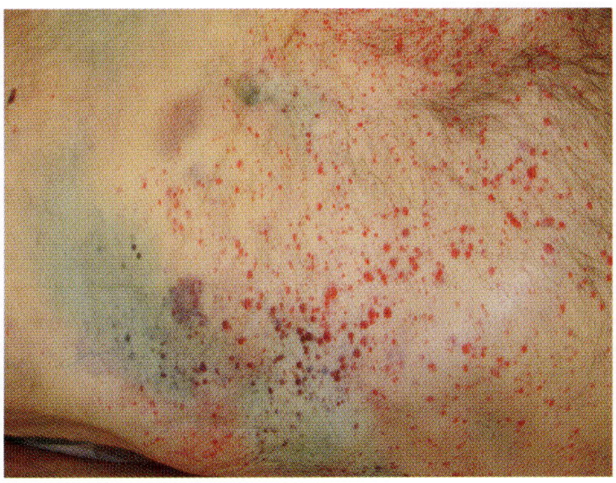

Abb. 6-15 Hautblutungen in vorderer Rumpfwand bei Bronchialkarzinom

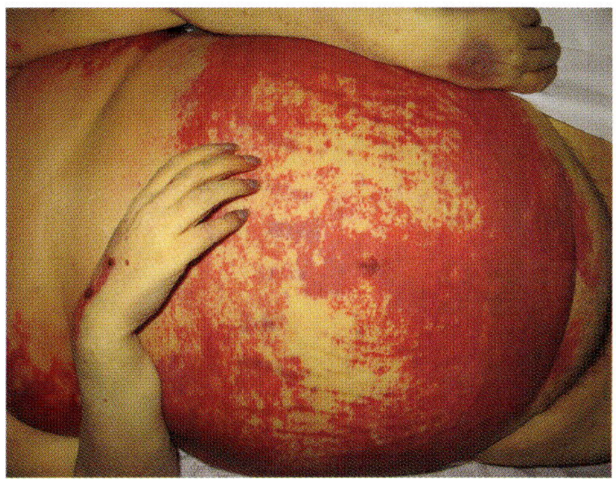

Abb. 6-16 Hautblutungen in vorderer Rumpfwand bei Leberkarzinom

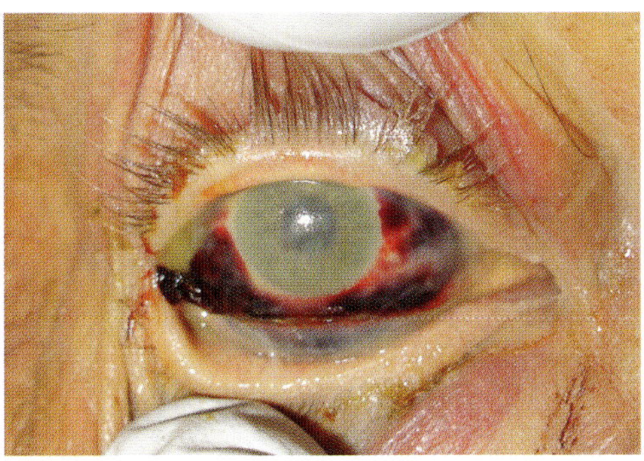

Abb. 6-17 Bindehautblutungen bei Multiorganversagen

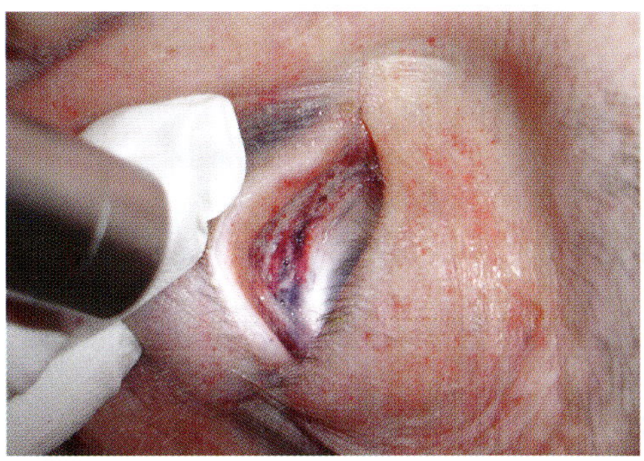

Abb. 6-18 Schleimhautblutungen bei Leukämie

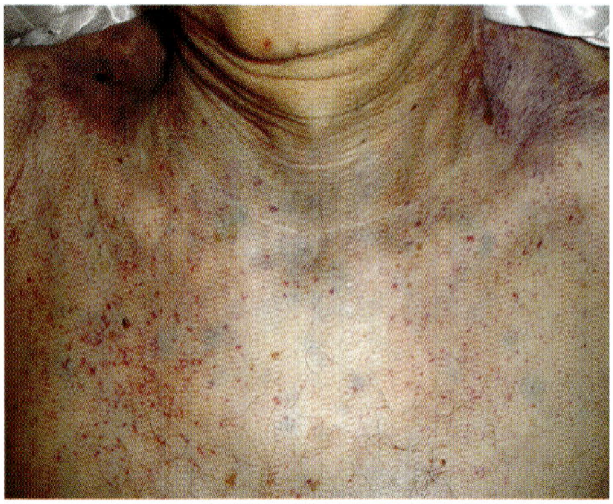

Abb. 6-19 Hautblutungen in vorderer Rumpfwand bei Leukämie

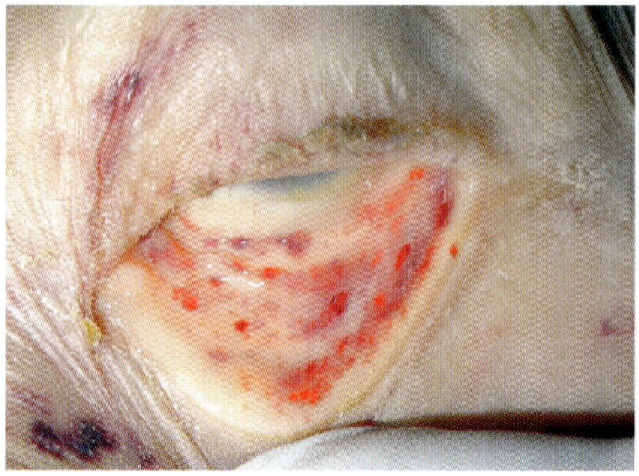

Abb. 6-20 Schleimhautblutungen als Stauungsblutungen

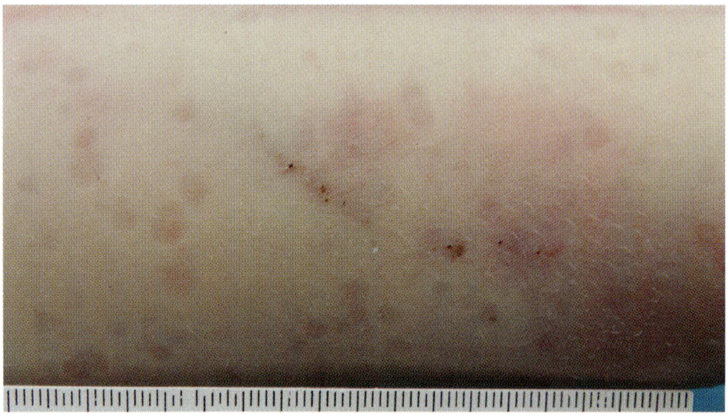

Abb. 6-21 Vermutlich allergische Hautreaktionen an einem Arm nach längerem Drogenmissbrauch mit Punktionsstraße

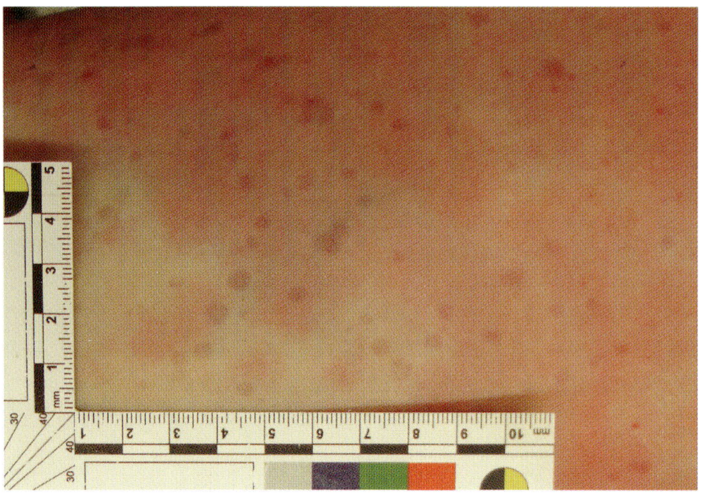

Abb. 6-22 Fleckförmige Hautverfärbungen an der Grenze zu Totenflecken desselben Verstorbenen wie in Abb. 6-21

Die fleckförmigen Hautverfärbungen in den Abbildungen 6-21 und 6-22 waren teils rötlich, teils milchkaffeefarben, nicht erhaben und ohne tastbare Konsistenzen.

Altersflecken der Haut (Abb. 6-23) treten in allen Körperregionen auf und haben keine Relevanz. Gleiches gilt für die Purpura senilis und senile Angiome, die bereits auf Seite 60 besprochen wurden. In Abbildung 6-24 ist ein seniles Angiom zu sehen (s. auch Abb. 5-82 und 5-84).

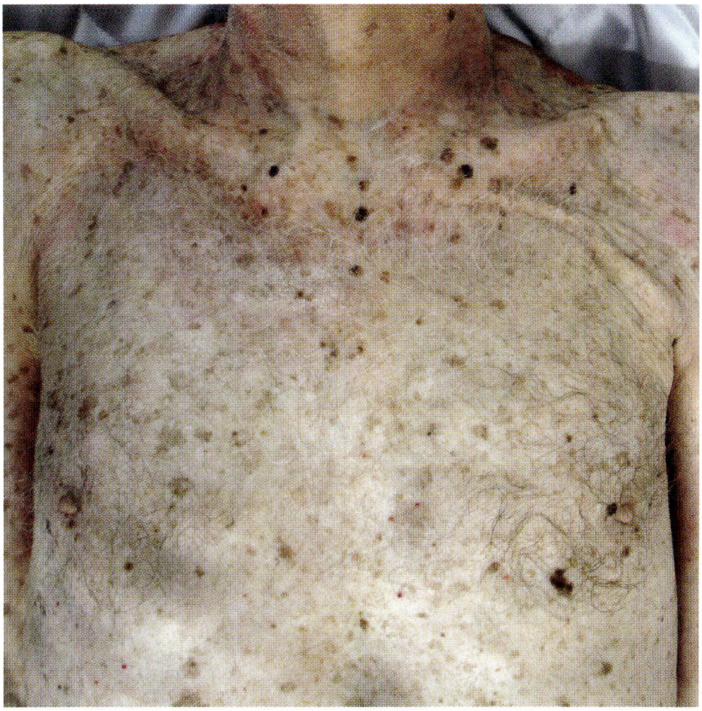

Abb. 6-23 Altersflecken der Haut

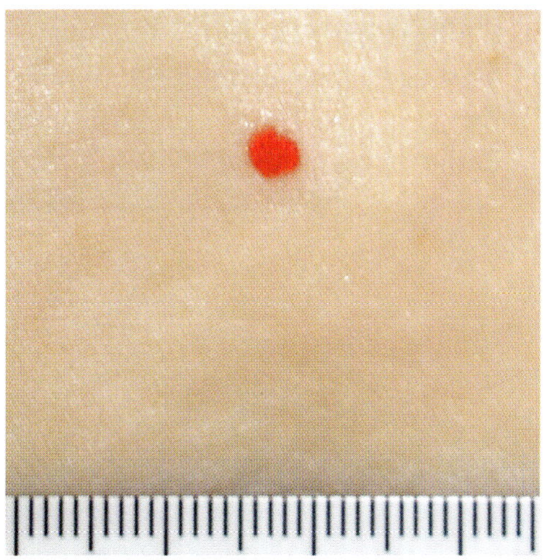

Abb. 6-24 Seniles Angiom an einer Rumpfwand

Bei einer Kontinuitätsdurchtrennung innerhalb der Epidermis (Oberhaut) oder im Verbundbereich zwischen Epidermis und Dermis (Lederhaut) kommt es zu sogenannten Epidermolysen. Deren krankheitsbedingte Ursachen sind in einer komplizierten Nomenklatur dermatologisch formuliert. Die Befundbilder sind mit letzter Sicherheit nur über ein dermatologisches Konsil zu klären (Abb. 6-25). Epidermolysen kommen auch bei schweren Infektionen mit Sepsis am Körperstamm und an den Extremitäten vor (Abb. 6-26).

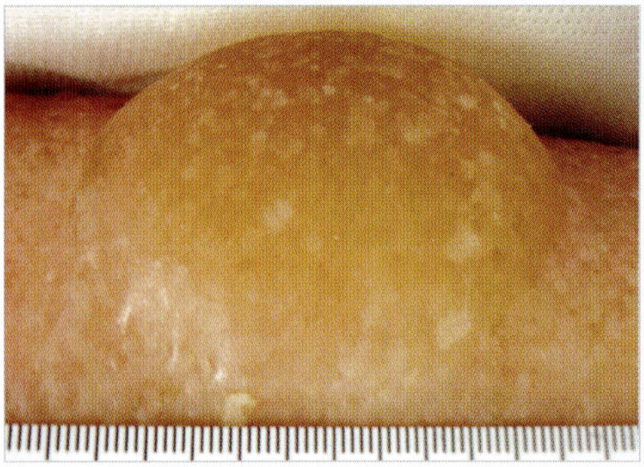

Abb. 6-25 Blasenbildende Hauterkrankung

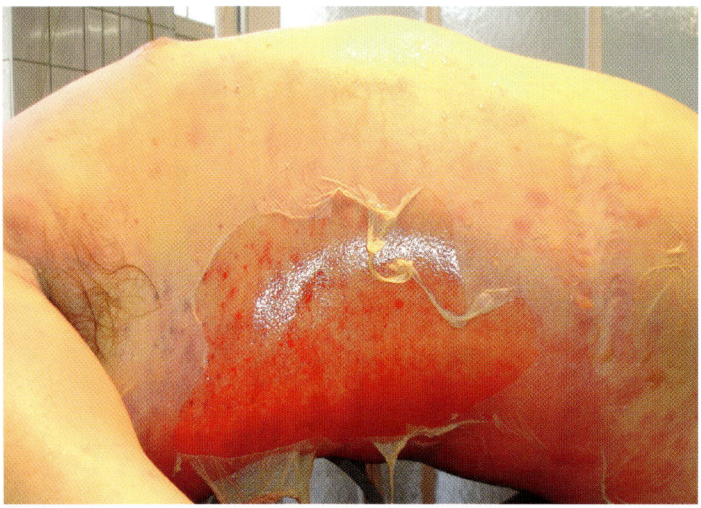

Abb. 6-26 Blasenbildungen bei Sepsis

Neben den schon besprochenen Fäulnisblasen im Rahmen fortgeschrittener Leichenveränderungen (Abb. 6-27), die Blasenbildungen bei Sepsis sehr ähneln, können sich auch Blasen nach hoch dosierter Barbiturat-Intoxikation (sog. Holzer'sche Blasen) bilden. Diese kommen bevorzugt an den Knieinnenseiten vor und dort, wo sich weitere Kontaktflächen Haut auf Haut oder Haut auf Gegenstand ergeben haben (Abb. 6-28).

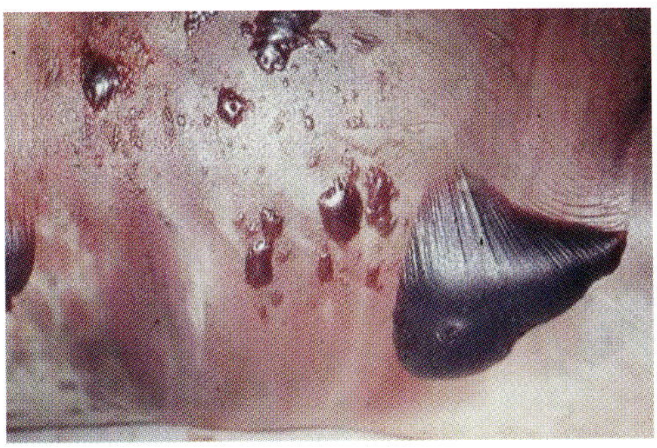

Abb. 6-27 Fäulnisblasen

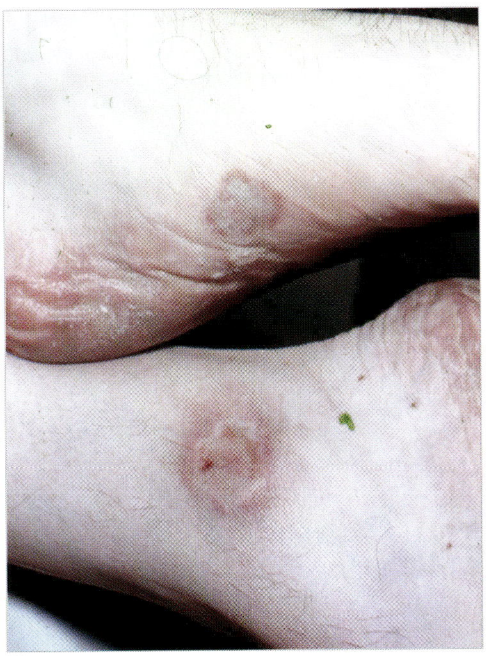

Abb. 6-28 Holzer'sche Blasen

Die ausgewählten Befundpaare (Abb. 6-25 vs. 6-26 und Abb. 6-27 vs. 6-28) liegen mit Sicht auf ihre morphologische Ähnlichkeit in unterschiedlicher Nähe zueinander. Die leukozytoklastische Vaskulitis an einer Hand (Abb. 6-29) erscheint weit entfernt von dem eingetrockneten Bild feinster Blutspuren an einer sogenannten Schusshand: eine Hand, die sich zum Zeitpunkt der Schussabgabe gegen ein Körperteil nur wenige Zentimeter vom Einschuss befand und somit womöglich die Waffe hielt (Abb. 6-30). Dennoch sind für beide Befunde Ausprägungsgrade und sekundäre Veränderungen durch Kontaminationen, Eintrocknungen und weitere Leichenveränderungen vorstellbar, sodass die unterschiedliche Genese nicht erkannt wird.

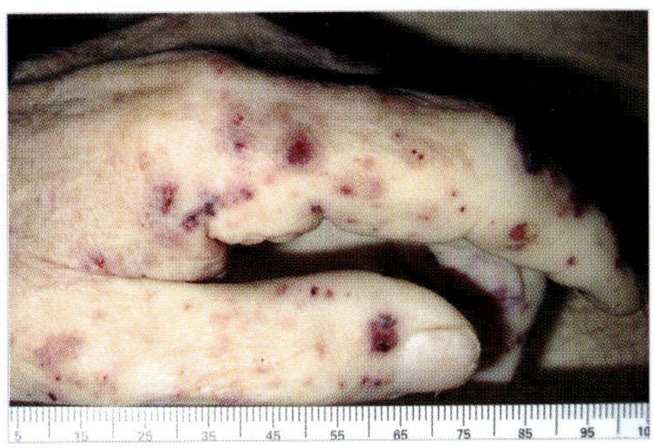

Abb. 6-29 Leukozytoklastische Vaskulitis

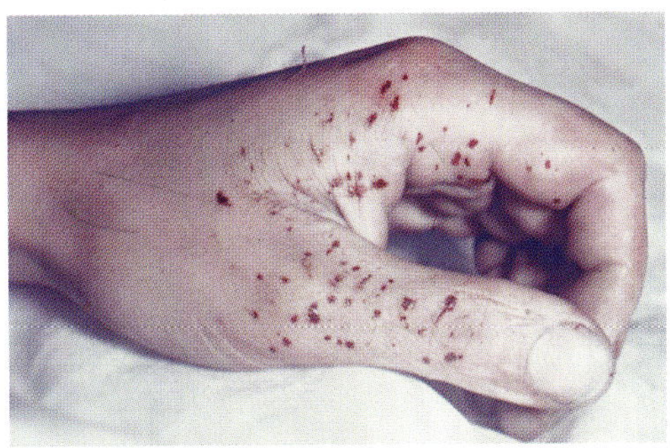

Abb. 6-30 Schusshand

Die akute Kontaktdermatitis ist eine nichtallergische, entzündliche Reaktion auf primär hautschädigende Stoffe. Abbildung 6-31 zeigt die seltene Lokalisation am Kopf eines 4-jährigen, geistig und körperlich retardierten Jungen. Der Befund – unregelmäßig umgrenzte, gelblich verkrustete, schuppende Areale unterschiedlicher Intensität über zartrötlicher, heilender Haut an der Stirn (Abb. 6-32) – führte zur Anforderung des rechtsmedizinischen Bereitschaftsdienstes in eine Kinderklinik, 3 Tage nach stationärer Aufnahme. Infrage standen mögliche Misshandlungsfolgen, Verbrühungen oder Verätzungen. Die Befundlage wurde über ein dermatologisches Konsil geklärt und unter Beteiligung des Jugendamtes mit der Mutter besprochen. Ein Misshandlungsverdacht bestätigte sich nicht. Die auslösende Noxe blieb jedoch unbekannt.

Dieses Befundbild kann sich natürlich nach gezielter Berührung an den Händen und Armen finden oder über sonstige Zufälligkeiten an weiteren Körperstellen. Die Differenzialdiagnostik wurde über die schwierige Anamneseerhebung bei dem kindlichen und zudem retardierten Patienten erschwert.

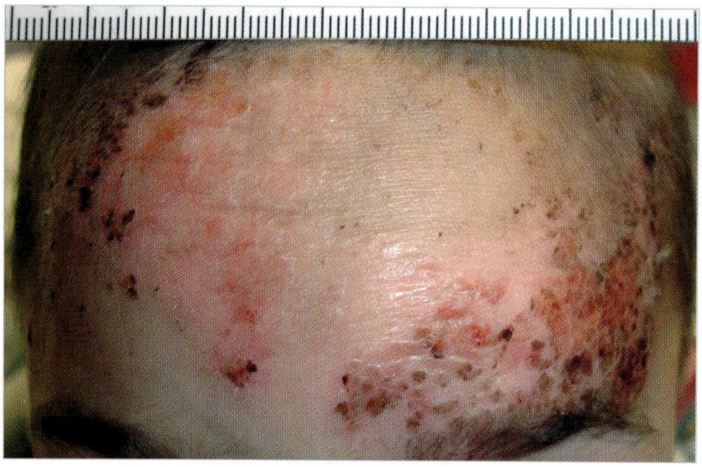

Abb. 6-31 Akute Kontaktdermatitis an der Stirn (Übersicht)

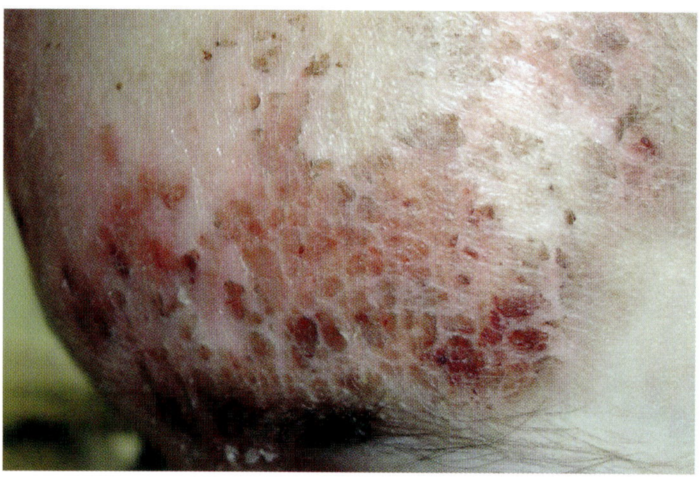

Abb. 6-32 Akute Kontaktdermatitis an der Stirn (Nahaufnahme)

Medizinische Eingriffe: Es ist sehr selten, dass bei der Leichenschau Zustände imponieren, die zeitnah zu medizinischen Eingriffen unkontrolliert zum Tod führten. Es kommt aber immer wieder vor, dass Patienten gegen ärztlichen Rat die stationäre Betreuung verlassen. Dann werden sich durchaus neben todesursächlich relevanten Befunden umblutete Punktionsmale oder Verfärbungen durch operationsbedingte Hämatome finden, die abzugrenzen sind. Zu frühe Mobilisierung nach Vernähung von Operationsschnitten kann zu unkontrollierten Nachblutungen größerer Dimension führen oder den Patienten erheblich beeinträchtigen, die Fahrtauglichkeit aufheben, seine Rekonvaleszenz verzögern und das Auftreten von Infektionen begünstigen. Die Befunde in den Abbildungen 6-33 und 6-34 sind von Folgen stumpfer Gewalt durch Faustschläge schwer abzugrenzen. Gleichwohl empfiehlt sich die Lupenbetrachtung der Hautoberfläche, um kleinste Oberhautdefekte als Hinweis auf äußere Gewalteinwirkungen zu erfassen.

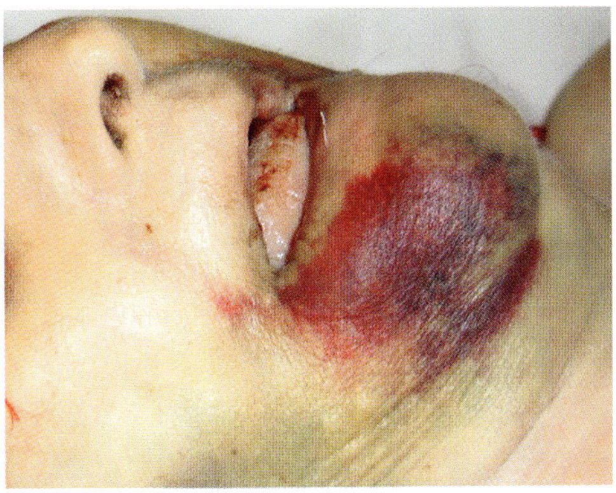
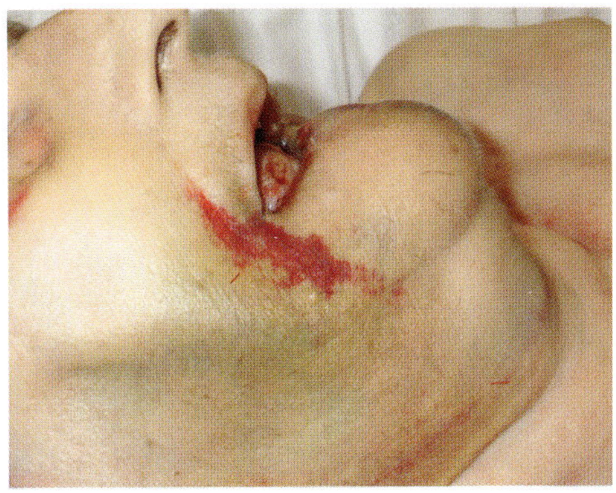

Abb. 6-33 und 6-34 Blutungen nach mehreren Zahnextraktionen in einer Sitzung

6.4 Katabolismus

Reduzierte Ernährungszustände werden auf Todesbescheinigungen gelegentlich als Kachexie bezeichnet. Sicher öffnet sich hier bei der Wahl des beschreibenden Terminus ein Ermessensraum. Die Kachexie meint aber Zustände hochgradiger Auszehrung, wie man sie im Endstadium von Tumorerkrankungen oder als Folge von Vernachlässigung findet. Muskeln und Sehnen zeigen ihre Form unter einer gespannten Haut ohne durchgehend erhaltenes Unterhautfettgewebe (Abb. 6-35). Gelenkknorren bilden die maximale Breite des Oberarmes und Oberschenkels. Die Rippen formen sich

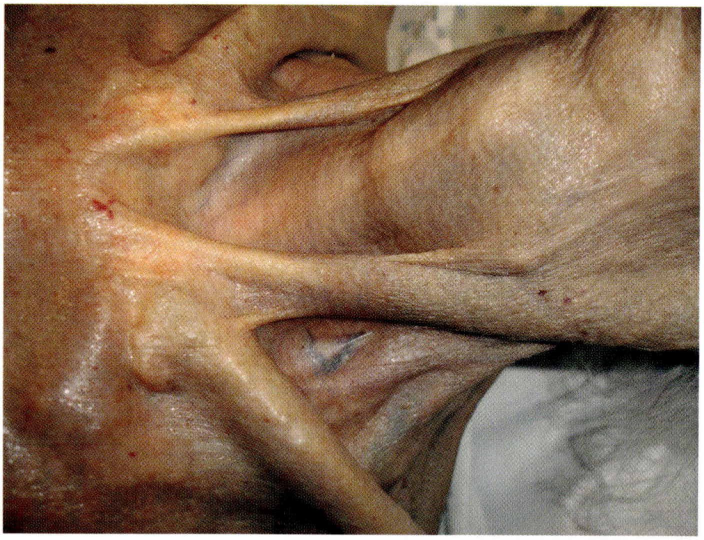

Abb. 6-35 Kachexie nach auszehrender Erkrankung

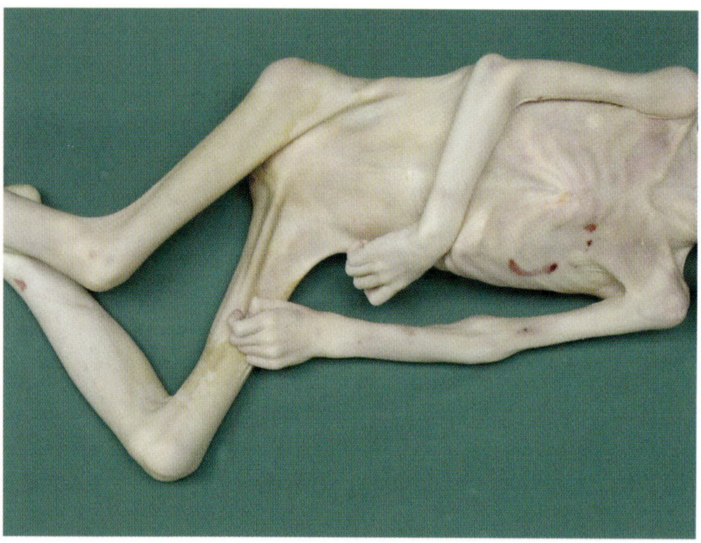

Abb. 6-36 Kachexie nach Vernachlässigung

deutlich ab. Die Muskulatur ist weitgehend geschwunden. Die Wangen und Augen sind tief eingesunken, weil der sogenannte Wangenfettpfropf und auch das in der Augenhöhle hinter dem Augapfel gelegene Fettgewebe fehlen.
Die durch psychische Störungen bedingte Anorexie kann zu ähnlichen Zuständen führen. Sie kann auch Todesursache sein.

Rechtsrelevanz bekommen katabole Zustände, wenn sie Folgen von Vernachlässigung und Nahrungsentzug sind (Abb. 6-36). Dann finden sich jedoch zumeist auch Folgen mangelnder Pflege und Lagerung wie nässende Ekzeme, Durchliegegeschwüre oder Verunreinigungen (Abb. 6-37 und 6-38).

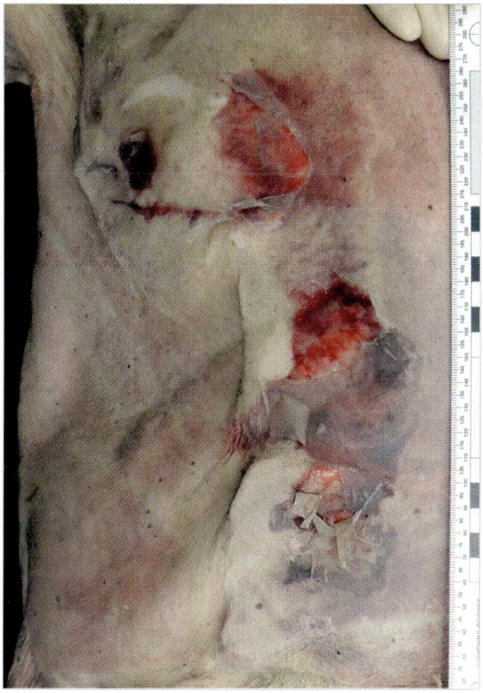

Abb. 6-37 Durchliegegeschwüre an einer hinteren Rumpfwand links

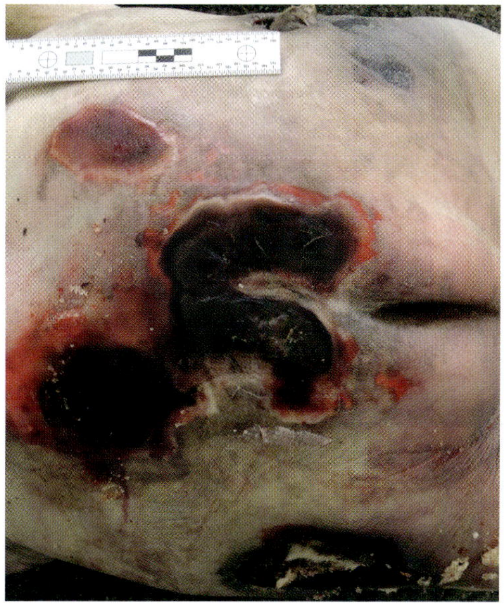

Abb. 6-38 Eintrocknende Durchliegegeschwüre an Gesäß und Hüfte

6.5 Tierfraß

Mit Zuständen nach Tierfraß werden Mediziner im Gegensatz zu Folgen von Erkrankungen und Verletzungen nur selten konfrontiert und sie sind daher weniger geläufig. Es sind keinesfalls nur Käfer und Maden, sondern auch die uns vertrauten Hunde und Katzen im häuslichen Milieu sowie wild lebende Tiere, die oft nach nur kurzer Liegezeit Nage- und Fraßspuren hinterlassen. In Feld und Wald werden manchmal Leichname vorgefunden, bei denen Körperteile fehlen, die möglicherweise von Tieren über größere Distanzen in Rückzugsräume verschleppt wurden. Postmortaler Tierfraß hinterlässt oft wiederkehrende, nebeneinander und in gleicher Ausrichtung palisadenartig stehende Zahnspuren am Rand entsprechender Gewebedefekte oder aber gerundete, saumartig vertrocknete Defekte der Haut und tieferer Gewebsschichten ohne Vitalitätszeichen (Abb. 6-39 und 6-40). Bei knöchernem Widerlager und entsprechend fehlendem Nachgeben der Gewebsschichten können die Zahnbögen von Ober- und Unterkiefer charakteristische, sich gegenüberstehende Befundpaare aus Hauteintrocknungen hinterlassen (Abb. 6-41). Eingetrocknete Kriechwege von Ameisen zeigen einen charakteristischen Verlauf (Abb. 6-42). Beide Abbildungen zeigen Hauteintrocknungen, die in Hypostase vital wirken, aber sicher postmortal entstanden sind.

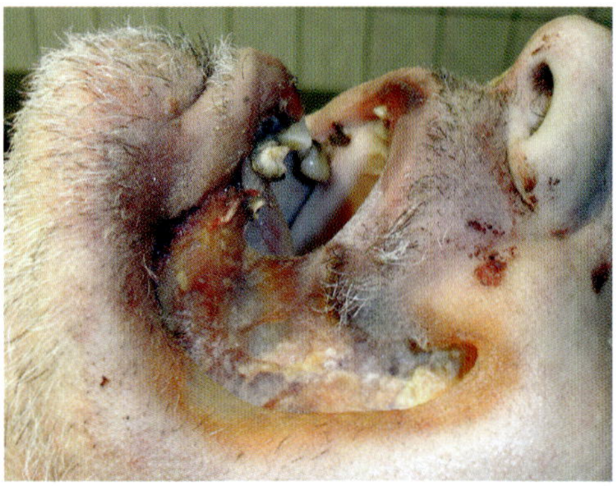

Abb. 6-39 Tierfraß im Gesicht mit avitalen Hauteintrocknungen

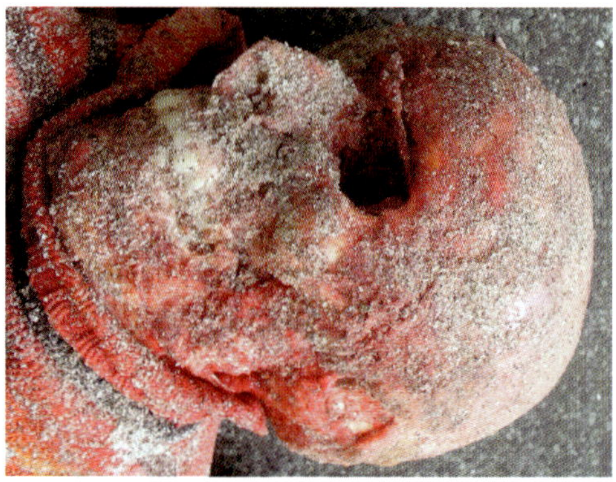

Abb. 6-40 Vollständiger Abfraß von Weichteilen des Kopfes nach Liegezeit am Strand

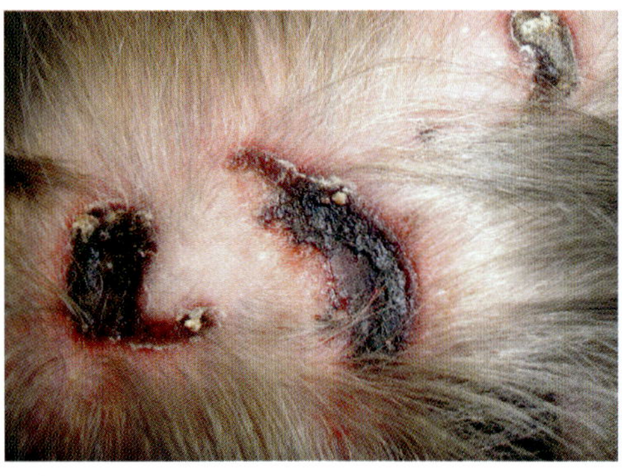

Abb. 6-41 Biss- und Nagespuren am Schädeldach durch einen Hund

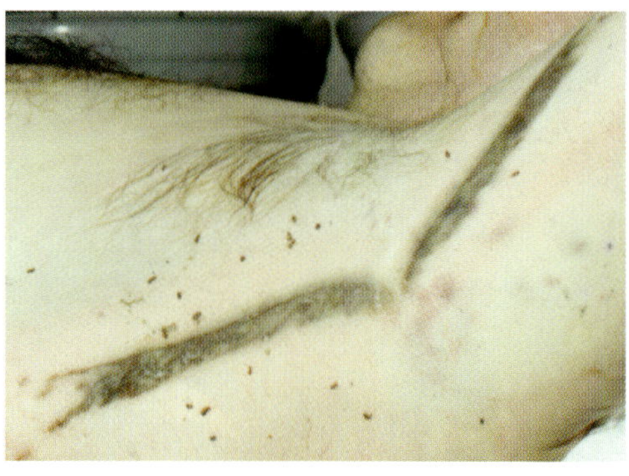

Abb. 6-42 Eingetrocknete Kriechwege von Ameisen in einer Achselhöhle

Ein Zustand nach Besiedelung mit Speckkäfern zeigt Abbildung 3-11 (S. 22).
Zustände nach ausgedehntem Fliegenmadenbefall können als großräumige Weichteildefekte (Abb. 6-43), als Teil- und Vollskelettierung (Abb. 6-44) oder nur als schrotschussartige bzw. lochartige Defekte der Haut erscheinen (Abb. 6-45).

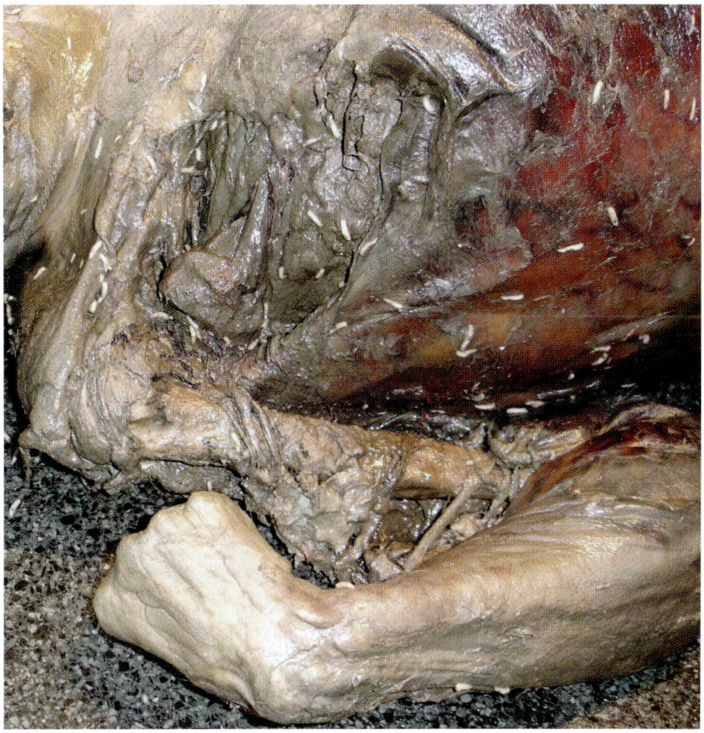

Abb. 6-43 Weichteildefekte nach Madenfraß an der rechten Rumpfwand

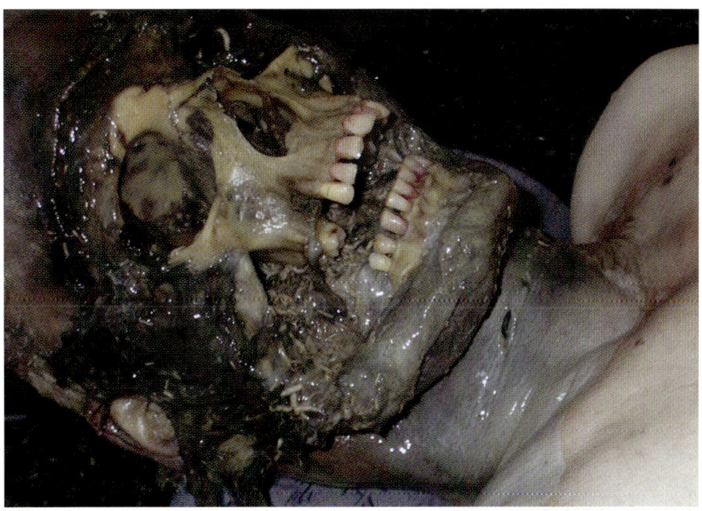

Abb. 6-44 Teilskelettierung des Gesichtsschädels durch Madenfraß

Das dichte Nebeneinander von lochartigen Defekten der Rumpfhaut durch Madenfraß kann Folgen von Gewalt suggerieren. Die häufig gewählte Beschreibung „schrotschussartiger" Defekte (Abb. 6-45) führt in die Differenzialdiagnose. Sicherheit bringt die Computertomografie des Leichnams vor der Obduktion, sodass der Sterbefall eingeordnet werden kann. Hochgradige Leichenfäulnis erfordert besonders große Überwindung, um Details zu erfassen. Zu großer Abstand bei der Untersuchung kann zum Übersehen des Hauptbefundes führen (Abb. 6-46).

Fliegenmaden können einen Leichnam als großer Haufen vollständig verdecken. Ihre Aktivität in der Masse produziert Wärme und Geräusche. Sie können die Holzbalkendecken alter Häuser durchdringen.

Die Typisierung von Insekten, Fliegeneiern, Fliegenmaden und Puppen bleibt entomologischer Begutachtung durch Rechtsmediziner und Biologen vorbehalten (Amendt et al. 2011). Die Asservierung kann jedoch durch jeden Leichenschauarzt in 60%igem Ethanol erfolgen, begleitet von einer genauen Dokumentation der Auffindungssituation.

Der Lebenszyklus von Insekten bzw. die Entwicklungsstadien sind stark abhängig von der Temperatur, dem Nahrungsangebot und weiteren Entwicklungsbedingungen.

Es muss eindeutig geklärt werden, ob die Insekten, mit denen der Leichnam befallen ist, auch am Auffindungsort vorkommen!

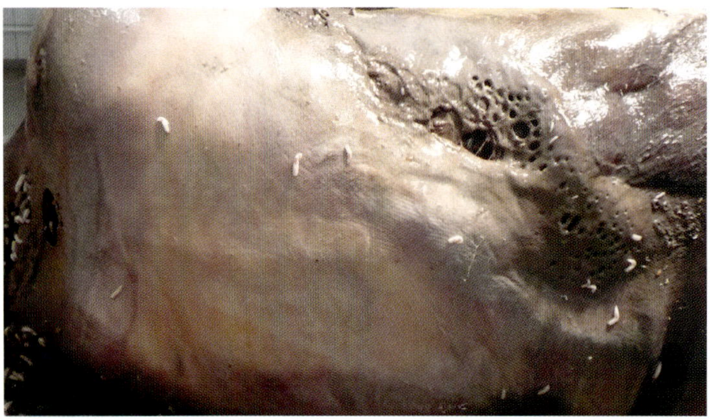

Abb. 6-45 Schrotschussartige Defekte der hinteren Rumpfwand durch Madenfraß

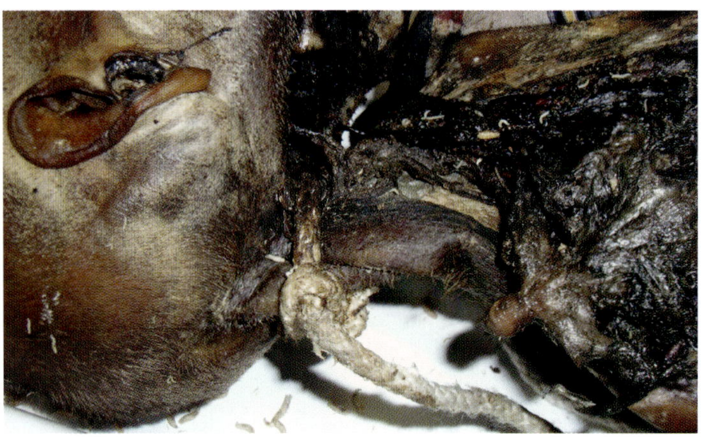

Abb. 6-46 Strangwerkzeug an einer Fäulnisleiche

7 Auffindungssituationen

7.1 Tod in der Wohnung

Wohn- und Schlafräume: Am häufigsten wird der diensthabende Kassenarzt zu einem Verstorbenen in eine Wohnung gerufen, zu einem offenbar natürlichen, im weitesten Sinne krankheitsbedingten Tod. Nachdem er den Tod festgestellt hat, bittet er, für die Untersuchung des Leichnams einige Minuten allein zu sein. Die Zeit allein nutzt der Arzt auch, um sich einen Überblick zu verschaffen. Er nimmt den Gesamteindruck auf. Zwischen aufgeräumt und sortiert wirkenden Verhältnissen (Abb. 7-1) und einem Chaos aus Abfällen, Essensresten, umherliegender Wäsche und umgestürzten Möbeln (Abb. 7-2) ist alles möglich.

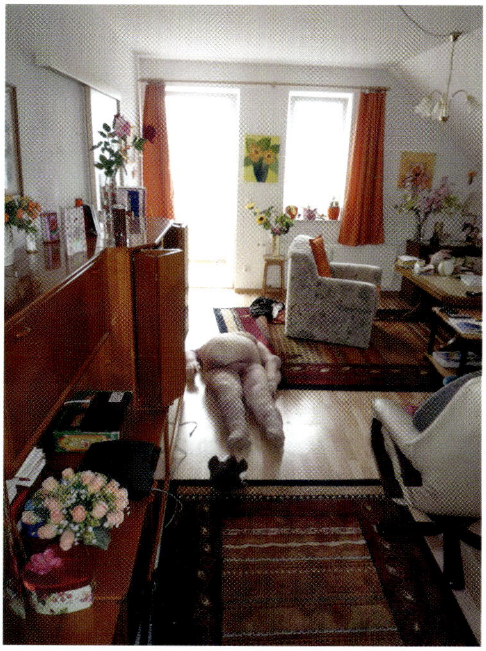

Abb. 7-1 Sortierte Wohnverhältnisse

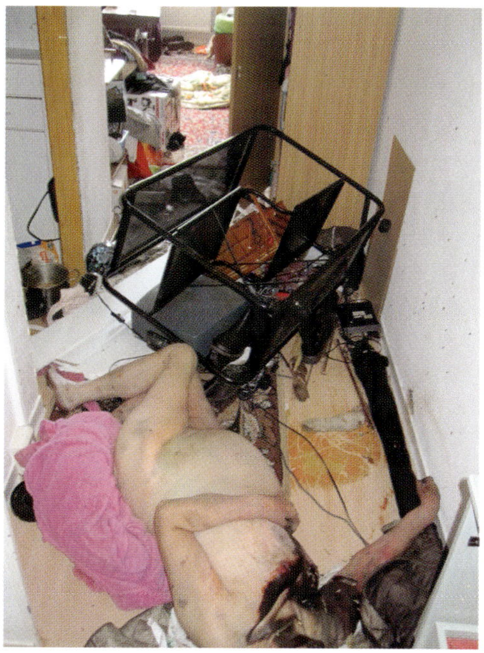

Abb. 7-2 Chaotische Auffindungssituation

Mit Gedanken an die Eigensicherung (Verletzungs- und Verschmutzungsgefahr) nähert sich der Arzt vom allgemeinen Eindruck dem Detail. Dazu gehört der Blick in den Nachtschrank ebenso wie der auf den Küchen- und Wohnzimmertisch, um über aufgefundene Medikamente, zubereitetes Essen, Dokumentationen eines Pflegedienstes, ärztliche Überweisungen, Krankschreibungen etc. Informationen zu bekommen. Das Gefühl für die Situation wird durch den Gesamteindruck wesentlich mitbestimmt. Es macht einen großen Unterschied, ob jemand in einem insgesamt sortierten und gepflegten Umfeld oder auf einer von Chaos umgebenden Matratze liegt. Größere Bestände geleerter und gefüllter Flaschen alkoholhaltiger Getränke lassen Rückschlüsse unter anderem auf eine Alkoholkrankheit ziehen.

In den meisten Fällen wird der Leichnam nach dem natürlichen Tod eines alten Menschen in einem Bett liegen (Abb. 7-3) oder in einer Sitz- und Kauerposition auf einem Sofa oder einem Sessel zu finden sein (Abb. 7-4).

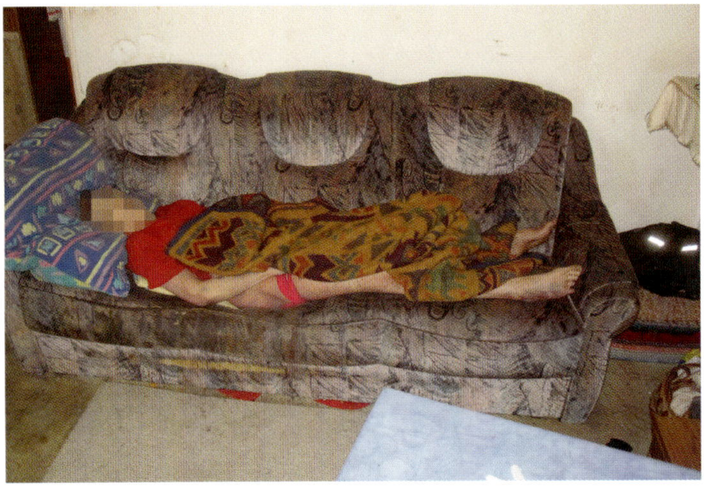

Abb. 7-3 Verstorbene auf einer Liege

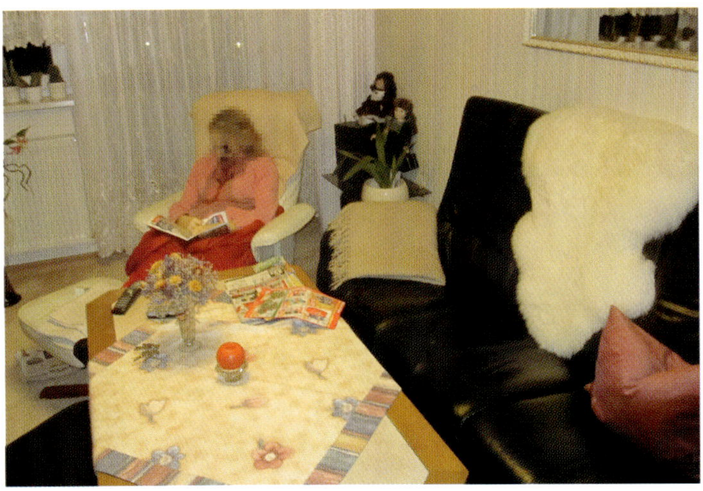

Abb. 7-4 Verstorbene in einem Sessel

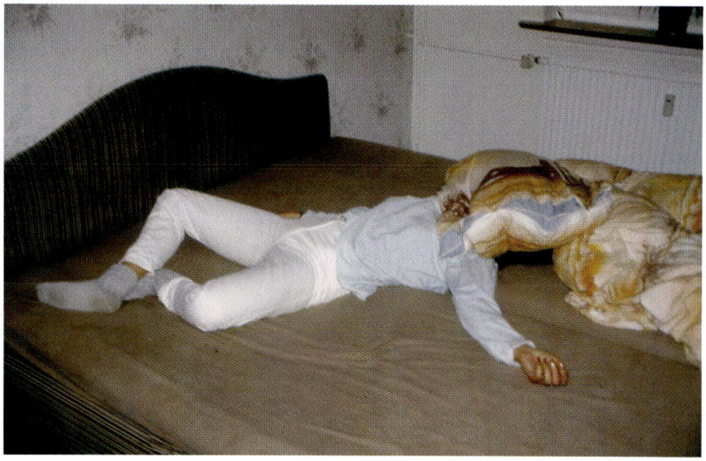

Abb. 7-5 Tötungsdelikt durch Ersticken mit einem Kissen

Diese „originale" Auffindungssituation sollte nur verändert werden, wenn eine Reanimationspflicht besteht. Ansonsten empfiehlt sich die genaue Dokumentation, bevor man den Verstorbenen in eine Position bringt, die eine Leichenschau möglich macht. Erhaltene Leichenstarre kann eine derartige Lageänderung erschweren, z. B. beim Bergen aus beengter Lage zwischen Möbeln, in besonderen Situationen aber auch erleichtern, z. B. beim Bergen aus einer Badewanne. Häufig haben Angehörige bereits die Lage des Verstorbenen verändert, er wurde gebettet und seine Hände gefaltet. Im Zweifel ist bei den Angehörigen zu erfragen, welche Situation beim Auffinden vorlag.

Ist der Leichnam oder auch nur der Kopf in der offenbaren Originalsituation vollständig abgedeckt, gibt es einen begründeten Verdacht auf Fremdeinwirkung (Abb. 7-5 und 7-6).

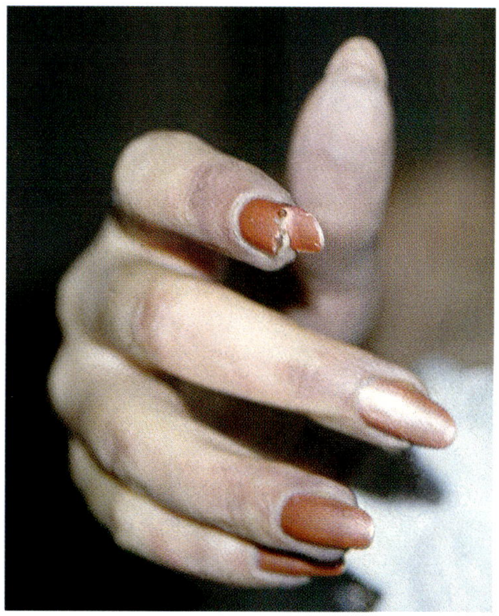

Abb. 7-6 Abwehrverletzungen im Fall von Abb. 7-5

Bei Lageänderungen ist sogleich die Struktur der vorherigen Auflagefläche zu beachten, um Abdruckmuster in Totenflecken oder Hauteintrocknungen im Auflagebereich erklären zu können (Abb. 7-7 und 7-8).

Die Leichenschau ist am entkleideten Leichnam durchzuführen. Die Kleidung muss zumindest soweit geöffnet und angehoben werden, dass guten Gewissens die gesamte Körperoberfläche und alle Körperöffnungen eingesehen werden können. Es wird nicht empfohlen, Kleidung zu durchschneiden. Das wäre nur sinnvoll, wenn notärztliche Maßnahmen das sehr schnelle Freilegen von Körperregionen erfordern.

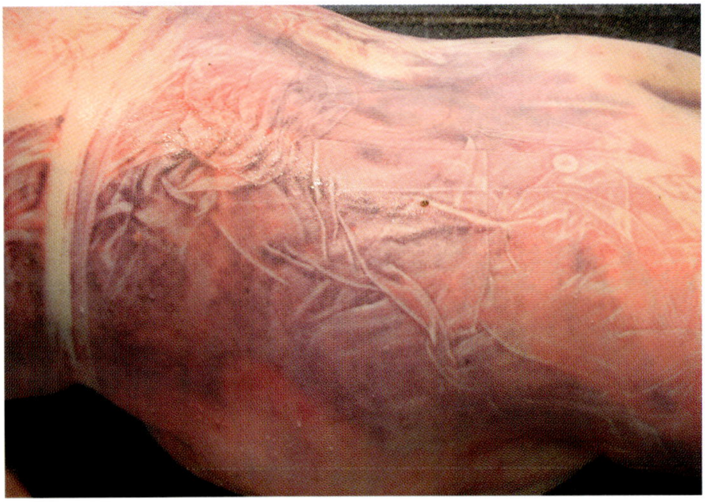

Abb. 7-7 Abdruck textiler Strukturen und Knöpfe

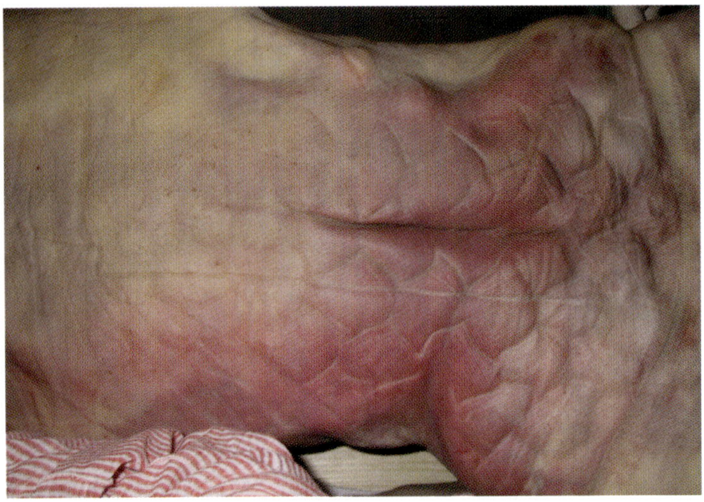

Abb. 7-8 Abdruck von Struktur der Auflagefläche

Falls Angehörige oder die Leitung eines Pflegeheimes Informationen zur Krankenvorgeschichte bereithalten, auf dem Nachtschrank Medikamentenpackungen liegen, der Verstorbene vielleicht zuvor bereits als Patient betreut wurde oder sich die Situation selbst erklärt, wird sich am Ende der Leichenschau schnell eine Vermutung zur Todesursache ergeben. Dennoch bleibt eine Ungewissheit. Denn ob nun z. B. eine Embolie oder ein Infarkt vorlag, ist letztlich über die äußere Besichtigung nicht festzustellen. So bleiben Diagnosen auf Todesbescheinigungen Vermutungsdiagnosen und erlangen nicht die Kraft eines Beweismittels wie Obduktionsdiagnosen. Es wird sich personell, politisch und finanziell nicht durchsetzen lassen, jeden Verstorbenen zu obduzieren. Damit wächst die Verantwortung bei der Leichenschau, die Todesart richtig einzuordnen, um den Weg zur Obduktion offenzuhalten. Näheres zu Todesursache und -art findet sich im Kapitel 8 (S. 105 ff.).

Bei aufkommendem Anhalt für einen nichtnatürlichen Tod, einschließlich des Verdachts, ist die Leichenschau zu unterbrechen und die Polizei zu verständigen. Die Leichenschau kann nach deren Eintreffen und Rücksprachen fortgesetzt werden. Mediziner sollten bezüglich Todesursache und Todesart nur ihrer selbst getroffenen Einordnung folgen, basierend auf einer Befundlage oder sonstigen Hinweisen. Es kann problematisch und eine große Herausforderung sein, sich gegen die Erwartungshaltung umstehender Personen zu verhalten. Die Verantwortung für den medizinischen Teil der Leichenschau liegt aber allein beim Mediziner!

Tod in der Badewanne: Für den Rechtsmediziner gilt der Tod in der Badewanne immer als „besonderer Fall". Das sollte für andere Leichenschauärzte und Kriminalisten auch so sein, weil sich ein großes Spektrum schwer zu differenzierender Vorgänge mit schwieriger Spurenlage auftut. Vom plötzlichen natürlichen Tod, über den Suizid, den Unfall, bis zum Ertrinken durch Fremdeinwirkung ist alles möglich (Abb. 7-9 und 7-10).

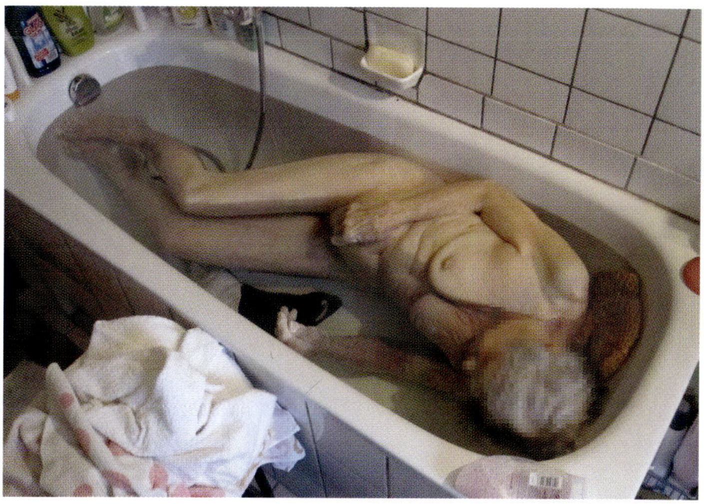

Abb. 7-9 Natürlicher Tod in der mit Wasser gefüllten Badewanne

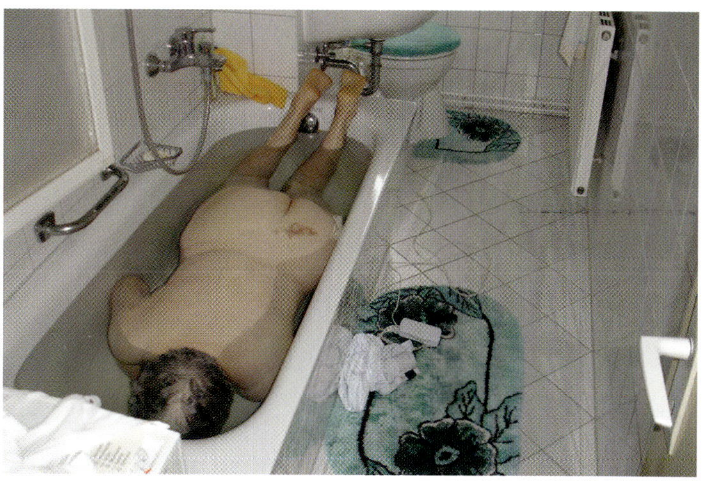

Abb. 7-10 Ertrinken in der Badewanne

Der Fall in Abbildung 7-10 war problematisch, da sich ein tropfnasser Haartrockner außerhalb der Wanne befand. Bei der Obduktion gab es Ertrinkungsbefunde, aber keinen Anhalt für grobe Gewalt, keine sichtbaren Strommarken, der FI-Schutzschalter war nicht gefallen!

Das heiße Wannenbad kann durchaus bei Vorerkrankungen des Herzens zu einem Pumpversagen oder über die Blutgefäßerweiterungen mit Blutdruckabfall zu Benommenheit, Untertauchen und Ertrinken führen. Der Ertrinkungsvorgang kann bei begünstigenden Faktoren final auf eine Pathophysiologie aufbauen, die anders eingeleitet wurde. Ertrinkungsbefunde liegen dann bei Leichenschau und Obduktion nicht im Vollbild vor. Der Schaumpilz kann fehlen oder durch das Badewasser verwischt werden. Das gilt insbesondere bei gleichzeitiger Alkohol- und Medikamentenwirkung oder nach Stromeinwirkung (Fön, Haarschneider).

Klassische Strommarken werden fehlen, weil der Stromeintritt über die große Kontaktfläche zwischen Körper und Wasser keine abgegrenzten Befunde hinterlässt. Wiederum kann der im Wasser liegende Fön einen Stromtod suggerieren, obwohl es wegen fehlender Erdung und fehlender Nässebrücken nicht zum Stromfluss kam. Hier muss bei der Leichenschau wieder an die Eigensicherung gedacht werden: Der Sicherungskasten muss überprüft werden!

Auch die Beurteilung der Totenflecke als frühe Leichenveränderung wird erschwert, weil die Schwereverhältnisse im Wasser nicht zu der markanten „Pegelbildung“ bzw. scharfen Abgrenzung der Totenflecke führen (s. S. 6). Sie können durchaus auch ohne großen Blutverlust nur diskret ausgebildet sein.

Neben der Einfärbung des Badewassers durch Blut entstehen weitere Farbkomponenten durch agonalen Kotabgang und Fäulnisflüssigkeit (Abb. 7-11 und 7-12). Warmes Wasser wird Fäulnisveränderungen beschleunigen.

Fremdeinwirkungen müssen nicht zwingend Spuren hinterlassen, weil ein plötzliches Untertauchen mit nachfolgendem Ertrinken keine grobe Gewalt erfordert. Griff- oder tragetypische Blutungen an den Oberarminnenseiten oder in den Achselhöhlen würden den Verdacht auf eine Fremdeinwirkung begründen (Abb. 7-13 und 7-14). Sie können jedoch auch in ähnlicher Ausprägung nach der Bergung eines Verstorbenen auftreten.

Die Befunde aus den Abbildungen 7-13 und 7-14 können prä- und postmortal in sehr ähnlicher Größe und Färbung entstehen!

Primäre Benommenheit oder Bewusstlosigkeit durch Medikamenten- oder Giftwirkung (sog. K.-o.-Tropfen) können nach Verbringen des wehrlosen Opfers in die gefüllte Badewanne final zum Ertrinken führen. Zur Differenzierung zwischen selbst oder fremd verursachten Situationen helfen Erfahrung, genügend Zeit für die Untersuchung und die Kommunikation mit allen Beteiligten vor Ort.

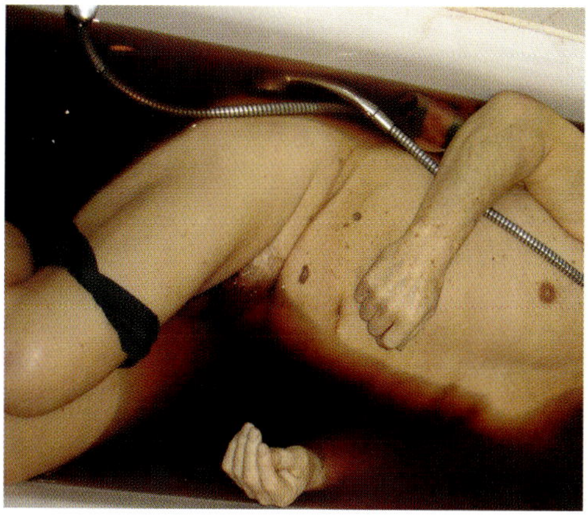

Abb. 7-11 Färbung des Badewassers durch Blut

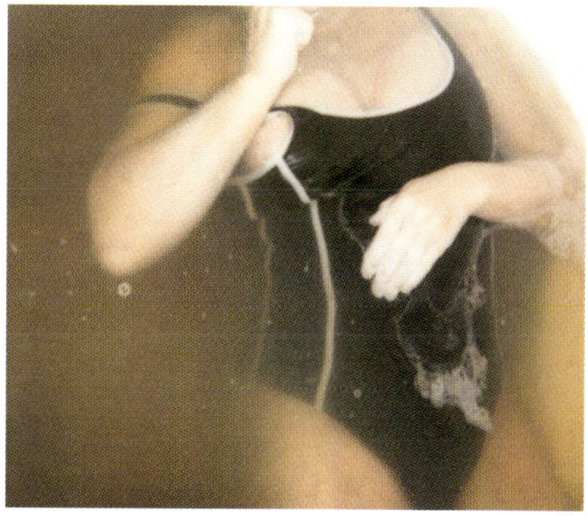

Abb. 7-12 Färbung des Badewassers durch agonalen Kotabgang

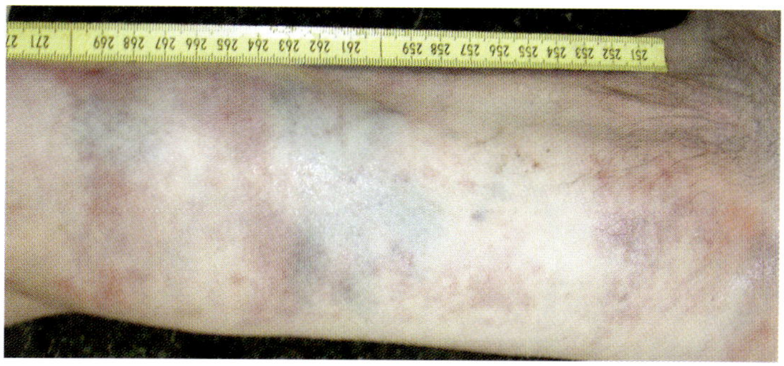

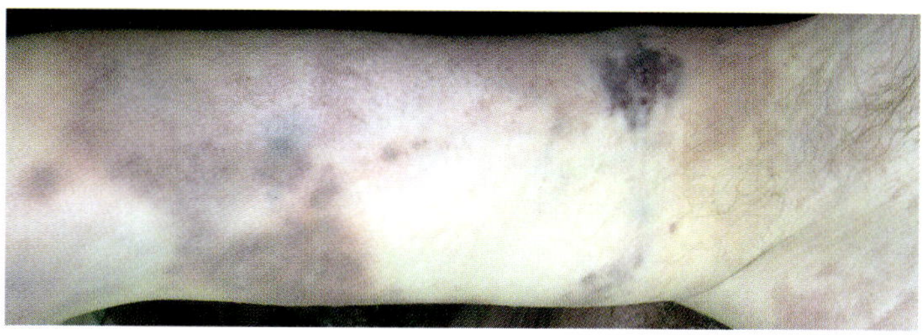

Abb. 7-13 und 7-14
Grifftypische Hämatome an einer linken Oberarminnenseite

7.2 Tod außerhalb von Gebäuden

Verkehrsunfälle: Im Gegensatz zum häuslichen Milieu steht für den Notarzt oft die dramatische Situation durch Überlebende, Verletzte, Verstorbene, Unbeteiligte und Störende im Vordergrund. Selbstverständlich steht der kurative Aspekt ärztlichen Handelns immer vor dem Gedanken an eine Leichenschau. Zudem kann es am Unfallort unmöglich sein, bei gutem Licht und geschützt vor unautorisierten Blicken eine Leichenschau durchzuführen (Abb. 7-15 und 7-16).

In einigen Bundesländern kann es der Notarzt dabei belassen, den Tod gesondert dokumentiert festzustellen. Die gründliche Leichenschau ist dann aber von ihm selbst an einem anderen Ort nachzuholen oder an einen kassenärztlichen Kollegen zu übertragen. Es ist nicht selbstverständlich, dass die Rechtsmedizin irgendwann vor Ort sein wird. Es ist ebenso nicht selbstverständlich, dass alle Unfallopfer obduziert werden. Dazu kommt es in der Regel, wenn ein vermutlich Schuldiger überlebt.

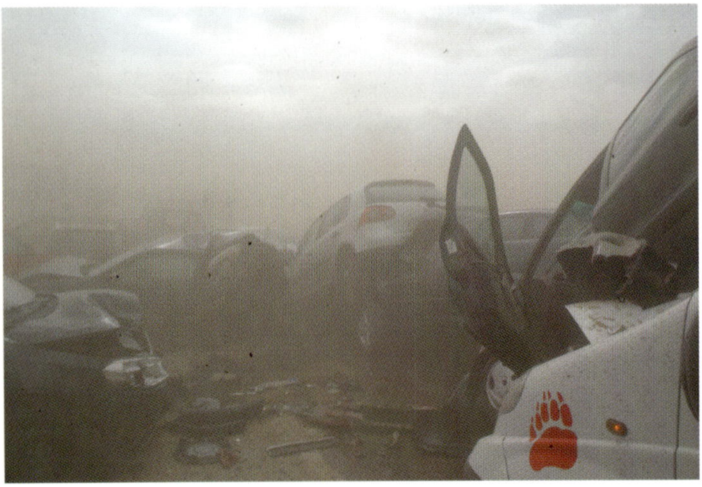

Abb. 7-15 Massenverkehrsunfall bei Sandsturm

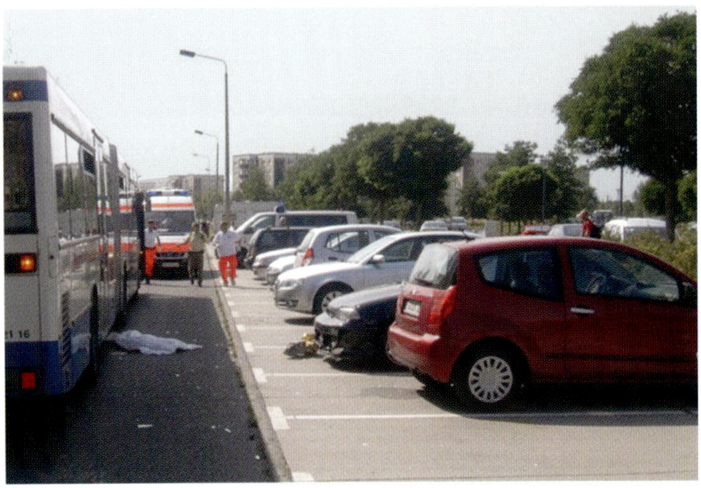

Abb. 7-16 Verkehrsunfall im Stadtgebiet

Stürze bei Sport, Spiel und sonstigen Alltagsgelegenheiten: Neben dem Sturz des Fahrrad- oder Motorradfahrers als Verkehrsunfall ereignen sich zunehmend Stürze von Freizeitsportlern. Mit hohem Sturzrisiko behaftete Sportarten wie Rennradfahren, Skaten, Kiten, Reiten, Gleitschirmfliegen, Felsklettern etc. können durchaus zu tödlichen Verletzungen führen. Auch der Muskelkräftige und gut Trainierte kann sich eine Halswirbelsäulenfraktur mit Rückenmarkschädigung und Ausriss des Bandapparates zuziehen. Die dann zu erwartende widernatürliche Beweglichkeit der Halswirbelsäule ist vor Erreichen der Leichenstarre leicht und bei vollständiger Leichenstarre schwieriger zu tasten.

Auch bei athletischem Körperbau kann eine sturzbedingte Halswirbelsäulenfraktur als einziger todeswürdiger Befund vorkommen. Differenzialdiagnostisch muss auch bei jungen und bisher leistungsstarken Menschen an einen plötzlichen natürlichen Tod wie Atemwegsinfekt, Myokardinfarkt oder Myokarditis gedacht werden.

Der Sturz des alten Menschen ereignet sich bei unsicherem Gang, bei Herzrhythmusstörungen (Synkopen) oder bei Durchblutungsstörungen des Gehirns oft aus banaler oder nicht näher zu beschreibender Ursache. Die altersbedingte erhöhte Osteoporose kann Knochenbrüche begünstigen. In einsamer oder anonymer Wohnlage kann die verletzungsbedingte Handlungsunfähigkeit in weitere todesursächlich bedeutsame Situationen führen wie Entzug von Wasser und Nahrung, Unterkühlung in der nicht beheizten Wohnung, Alkoholentzugssymptomatik beim Alkoholabhängigen, Brand durch Bügeleisen oder Herdfeuer.

Wenn Sturzursachen durch Patienten berichtet werden, z. B. als selbst verursacht beim Hofgang, und der Tod vielleicht Tage später im Rahmen von Komplikationen eintritt, entfällt deshalb keineswegs die Meldung des Sterbefalles als vermutlich nichtnatürlicher Tod an die Polizei.

Wetter- und andere Umwelteinflüsse: Plötzlicher Wetterwechsel kann bei ungenügender Ausrüstung, fehlenden Schutzmöglichkeiten, ausgesetzter Lage, mangelnder Erfahrung und Fahrlässigkeit insbesondere Urlauber und Freizeitsportler in gefährliche Situationen bringen. Beispiele hierfür sind in Tabelle 7-1 aufgeführt.

Tab. 7-1 Gefährliche Situationen

Aktivität	Ursachen	Folgen
Wandern	• Nässe	• Unterkühlung
Klettern	• Sauerstoffmangel in großer Höhe • Nässe • Steinschlag	• Handlungsunfähigkeit • Unterkühlung • Blutverlust
Segeln	• über Bord fallen • Schwimmen	• Unterkühlung • Erschöpfung • Ertrinken
Segelflug im Schlepp	• Hitze in der Kabine	• Handlungsunfähigkeit • Absturz
Ausdauersport	• Erschöpfung	• Herzversagen
Baden	• Herz-Kreislauf-Belastung • Infekt • Alkoholisierung	• akuter Badetod oder Ertrinken

Insbesondere, wenn sich derartige Faktoren mit den Folgen vorbestehender Erkrankungen, Verletzungen und/oder Alkoholisierung kombinieren, können physiologische Kompensationsmechanismen (Kreislauf- und Temperaturregulation, alternative Energiegewinnung) überfordert sein. Dazu kommen irrationale Handlungen bei Unterkühlung („Kälte-Idiotie" mit Entkleiden), Angst, Panik oder Erschöpfung, die neue Risiken entstehen lassen.
Auch altersbedingte Verwirrtheit, vergiftungsbedingte Einschränkungen der Handlungsfähigkeit und Situationsverkennung, Hunger, Durst oder Stoffwechselentgleisungen können besonders in Kombination mit den oben genannten Umwelteinflüssen zu bizarren Auffindungssituationen führen. Die zurückliegenden Handlungsmuster sind zunächst oft nicht nachvollziehbar.
Die genannten Faktoren begünstigen sich gegenseitig und münden in einen *Circulus vitiosus* (Teufelskreis), der im günstigen Fall selbst oder von Helfern durchbrochen werden muss.
Im Unterschied zum Arbeitsunfall sind bei der Bergung die zum Tode führenden dominierenden Faktoren meist nicht mehr wirksam und sie können nur differenzialdiagnostisch einbezogen werden, wenn man sich in die Grenzsituationen hineinversetzen kann. Die Sturmfront, das Gewitter, der Starkregen sind vorbeigezogen, das Schneebrett, die Lawine oder die Mure sind abgegangen, die Sicht ist wieder gut, der Taucher ist wieder an der Oberfläche, der Pilot liegt in den ruhenden Trümmern seiner Maschine. Tödliche Tauch- und Flugunfälle werden wie Verkehrsunfälle immer auch von technischen Sachverständigen untersucht. Deshalb sollten bei der Leichenschau die jeweiligen Kompetenzgrenzen erkannt und respektiert werden.

Plötzlicher Tod: Der erkrankungsbedingte Tod, z. B. die akute Koronarinsuffizienz bei Hypertensionsherz (Funktionsversagen der Herzkranzarterien bei vergrößertem Hochdruckherz), kann sich an jedem Ort, zu jeder Zeit, ohne äußeren Anlass und ohne Ankündigung plötzlich ereignen. Da die auslösende Pathophysiologie bei der Leichenschau nicht erkennbar ist, führt das menschliche Kausalitätsbedürfnis oft zur Verknüpfung mit von außen wirkenden Faktoren oder zu Zweifeln darüber. Daher werden Fälle eines plötzlichen natürlichen Todes bei ungeklärter Todesart zumeist durch Rechtsmediziner obduziert.
Die Mehrzahl derartiger, fragwürdiger Auffindungssituationen erweist sich im Ergebnis der Obduktion als plötzlicher natürlicher Tod, durchaus auch beim jungen Menschen (Virusinfekte, Herzinfarkte). Dennoch sollte bei jungem Sterbealter und fehlenden Anhaltspunkten für eine Todesursache die Todesart als ungeklärt angekreuzt werden, um den Weg zur Klärung der Todesursache offenzuhalten.

Kombinierte Wirkungen: Nicht immer erschließen sich zum Zeitpunkt der ersten Leichenschau alle Faktoren und deren Wirkanteile, die für die Pathophysiologie eines Sterbevorganges verantwortlich sind. Der optische Eindruck einer Auffindungssituation kann mit Details dominieren, die von der Todesursache ablenken.

Der vorschnelle Eindruck einer offenbaren Todesursache kann dazu führen, dass weitere, durchaus relevante bzw. den Todeseintritt begünstigende Faktoren vernachlässigt werden.
Einen Sterbefall in seiner Komplexität zu erfassen, ist eine große Herausforderung.

7.3 Tod im Krankenhaus

Der Tod im Krankenbett oder auf dem Operationstisch erfordert auch eine ärztliche Leichenschau. Längere vorhergehende stationäre Betreuung wird die Vermutungen zur Todesursache mit weitaus größerer Sicherheit in die richtige Richtung führen. Die klinische Obduktion (Abb. 7-17) erfordert im Gegensatz zur gerichtlichen Obduktion nach Information über das Vorhaben innerhalb 24 Stunden den ausbleibenden Widerspruch der Angehörigen (Stellungnahme der Bundesärztekammer zur Autopsie und BestattG M-V). Die klinische Obduktion sollte zur Sicherung der Diagnosen und zur kritischen Diskussion der Befundlage im Rahmen klinisch-pathologischer Konferenzen angestrebt werden. Dabei ist klar auszudrücken, in welcher Einrichtung die Obduktion stattfinden soll. An einer Universität werden aktuelle Kasuistiken in die Vorlesungen für Medizinstudenten eingebunden (Abb. 7-18).

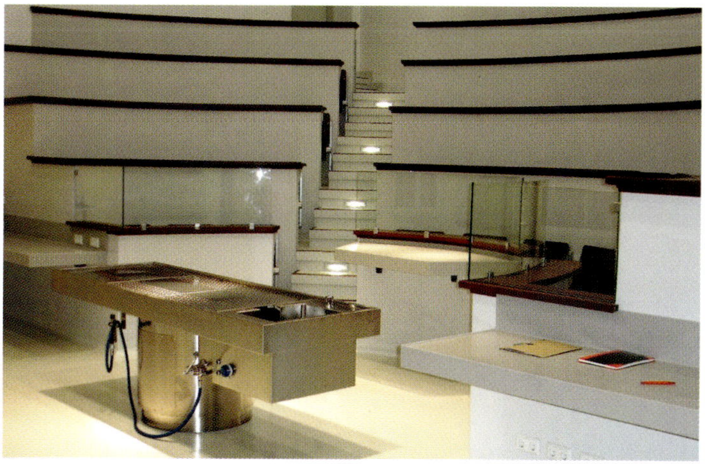

Abb. 7-17 Sektionstisch im Hörsaal für klinisch-pathologische Konferenzen

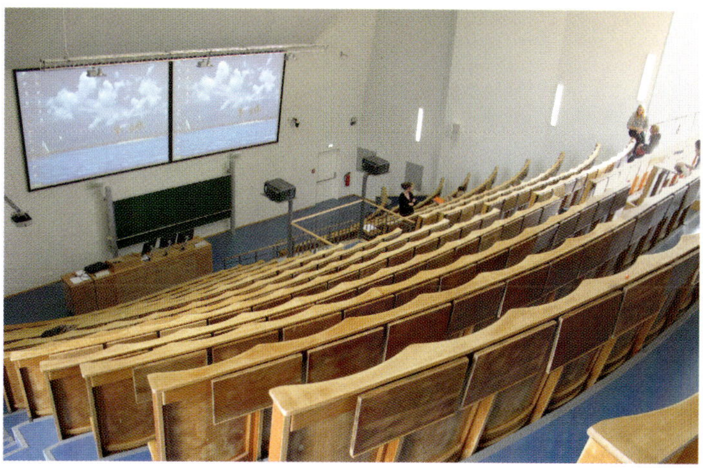

Abb. 7-18 Hörsaal im Zentrum für Innere Medizin der Universitätsmedizin Rostock

Der Tod als Folge von Verletzungen ist der Polizei anzuzeigen. Das Bestattungsgesetz gilt unabhängig vom Sterbeort.

Unabhängig von bestehenden gesetzlichen Regelungen zur Meldepflicht von Sterbefällen kann ein Klinikum selbstverständlich intern regeln, ob darüber hinaus bestimmte Fallgruppen, die nicht im Interesse der Staatsanwaltschaft liegen, dennoch nicht vom pathologischen Institut, sondern vom rechtsmedizinischen Institut untersucht werden:

- Tod auf dem Operationstisch
- Tod im engeren zeitlichen Zusammenhang zu medizinischen Maßnahmen, auch ohne konkreten Anhalt für einen Behandlungsfehler
- Todeseintritt innerhalb von 24 Stunden nach stationärer Aufnahme

Für dieses Vorgehen spricht, dass die Rechtsmedizin den äußeren Aspekt eines Leichnams mit den Folgen von Gewalt immer in ihre Begutachtungen einbezieht und entsprechende Befunde immer so dokumentiert werden, dass sie in einem eventuell späteren Rechtsverfahren als Beweismittel herangezogen werden können. Wenn es zum Todeseintritt kommt, bevor sich die Umstände des Einweisungsgrundes geklärt haben, und für die übliche Diagnostik keine Zeit blieb, sollte die Rechtsmedizin einbezogen werden – in Analogie zur Untersuchung plötzlicher unerwarteter Todesfälle mit unklaren Auffindungssituationen.

Der weitere, zeitnahe Kontakt zu Angehörigen mit Besprechung auch der Obduktionsbefunde schafft einen in der Regel von allen Seiten als wichtig und gut empfundenen Abschluss.

Meldepflicht an die Polizei besteht nur, wenn wenigstens entfernte, konkrete Anhaltspunkte für einen Kunstfehler oder für sonstiges Verschulden des behandelten Personals vorliegen (Meyer-Goßner und Schmitt 2013).

7.4 Arbeitsunfälle

Arbeitsunfälle zu rekonstruieren, stellt eine besondere Herausforderung dar: Spezielle Abläufe in technischen Konstruktionen sind nicht so leicht vorstellbar wie die Dynamik eines Verkehrsunfalles oder eines Fenstersturzes.

Oft kombinieren sich hier verschiedene Formen äußerer Gewalt oder mehrere Faktoren wirken ungünstig zusammen:

- Kontakt mit stromführenden Teilen, mit beweglichen Maschinenteilen und sekundäre Stürze (Abb. 7-19)
- Einatmung technischer Gase, von Rauchgasen, von Kohlendioxid und Handlungsunfähigkeit über Bewusstlosigkeit bis zum Tod
- Bedienfehler, Fehleinschätzung von Tragfähigkeiten, ungenügende Sicherung und Sturz aus der Höhe (Abb. 7-20 und 7-21)
- Getroffenwerden von fallenden Gegenständen
- Verschüttetwerden, Überrolltwerden, Erfasstwerden (Abb. 7-22), Geschleudertwerden
- Verbleiben in engen Räumen nach Wassereinbruch, bei geschlossenen Türen bzw. Schotten oder sonstigen Versperrungen von Fluchtwegen

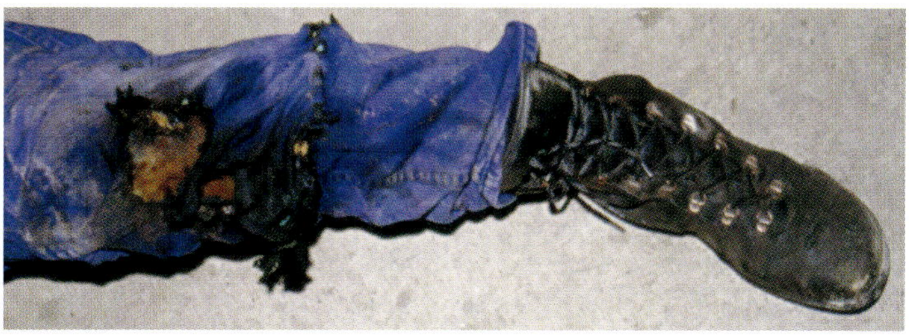

Abb. 7-19 Stromunfall in „Transformatorenhäuschen" mit Sturz aus der Höhe

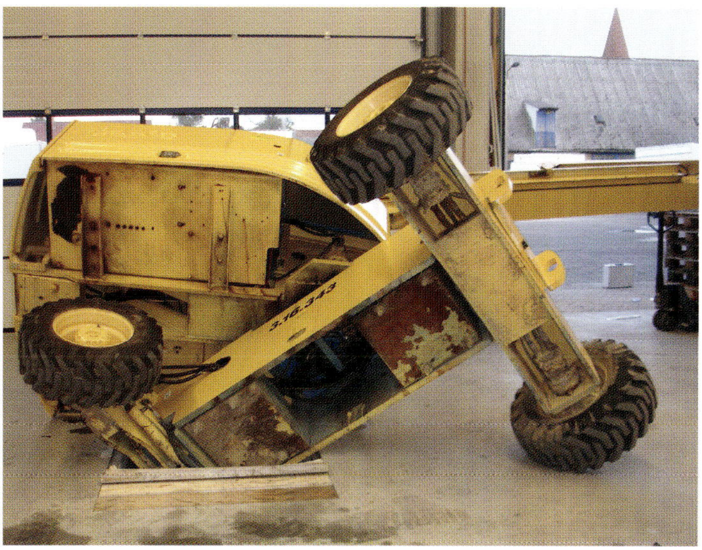

Abb. 7-20 Einbruch eines Kranes durch die Holzabdeckung einer Grube mit Getroffenwerden einer Person

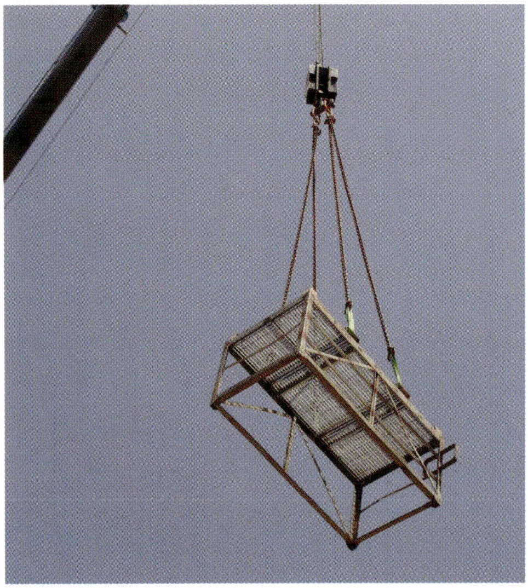

Abb. 7-21 Fehlbelastung einer Arbeitsbühne mit Kippen und Sturz aus der Höhe

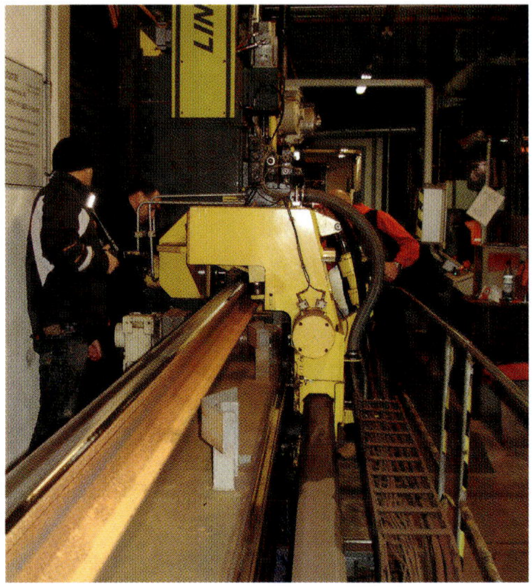

Abb. 7-22 Schienenfräse mit beweglichen Maschinenteilen

Nach Arbeitsunfällen muss die Eigensicherung bei Notarzteinsatz und Leichenschau in besonderem Maß beachtet werden: Anliegende Spannung, Belastungen tragender Konstruktionen und geruchlose Gase sind nicht spürbar, weiteres Gestein kann herabfallen oder Maschinenteile können sich bei weiter laufender Anlage in einem verfahrensbedingten Rhythmus erneut bewegen (Abb. 7-22). Hier ist vor Reanimation, Bergung und Leichenschau unbedingte Rücksprache mit entsprechend autorisierten Personen notwendig!

Nicht selten führen plötzliche erkrankungsbedingte Zustände (s. S. 94 zum plötzlichen natürlichen Tod) zu Bedienfehlern von Maschinen oder zu für andere nur schwer nachvollziehbaren Handlungen und tödlichen Verletzungen. Ebenso kann hohe Arbeitsbelastung oder Panik in Havariefällen kritisch für ein sonst kompensiertes Herz-Kreislauf-Systems werden.

Der vordergründige Eindruck am Unfallort kann von der eigentlichen Unfallursache ablenken.

7.5 Bekleidung, unabhängig von der Auffindungssituation

Die Öffnung der Kleidung vor Verletzung oder selbstbestimmte Kälteexpositionen passen in ein suizidales Handlungsmuster (Abb. 7-23).

Nicht situationsgerechte, nicht tragegerechte oder nicht witterungsgerechte Kleidung kann den Verdacht auf einen nichtnatürlichen Tod begründen (Abb. 7-24).

Der Fall aus Abbildung 7-24 erwies sich später als natürlicher Tod einer Dame mit Altersdemenz, die umherirrte.

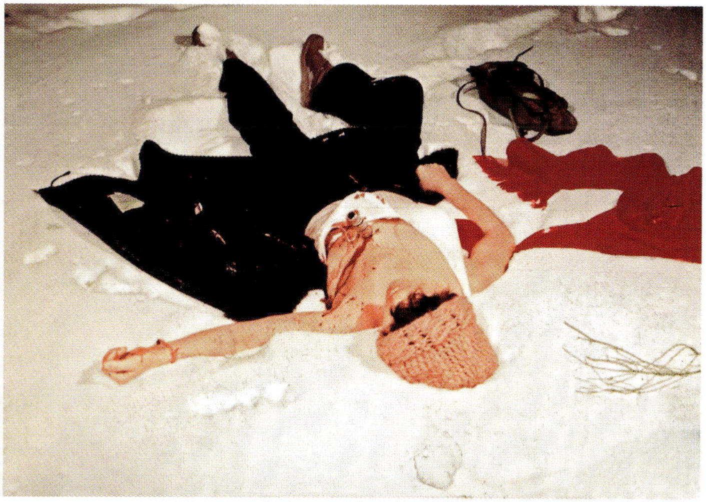

Abb. 7-23 Suizidaler Herzstich

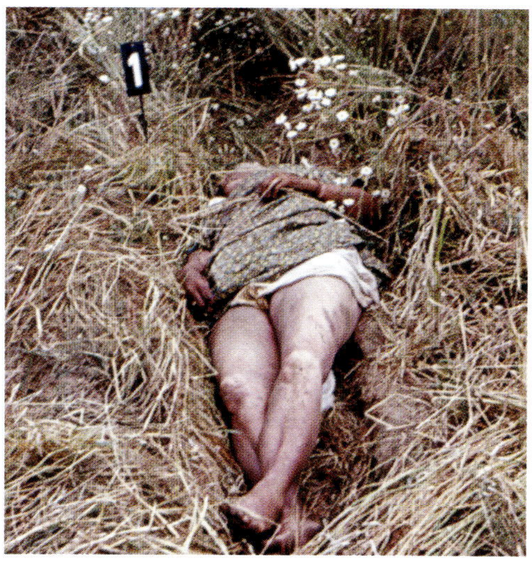

Abb. 7-24 Tot aufgefunden am Feldrand, Verdacht auf Sexualdelikt

Kleidung kann beschädigt sein und Kontaktspuren nach einem Verkehrsunfall zeigen. Beispiele sind Aufrauungen und Aufschmelzungen synthetischer Faseranteile durch Reibungshitze (Abb. 7-25 und 7-26), fetzige Zerreißungen, abgerissene Knöpfe und Schnallen.

Kleidung kann zum Spurenträger werden, z. B. von Blut- und Spermaspuren (Abb. 7-27), Schmauchanhaftungen, Farb- und Schmutzantragungen.

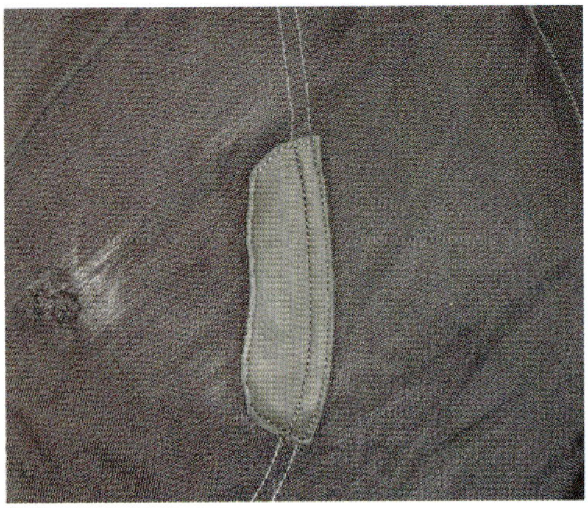

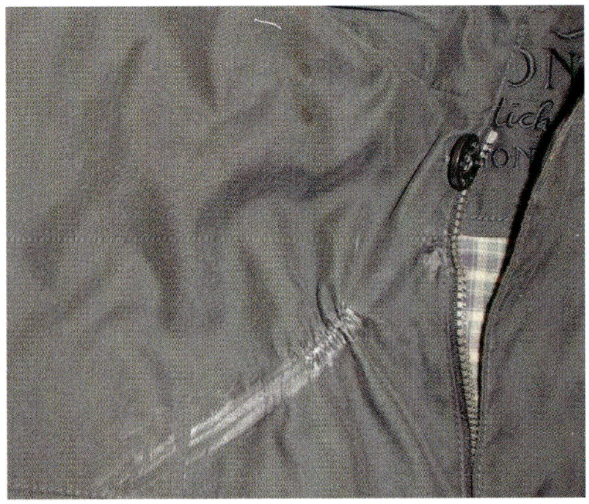

Abb. 7-25 und 7-26 Kontaktspuren nach Verkehrsunfall

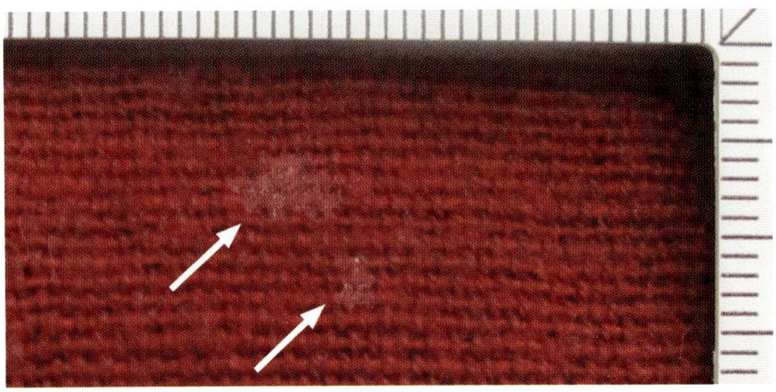

Abb. 7-27 Spermaspur auf Kleidung

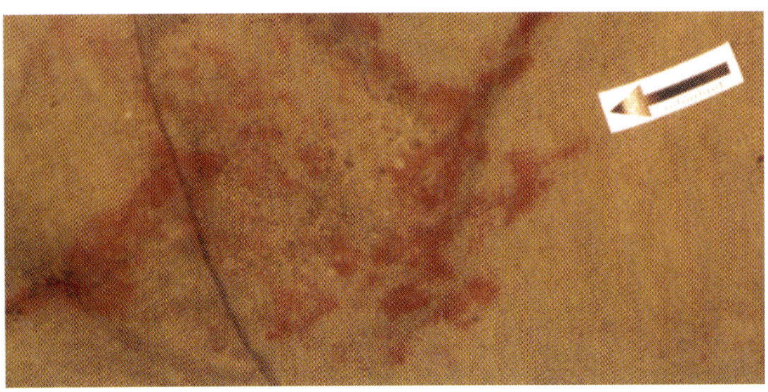

Abb. 7-28 Stockflecken auf einem T-Shirt

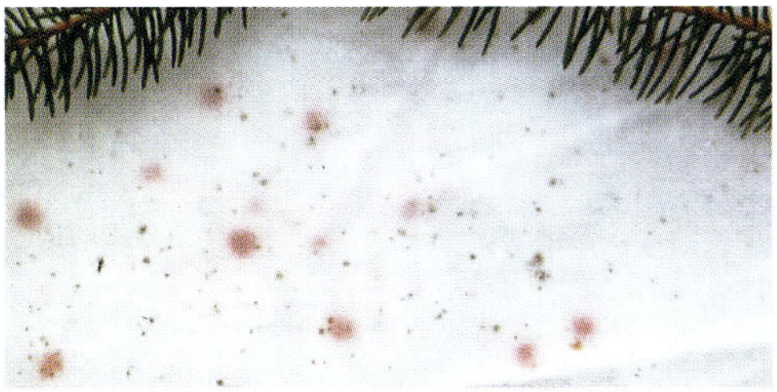

Abb. 7-29 Pinkfarbene Flecken auf Leinen nach Inkubation mit Waldboden

Kontaktspuren an der Kleidung können bei schwachem Kontrast übersehen werden. Hier hilft die Stereomikroskopie mit wechselnden Belichtungswinkeln.

Die pinkfarbenen Flecken auf dem T-Shirt in Abbildung 7-28 wurden zunächst als Antragungen handelsüblicher Farbe gesehen, erwiesen sich dann jedoch als Produkte des Pilzes *Epicoccum purpurascens*, der im feuchten Milieu während einiger Tage Liegezeit wachsen konnte. Die Typisierung der Pilzsporen gelang nach feuchter Inkubation von Leinen und Waldboden vom Auffindungsort (Abb. 7-29 und 7-30; Hammer und Weirich 1999).

Es wird deutlich, dass der Bekleidung bei der Leichenschau große Aufmerksamkeit zukommen muss, schließlich ist sie das Erste, was berührt und geöffnet wird, bevor die Untersuchung des Verstorbenen beginnen kann. Sie sollte deshalb nicht voreilig zerschnitten werden. In der Zusammenarbeit zwischen Rechtsmedizin und Kriminaltechnik wird Kleidung möglichst schon am Ereignisort asserviert, damit es bei weiterer Bergung und beim Transport in den Obduktionssaal nicht zu Artefakten oder zur Vernichtung relevanter Spuren kommt.

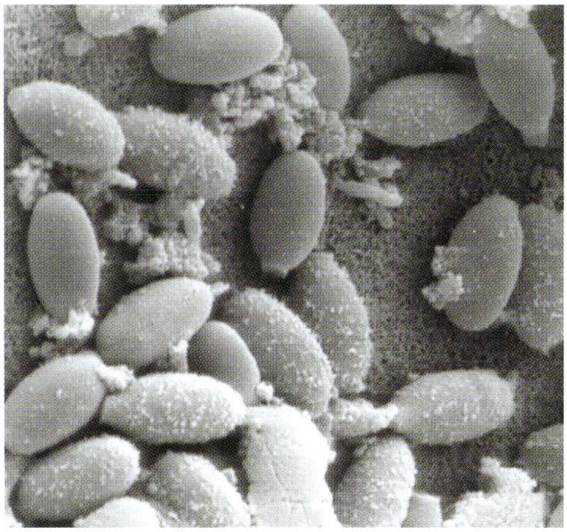

Abb. 7-30 Fruchtkörper von *Epicoccum purpurascens*

Dabei berät man sich auch gegenseitig, ob man z. B. eine Spur teilen sollte oder welche Untersuchungen in welcher Reihenfolge sinnvoll sind, um den Untersuchungserfolg nicht zu gefährden.

Der Kriminaltechniker oder der rechtsmedizinische Sachverständige wird die Bekleidung eines Verstorbenen detailliert beschreiben: Aufgenommen werden Trivialname, Markenname, Größe, Farbe, Material des Außen- und Futterstoffes, gegebenenfalls Schichtaufbau, Knöpfe, Knopflöcher, Gürtel, Gürtelschnallen, Hosenträger, Eingriff, Taschen und ihre Inhalte, Zustand (neuwertig oder abgetragen), Beschädigungen, charakteristische Verschmutzungen. Bei Schuhen gehören dazu die Art des Obermaterials mit Verschlusssystem (Schnürsenkel, Klettverschluss etc.) sowie die Art und Form der Sohle mit eventuellem Spurenmuster.

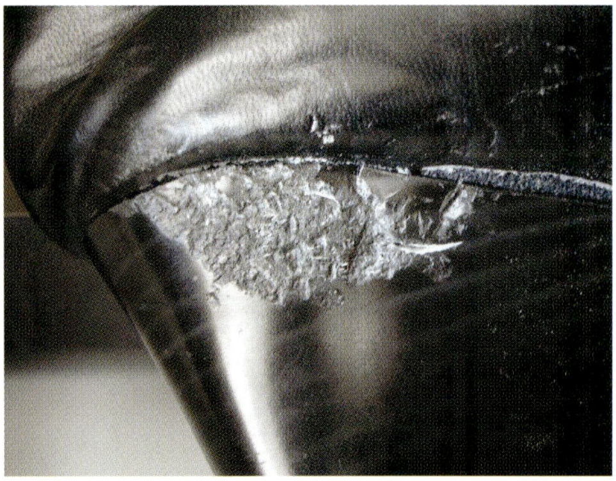

Abb. 7-31 Kontaktspur nach Verkehrsunfall

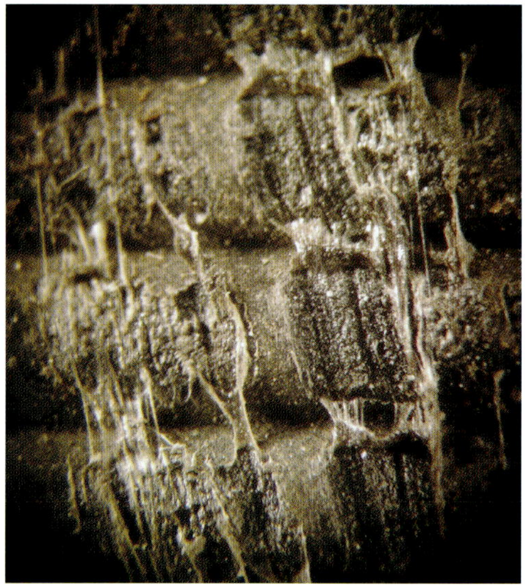

Abb. 7-32 Aufschmelzung der Schuhsohle mit erkennbarer Rutschrichtung

Insbesondere die Schuhe von Verkehrsunfallopfern (angefahrene Fußgänger) können wertvolle Hinweise auf die Anstoßrichtung geben (Abb. 7-31 und 7-32).

Die Kleidung von Tatverdächtigen verlangt die gleiche Aufmerksamkeit. Sie kann ebenso Spurenträger oder von Zeugen erkannt worden und damit unverzichtbares Beweismittel sein. Weiterhin kommen z.B. Schuhe mit Stahlkappen und markantem Profil als Tatwerkzeuge in Betracht. Sie hinterlassen nach Treten gegen Körperteile oft charakteristisch geformte Hauteintrocknungen.

7.6 Unklare Identität

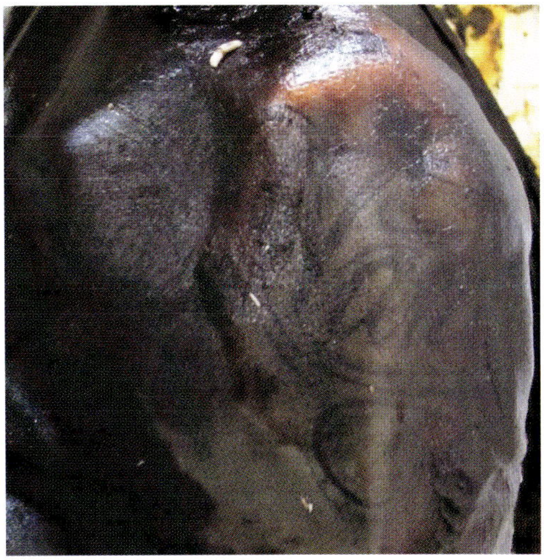

Abb. 7-33 Tattoo bei Fäulnis

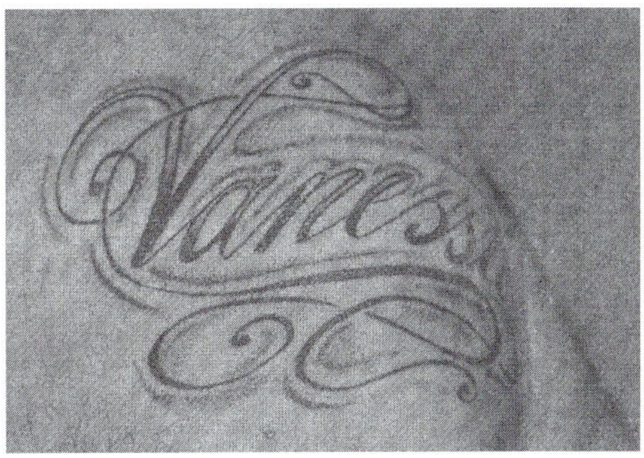

Abb. 7-34 Vergleichsvorlage zu Abb. 7-33

Wenn die Sicherung der Identität über einen Lichtbildvergleich nicht möglich ist, z. B. bei zerstörenden Verletzungen des Gesichtes oder bei Fäulnis, so ist ebenfalls die Polizei zu verständigen.

Es sollte zunächst ihr obliegen, die Hinweise zur Identität, die sich aus dem Umfeld oder aus einer Vermisstenanzeige ergeben, nach ihren Kriterien zu bewerten. Die dann vorliegenden Personalien können auf der Todesbescheinigung eingetragen werden.

Häufig wird mit einer zusätzlichen rechtsmedizinischen Leichenschau versucht, beschriebene Individualmerkmale noch am Auffindungsort abzugleichen. Das kann auch unter besseren Arbeitsbedingungen in der Leichenhalle eines Friedhofes, in den Räumen eines Bestattungsunternehmens oder im Obduktionssaal stattfinden. Gefahndet wird nach festen Körpermerkmalen (s. unten).

Der Name auf dem Türschild ist ein wertvoller Hinweis auf die Identität, ebenso die Angabe aus der Nachbarschaft. Beides bedeutet aber nicht die Feststellung der Identität.

Besonders aussagekräftig wäre ein Zahnstatus aus der Dokumentation des zuletzt behandelnden Zahnarztes. Wertvoll sind Operationsnarben und Tattoos, die auch bei hochgradiger Fäulnis freigewaschen, bei gutem Licht vermessen und fotografiert werden können (Abb. 7-33 und 7-34).

Falls keine Angaben mit Individualmerkmalen vorliegen, die im Rahmen einer Leichenschau abgeglichen werden können, oder nur Angaben über innere Merkmale vorliegen, ist eine gerichtliche Obduktion unumgänglich.

Besonders aussagekräftig sind Implantate sowie Röntgenbilder oder Computertomogramme vom Schädel der vermuteten Person, falls sie im Archiv einer Klinik einliegen, mit Darstellung der Konturen von Stirnhöhlen, wenn sie anatomisch angelegt sind. Vom Leichnam wird man versuchen, gleich positionierte Aufnahmen zu erstellen, um über eine Superposition oder einen einfachen Vergleich zum Ziel zu kommen.

Letztes Mittel ist der Versuch, vom Leichenmaterial ein DNA-Profil zu erstellen und dieses mit Profilen aus der Verwandtschaft – auch über Generationen hinweg – abzugleichen.

Das gelingt auch aus Rückstellproben, die in Krankenhauslaboren aufbewahrt wurden. Ebenso kann versucht werden, das DNA-Profil auf der Oberfläche von Gegenständen, die im Ergebnis von Ermittlungen sicher im Gebrauch des Verstorbenen waren (Kamm, Zahnbürste, Rasierapparat), abzugleichen. Diesbezügliche Aufträge ergehen von der Staatsanwaltschaft an die DNA-Labore der rechtsmedizinischen Institute oder der Landeskriminalämter.

Es ist nicht sinnvoll, als Ergebnis der ersten Leichenschau die Todesbescheinigung mit wiederkehrenden Eintragungen „unbekannt“ zu versehen. Die Kennzeichnung des Leichnams mit einer Karte „unbekannt“, auf der Ort und Zeit der Auffindung steht, genügt. Die Todesbescheinigung wird später nach Sicherung der Identität vom Rechtsmediziner ergänzt oder ausgestellt.

8 Todesursache und Todesart

Todesursache: Die Todesursache meint das am Lebensende ursächlich für den Tod im Vordergrund stehende Ereignis. Endzustände wie Herzstillstand oder Herzversagen sollen als Todesursache *per se* nicht auf einer Todesbescheinigung eingetragen werden, sondern die auslösenden Komponenten (z.B. Schädel-Hirn-Trauma, metastasierendes Tumorleiden im Endstadium, Gefäßruptur), die hierzu führen (Abb. 8-1 und 8-2).
Mit dem finalen Herzstillstand ist man in solchen Fällen nicht bei der Todesursache, sondern beim Todeseintritt selbst. Das „Herzversagen“ kann vielleicht verwendet werden, wenn der Tod als Folge einer Herzerkrankung gesehen wird (Linksherzversagen, globale kardiale Insuffizienz). Wenn möglich, sollte der Befund beim Namen genannt werden (Abb. 8-3 und 8-4).
Das Diagnosefeld auf der Todesbescheinigung gibt die Möglichkeit, auf drei Zeilen begrenzt unter Ic das Grundleiden, unter Ib den Folgezustand und unter Ia die Todesursache zu benennen. In dieser Folge sollen Erkrankungen und/oder Zustände eine medizinisch vermutlich vorliegende Kausalkette bilden.

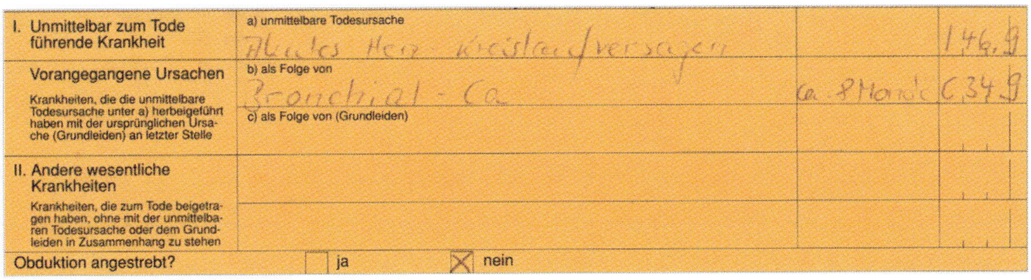

I. Unmittelbar zum Tode führende Krankheit	a) unmittelbare Todesursache Akutes Herz-Kreislaufversagen		I46.9
Vorangegangene Ursachen Krankheiten, die die unmittelbare Todesursache unter a) herbeigeführt haben mit der ursprünglichen Ursache (Grundleiden) an letzter Stelle	b) als Folge von Bronchial-Ca	ca. 8 Monate	C34.9
	c) als Folge von (Grundleiden)		
II. Andere wesentliche Krankheiten Krankheiten, die zum Tode beigetragen haben, ohne mit der unmittelbaren Todesursache oder dem Grundleiden in Zusammenhang zu stehen			
Obduktion angestrebt?	☐ ja	☒ nein	

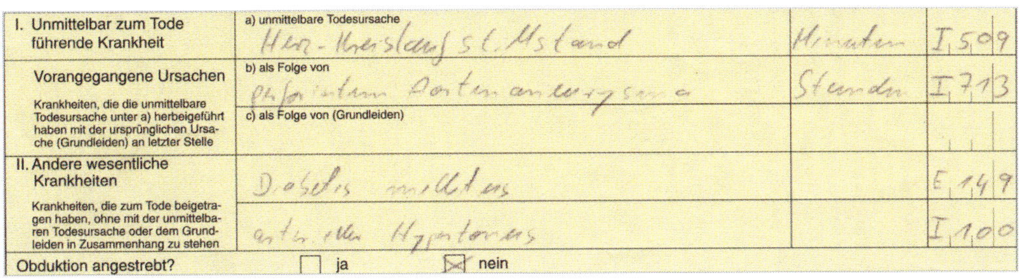

I. Unmittelbar zum Tode führende Krankheit	a) unmittelbare Todesursache Herz-Kreislaufstillstand	Minuten	I50.9
Vorangegangene Ursachen Krankheiten, die die unmittelbare Todesursache unter a) herbeigeführt haben mit der ursprünglichen Ursache (Grundleiden) an letzter Stelle	b) als Folge von Perforiertes Aortenaneurysma	Stunden	I71.3
	c) als Folge von (Grundleiden)		
II. Andere wesentliche Krankheiten Krankheiten, die zum Tode beigetragen haben, ohne mit der unmittelbaren Todesursache oder dem Grundleiden in Zusammenhang zu stehen	Diabetes mellitus		E14.9
	arterieller Hypertonus		I10.00
Obduktion angestrebt?	☐ ja	☒ nein	

Abb. 8-1 und 8-2 Fälschlicherweise „Herzversagen“ über einer allein todeswürdigen Diagnose

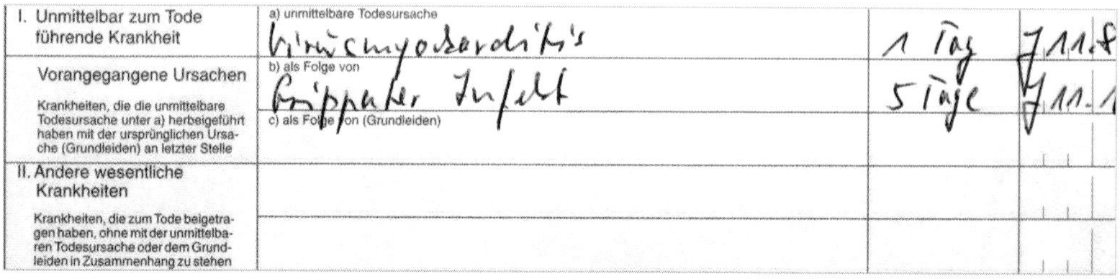

I. Unmittelbar zum Tode führende Krankheit	a) unmittelbare Todesursache: Virusmyokarditis	1 Tag	J11.8
Vorangegangene Ursachen Krankheiten, die die unmittelbare Todesursache unter a) herbeigeführt haben mit der ursprünglichen Ursache (Grundleiden) an letzter Stelle	b) als Folge von: Grippaler Infekt	5 Tage	J11.1
	c) als Folge von (Grundleiden)		
II. Andere wesentliche Krankheiten Krankheiten, die zum Tode beigetragen haben, ohne mit der unmittelbaren Todesursache oder dem Grundleiden in Zusammenhang zu stehen			

Abb. 8-3 Herzassoziierte Todesursache bei Virusinfekt

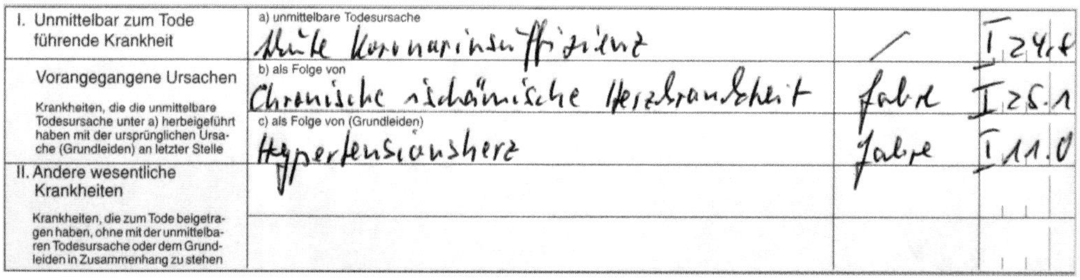

I. Unmittelbar zum Tode führende Krankheit	a) unmittelbare Todesursache: Akute Koronarinsuffizienz	/	I24.8
Vorangegangene Ursachen Krankheiten, die die unmittelbare Todesursache unter a) herbeigeführt haben mit der ursprünglichen Ursache (Grundleiden) an letzter Stelle	b) als Folge von: Chronische ischämische Herzkrankheit	Jahre	I25.1
	c) als Folge von (Grundleiden): Hypertensionsherz	Jahre	I11.0
II. Andere wesentliche Krankheiten Krankheiten, die zum Tode beigetragen haben, ohne mit der unmittelbaren Todesursache oder dem Grundleiden in Zusammenhang zu stehen			

Abb. 8-4 Herzassoziierte Todesursache als sklerosebedingte Ischämiefolge

Todesart: Falls es sich beim Grundleiden um eine Verletzung oder um einen von außen herbeigeführten Zustand handelt, der für die Erklärung des Todeseintritts nicht wegzudenken ist, handelt es sich bezüglich der Todesart um einen nichtnatürlichen Tod (Abb. 8-5 und 8-6). Dann kann aus der zunächst nur medizinisch plausiblen Ereignisfolge auch eine juristisch zu würdigende Kausalkette werden.
In Abbildung 8-6 sind unter II. Erkrankungen eingetragen, die für den Patienten von Bedeutung waren, jetzt aber nicht vordergründig mit dem Todeseintritt im Zusammenhang stehen. Gleichwohl können sie die Ereigniskette begünstigt haben.

Schwere vorbestehende, todesursächlich relevante Erkrankungen können die Kausalbeziehung zwischen nichtnatürlichem Grundleiden und Todeseintritt infrage stellen. Ob die für derartige Kausalbeziehungen im Strafrecht geforderte mit an Sicherheit grenzender Wahrscheinlichkeit vorliegt, ist ohne Obduktion und rechtsmedizinische Begutachtung nicht zu klären.

Bei Überlegungen zur Todesart ist es völlig irrelevant, ob ein Unfall, eine Selbstbeschädigung oder eine Fremdeinwirkung vorgelegen hat, selbst wenn die Person als Patient darüber berichtete. Gerade diese Differenzierung ist immer Aufgabe von Polizei und Staatsanwaltschaft, die aber nur dann ermitteln können, wenn die Mediziner ihrer Meldepflicht nachgekommen sind.
Die Todesart meint also die Unterscheidung zwischen einem krankheitsbedingten „natürlichen" Tod und einem durch äußere Einwirkung bedingten „nichtnatürlichen" Tod. Die Terminologie ist in § 159 der Strafprozessordnung beschrieben (Meyer-Goßner und Schmitt 2013). Die juristische Definition des nichtnatürlichen Todes deckt nicht alle denkbaren Situationen ab. Sie lässt aber erkennen, worauf es bei der Überlegung, ob ein Sterbefall als natürlicher oder nichtnatürlicher Tod oder als Tod ungeklärter Todesart eingeordnet werden sollte, ankommt: Stellt sich ein potenziell rechtsrelevanter Hintergrund dar oder zeichnet sich ab, dass bisher getroffene Feststellungen zur Todesursache angezweifelt werden und allein daraus ein Rechtsstreit erwachsen könnte?

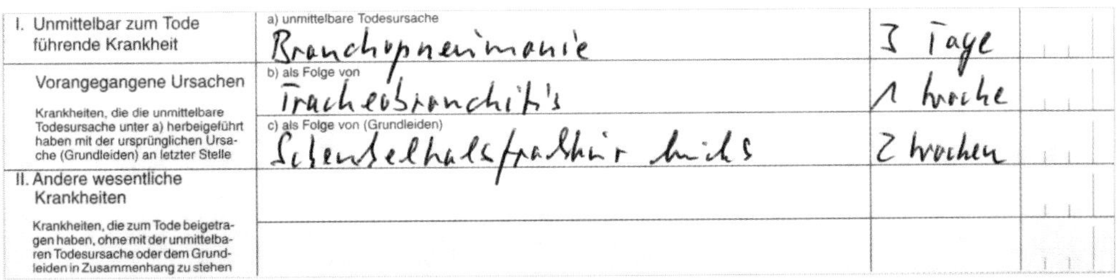

I. Unmittelbar zum Tode führende Krankheit	a) unmittelbare Todesursache: Bronchopneumonie	3 Tage	
Vorangegangene Ursachen Krankheiten, die die unmittelbare Todesursache unter a) herbeigeführt haben mit der ursprünglichen Ursache (Grundleiden) an letzter Stelle	b) als Folge von: Tracheobronchitis	1 Woche	
	c) als Folge von (Grundleiden): Schenkelhalsfraktur links	2 Wochen	
II. Andere wesentliche Krankheiten Krankheiten, die zum Tode beigetragen haben, ohne mit der unmittelbaren Todesursache oder dem Grundleiden in Zusammenhang zu stehen			

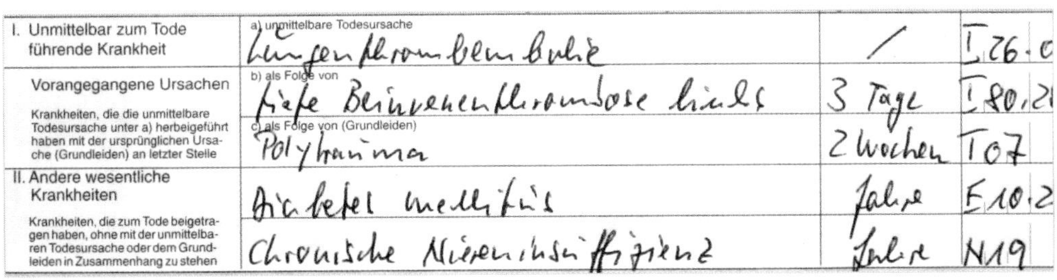

I. Unmittelbar zum Tode führende Krankheit	a) unmittelbare Todesursache: Lungenthrombembolie	/	I26.0
Vorangegangene Ursachen Krankheiten, die die unmittelbare Todesursache unter a) herbeigeführt haben mit der ursprünglichen Ursache (Grundleiden) an letzter Stelle	b) als Folge von: tiefe Beinvenenthrombose links	3 Tage	I80.2
	c) als Folge von (Grundleiden): Polytrauma	2 Wochen	T07
II. Andere wesentliche Krankheiten Krankheiten, die zum Tode beigetragen haben, ohne mit der unmittelbaren Todesursache oder dem Grundleiden in Zusammenhang zu stehen	Diabetes mellitus	Jahre	E10.2
	Chronische Niereninsuffizienz	Jahre	N19

Abb. 8-5 und 8-6 Todeseintritte über Komplikationen eines Traumas

Einfacher präsentieren sich Zustände, die nicht mit dem Leben vereinbar sind oder sich weitgehend selbst erklären (Abb. 8-7 und 8-8). Der Terminus „Strangulation“ wurde wertfrei gewählt. Wenn der Verstorbene zum Zeitpunkt der Leichenschau bereits auf dem Boden liegt, sollte man nicht mit dem Begriff „Erhängen“ einen Zustand suggerieren, den man selbst nicht gesehen hat. Jedenfalls ist die Polizei zu verständigen, die auch zur Frage der Selbstbeibringung ermitteln wird.

Der Begriff Polytrauma beschreibt die Annahme, dass mehrere Verletzungen im Zusammenwirken zum Tode führten. Wenn hinsichtlich der todesursächlichen Relevanz ein Befund im Vordergrund stehen würde, wäre dieser zu benennen.

Die Fälle aus den Abbildungen 8-7 und 8-8 bedeuten einen „nichtnatürlichen“ Tod, unabhängig von der Einordnung in Unfall, Suizid oder Homizid.

Die Todesbescheinigungen geben in der Regel zusätzlich Raum für die äußeren Ursachen einer Schädigung. Hier sind keinesfalls die Eintragungen von oben zu wiederholen, sondern es ist aus den in der Internationalen Klassifikation der Erkrankungen (ICD) vorbereiteten Kategorien auszuwählen (z. B. „Transportmittelunfälle“ oder „vorsätzliche Selbstbeschädigung“ mit Untergruppen; Tab. 8-1).

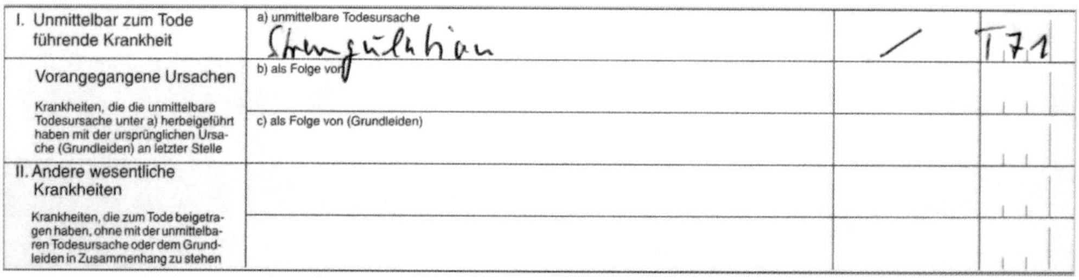
I. Unmittelbar zum Tode führende Krankheit
a) unmittelbare Todesursache
Strangulation
/
T71
Vorangegangene Ursachen
Krankheiten, die die unmittelbare Todesursache unter a) herbeigeführt haben mit der ursprünglichen Ursache (Grundleiden) an letzter Stelle
b) als Folge von
c) als Folge von (Grundleiden)
II. Andere wesentliche Krankheiten
Krankheiten, die zum Tode beigetragen haben, ohne mit der unmittelbaren Todesursache oder dem Grundleiden in Zusammenhang zu stehen

Abb. 8-7 Todesursache ohne vorangestellte Kausalkette

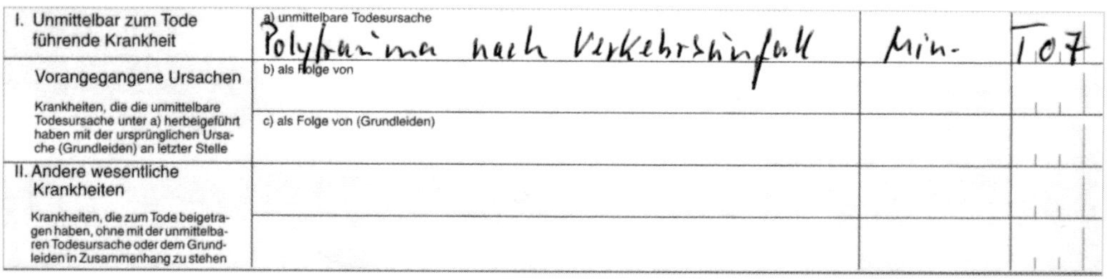
I. Unmittelbar zum Tode führende Krankheit
a) unmittelbare Todesursache
Polytrauma nach Verkehrsunfall
Min.
T07
Vorangegangene Ursachen
Krankheiten, die die unmittelbare Todesursache unter a) herbeigeführt haben mit der ursprünglichen Ursache (Grundleiden) an letzter Stelle
b) als Folge von
c) als Folge von (Grundleiden)
II. Andere wesentliche Krankheiten
Krankheiten, die zum Tode beigetragen haben, ohne mit der unmittelbaren Todesursache oder dem Grundleiden in Zusammenhang zu stehen

Abb. 8-8 Todesursache als zusammenfassender Terminus

Todesursache unbekannt: Über die Todesursache können im Ergebnis einer Leichenschau nur Vermutungen angestellt werden, insbesondere außerhalb medizinischer Einrichtungen, wenn es keine Vordiagnostik gab und der Verstorbene als Patient nicht bekannt war.

Allein die unbekannte Todesursache muss nicht zwingend eine Meldung an die Polizei bedeuten, solange sich die möglichen und am ehesten denkbaren Sterbevorgänge im Kreis natürlicher bzw. krankheitsbedingter Ursachen bewegen.

Erst wenn der Gedanke an einen Tod als Folge äußerer Einwirkung aufkommt, wird neben der jeweils zu vermutenden Todesursache die Todesart im Ergebnis der Leichenschau entweder als ungeklärt oder bei konkretem Anhalt als nichtnatürlich einzuordnen sein.

Häufig kommt in Fortbildungen für Mediziner die Frage auf, was man auf die Todesbescheinigung für eine Diagnose setzen soll, wenn keine ausreichenden Informationen vorliegen.

Der „Tod unbekannter Ursache“ ist eine nach Internationaler Klassifikation der Krankheiten (ICD; Deutsches Institut für Medizinische Dokumentation und Information 2011) erlaubte Formulierung (Tab. 8-2).

Tab. 8-1 Beispiel für äußere Ursachen von Morbidität und Mortalität (nach ICD-10-WHO Version 2013)

V99!	Transportmittelunfall
inklusiv:	• Busunfall • Eisenbahnunfall • Fahrradunfall • Fußgängerunfall • Lieferwagenunfall • Lkw-Unfall • Luftverkehrsunfall • Motorradunfall • Pkw-Unfall • Reitunfall oder Unfall eines tierbespannten Fahrzeuges • Straßenbahnunfall • Unfall mit einem Spezialfahrzeug • Wasserfahrzeugunfall
exklusiv:	• Ereignis, dessen Umstände unbestimmt sind (Y34.9) • Ertrinken und Untergehen durch freiwilligen Sprung von einem Boot, das nicht an einem Unfall beteiligt ist (X59.9) • Exposition gegenüber Luftdruckwechsel beim Aufsteigen oder Landen (W94.9) • Spezialfahrzeug bei Benutzung im Stand oder bei Instandhaltung (W49.9) • tätlicher Angriff durch vorsätzlich verursachten Kraftfahrzeugunfall (Y09.9) • Unfälle mit Beteiligung von Fahrzeugen, aber ohne Bezug zu den typischen Risiken der Fortbewegung, z.B. Zerquetschung eines Fingers beim Schließen der Fahrzeugtür (W49.9) • Unfälle von Personen bei der Instandhaltung oder Reparatur von Transportmitteln (nicht in Bewegung), es sei denn, sie werden durch ein anderes sich bewegendes Transportmittel verletzt (W49.9) • vorsätzliche Selbstbeschädigung (X84.9) • Zusammenstoß eines Fußgängers (oder eines von ihm benutzten Beförderungsmittels) mit anderem Fußgänger (oder von diesem benutzten Beförderungsmittel) (X59.9)

Tab. 8-2 Ungenau bezeichnete und unbekannte Todesursachen[1] (R95–R99) (nach ICD-10-WHO Version 2013)

Nr.	Todesursache	Zusatzinformationen
R95	**plötzlicher Kindstod**	inklusiv: • sudden infant death syndrome (SIDS)
R95.0	*plötzlicher Kindstod mit Angabe einer Obduktion*	
R95.9	*plötzlicher Kindstod ohne Angabe einer Obduktion* plötzlicher Kindstod ohne nähere Angaben	
R96	**sonstiger plötzlicher Tod unbekannter Ursache**	exklusiv: • plötzlicher Herztod, so bezeichnet (I46.1) • plötzlicher Kindstod (R95)
R96.0	*plötzlich eingetretener Tod* plötzlicher ungeklärter Tod beim Erwachsenen	exklusiv: • plötzlicher Tod bekannter Ursache (A00.0-Q99.9, U04.9, V01.0-Y89.9)
R96.1	*Todeseintritt innerhalb von weniger als 24 Stunden nach Beginn der Symptome, ohne anderweitige Angabe* Tod, der nachweislich weder gewaltsam noch plötzlich eintrat und dessen Ursache nicht festgestellt werden kann Tod ohne Anhalt für eine Krankheit	
R98	**Tod ohne Anwesenheit anderer Personen**	inklusiv: • aufgefundene Leiche • aufgefundener Toter, dessen Todesursache nicht festgestellt werden konnte
R99	**sonstige ungenau oder nicht näher bezeichnete Todesursachen**	inklusiv: • Tod ohne nähere Angaben • unbekannte Todesursache

1 exklusiv: Fetaltod nicht näher bezeichneter Ursache (P95); Tod während der Gestationsperiode ohne nähere Angaben (O95)

Dennoch sollte man versuchen, über Befragungen im unmittelbaren Umfeld und die Sichtung von Medikamenten Hinweise zu bekommen, ob z. B. ein organassoziiertes Problem bestand oder ob ein Tumorleiden vorlag. Derartige Informationen rechtfertigen bereits die Vermutung einer entsprechenden Todesursache und deren Eintrag auf der Todesbescheinigung, auch wenn eine „Beweisführung" nicht möglich ist.

Bei Vermutungen zur Todesursache wird man nach **Anhaltspunkten** suchen. Gleichermaßen geht die Staatsanwaltschaft vor. Sie sucht nach **Anknüpfungstatsachen**. Dieses Vorgehen führt am schnellsten zum Untersuchungs- bzw. Ermittlungserfolg. Nicht selten wird der

Rechtsmediziner nach Erstattung seines Gutachtens gefragt, ob er bestimmte andere Mechanismen ausschließen kann. Diese Frage wird er in aller Regel so beantworten, dass man selten etwas ausschließen kann und bei dieser Sicht schnell in uferlose Spekulationen gerät. Die unermessliche Vielfalt in Biologie und Medizin lässt diese Frage nicht zu. Wir können mit unseren Sinnen nur aufnehmen, was sich in einem Untersuchungsgang an Anhaltspunkten oder Anknüpfungstatsachen bietet. Natürlich muss man die nach dem Stand der Wissenschaften gegebenen Untersuchungsmöglichkeiten nutzen, um größtmögliche Sicherheit über eine infrage stehende Todesursache oder einen Kausalzusammenhang zu erlangen.

Nach bestem Wissen und Gewissen zu arbeiten, liegt in der Verantwortung des Leichenschauarztes ebenso wie in der Verantwortung eines späteren klinischen oder rechtsmedizinischen Gutachters, eines Staatsanwaltes, eines Kriminalbeamten, eines Verteidigers oder eines Richters.

Mors in tabula (Tod auf dem Operationstisch): Nach derzeitiger Rechtslage muss nicht jeder *mors in tabula* wie ein nichtnatürlicher Tod behandelt werden.

Zum nichtnatürlichen Tod und damit zu Todesfällen, die nach den Bestattungsgesetzen der Bundesländer gegenüber der Polizei meldepflichtig sind, gehören Todesfälle im Zusammenhang mit medizinischen Maßnahmen, wenn sich wenigstens entfernt konkrete Anhaltspunkte für einen sogenannten Kunstfehler finden. Das gilt für offenbares Fehlverhalten, für Behandlungen entgegen aller Auffassung, gegen die Leitlinien und Lehrmeinungen, nach technischem Defekt etc.

Der Zusammenhang zwischen medizinischer Maßnahme und Todeseintritt kann durch die Unmittelbarkeit des Eingriffes oder durch die Zeitnähe zum Eingriff gegeben sein (z. B. bei Tod in der frühen postoperativen Phase).

Die Meldung an die Polizei bedeutet, wie bei jedem anderen nichtnatürlichen Tod, dass ein Ermittlungsverfahren eröffnet wird. Die schnelle Information des Klinikvorstandes, der Ärztekammer, der Rechtsschutzversicherung etc. ist zu empfehlen, um über das Verhalten im Ermittlungsverfahren mit einem Rechtsbeistand zu beraten. Eine gerichtliche Obduktion ist unerlässlich.

Auch wenn die Obduzenten Angestellte z. B. desselben Universitätsklinikums sein sollten, dürfen sie das Obduktionsergebnis nur dem Auftraggeber, dem Gericht bzw. der Staatsanwaltschaft, berichten. Ein früher Schulterschluss zwischen Kollegen in einer solchen Situation würde einen ungeschickten Verfahrensfehler bedeuten, der den Rechtsmediziner als potenziellen Gutachter „verbrennt". Dagegen steht der kaum abzuwendende Vertrauensverlust aufseiten der klinisch tätigen Kollegen. Die Rechtsmedizin befindet sich hier zuweilen auf einer Gratwanderung.

Ist eine Konfliktsituation nicht zu bewältigen (Befangenheit wegen kollegialer und privater Kontakte, enger wissenschaftlicher oder anderer Zusammenarbeit), wird der Rechtsmediziner der Staatsanwaltschaft zur weiteren Begutachtung ein anderes pathologisches bzw. rechtsmedizinisches Institut oder einen klinischen Gutachter aus einer anderen Einrichtung empfehlen.

9 Logistik

Bei nichtnatürlichem Tod, inklusive Verdacht, ist nach den Bestattungsgesetzen der Bundesländer Deutschlands die Meldung des Sterbefalles an die für den Sterbeort zuständige Polizei vorgeschrieben. Die Meldung hat unmittelbar nach entsprechenden Feststellungen zu erfolgen. Die Leichenschau ist bis zum Eintreffen der Polizei zu unterbrechen.

Die Polizei wird den für sie zuständigen Staatsanwalt über den Sachverhalt informieren. Sie wird auch fortgesetzt über weitere Ermittlungsergebnisse berichten. Der Staatsanwalt müsste zur Veranlassung einer gerichtlichen Obduktion einen entsprechenden Beschluss beim zuständigen Amtsgericht beantragen. Dieser Beschluss wird in der Regel schnell ausgefertigt und dem für die Region zuständigen rechtsmedizinischen Institut zugehen. Dieses wiederum wird von der Polizei Informationen zur Auffindungssituation bekommen, sofern nicht ein Vertreter selbst am Ereignisort eine rechtsmedizinische Leichenschau durchgeführt hat. Die Polizei informiert auch zum bisherigen Verbleib des Leichnams, damit der Transport zur Obduktion organisiert werden kann. Transportkosten und Kosten für die Obduktion gehen zulasten der Staatskasse.

Leichenschauberichte und Obduktionsberichte gehen an den Auftraggeber bzw. die ermittlungsführende Staatsanwaltschaft. Nachträgliche Akteneinsicht ist grundsätzlich dort zu beantragen und nicht beim Rechtsmediziner. Wird in Ausnahmefällen schnell klar, dass es keine Beschuldigten geben wird und die Ermittlungen schnell eingestellt werden, ist nach Rücksprache mit der Staatsanwaltschaft die Befundübermittlung z. B. an Angehörige oder Leichenschauärzte auch über den Rechtsmediziner möglich.

Nach einer Obduktion wird die Staatsanwaltschaft durch die Obduzenten sofort über die Ergebnisse bisheriger Untersuchungen informiert, damit die Grundlage für eine Freigabe des Leichnams zur Bestattung gegeben ist. Ebenso werden weiterführende Untersuchungen besprochen, da sie erneute Rechnungslegungen zur Folge hätten.

Bei derartigen Sterbefällen ist also die Staatsanwaltschaft laut Strafprozessordnung Herrin des Ermittlungsverfahrens. Wenn die Angehörigen nicht möchten, dass eine Obduktion durchgeführt wird, so kann die Kraft des Gesetzes zur Wahrung der Rechtssicherheit sich über diesen Wunsch von Angehörigen stellen. Im Konfliktfall sollten sich alle Parteien einschließlich der Rechtsmedizin verständigen, um auszuloten, was auch im Rahmen einer gerichtlichen Leichenschau (nur äußere Besichtigung) und gegebenenfalls flankierender Zusatzuntersuchungen möglich ist.

Jegliche Form von Abschiednahme und Ritual durch die Angehörigen wird durch das oben genannte Prozedere nicht verhindert. In der Regel dauert es einen Tag, bis der Leichnam in der Rechtmedizin zur Obduktion eintrifft, und dieser liegt ohnehin in der mehrere Tage andauernden Zeit zwischen Sterbetag und Trauerfeier. Abschiednahme, Trauerfeier und Beisetzung werden traditionell über das beauftragte Bestattungsunternehmen organisiert. Alle Beteiligten sollten sich bemühen, die Religiosität des Verstorbenen und der Angehörigen bzw. ihre Individualität zu respektieren.

Bei natürlichem Tod liegen sämtliche Interaktionen nur zwischen Familie, Bestattungsunternehmen und Friedhofsverwaltung. Jedes Jahr erleben wir Familien, die nach offenbar natürlichem Tod wissen möchten, warum ein Angehöriger verstarb. In diesem Fall ist die Obduktion durch ein rechtsmedizinisches oder pathologisches Institut im privaten Auftrag möglich und berechnet sich nach der Gebührenordnung für Ärzte. Rechtsmedizinische Institute finden sich an allen Universitäten, pathologische Institute ebenso. Außerdem gibt es eine Reihe niedergelassener Pathologen, von denen aber nicht alle obduzieren.

Auch Gesundheitsämter können auf der Grundlage des Infektionsschutzgesetzes eine Obduktion anordnen, was aber nur selten erfolgt.

Für den Fall einer Urnenbeisetzung erfolgt je nach Rechtslage in den Krematorien im Auftrag der Gesundheitsämter eine zweite sogenannte Feuerbestattungsleichenschau durch den Amtsarzt oder einen Facharzt für Rechtsmedizin. Sie dient dem Abgleich der Personalien, die am Leichnam, am Sarg und auf den begleitenden Papieren vermerkt sind. Der Sarg wird geöffnet, die Körperoberfläche wird vollständig angesehen. Bei einer Befundlage, die von sich aus zum Verdacht auf einen nichtnatürlichen Tod führt, wird in der Todesbescheinigung nachgesehen, ob das Kreuz an die entsprechende Stelle gesetzt wurde. Wurde es gesetzt, wird kontrolliert, ob die Freigabe der Staatsanwaltschaft vorliegt. Wurde es nicht gesetzt, wird der Rechtsmediziner den Leichenschauarzt kontaktieren, der die Todesbescheinigung unterschrieben hat.

Gleiches passiert auch bei fehlender äußerer Befundlage, aber Eintragungen zur Vorgeschichte, die ein nichtnatürliches Grundleiden vermuten lassen. Gemeinsam kann festgelegt werden, ob eine Nachmeldung an die Polizei notwendig ist. Der Rechtsmediziner wird gegebenenfalls versuchen, eine gerichtliche Obduktion über die Staatsanwaltschaft und das Amtsgericht zu erwirken. Dadurch verzögert sich die Feuerbestattung um einen Tag.

Zügiges Vorankommen am Ereignisort setzt voraus, dass der diensthabende Staatsanwalt, die Mitarbeiter des Kriminaldauerdienstes bzw. zentralen Kriminaldienstes, die Fachkommissare der Kriminalpolizei, inklusive Kriminaltechniker, und die Rechtsmediziner über erprobte und verlässlich funktionierende Verständigungswege verfügen. Diese sicherzustellen, ist nicht immer einfach. An einem Ereignisort bzw. Tatort hat die Informationslage zentrale Bedeutung. Diese kann sich minütlich ändern, sodass schon getroffene Entscheidungen z. B. darüber, wer was zu welchem Zeitpunkt und an welchem Ort erledigen soll, schnell hinfällig werden (Abb. 9-1 und 9-2).

Selbst bei bestem Qualitätsmanagement sind bei vielen handelnden Personen Fehlübermittlungen oder falsche Einschätzungen der Lage möglich. Zentrale Bedeutung hat ebenfalls die kompetente Besetzung der Entscheidungsebenen. Es ist nicht sinnvoll, Kriminalisten medizinische Untersuchungen an Verstorbenen durchführen zu lassen, wenn sie die Untersuchungsergebnisse nicht verlässlich einordnen können. Die Polizeiausbildung beinhaltet zwar viele Stunden Rechtsmedizin, dennoch ist der Polizist kein Mediziner oder Teilmediziner für Rechtsmedizin. Ebenso würde kein Rechtsme-

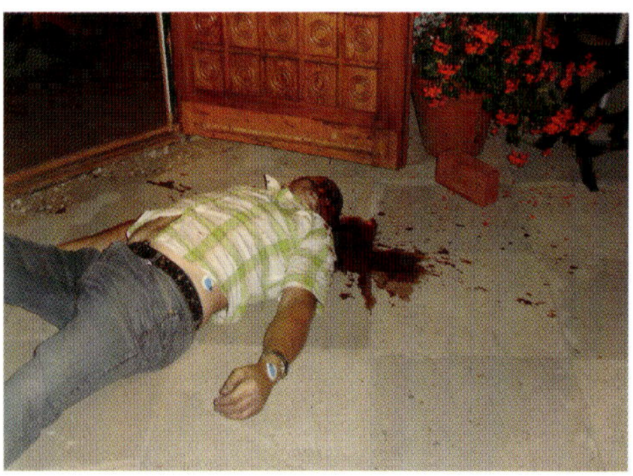

Abb. 9-1 Ereignisort mit einfacher Spurenlage

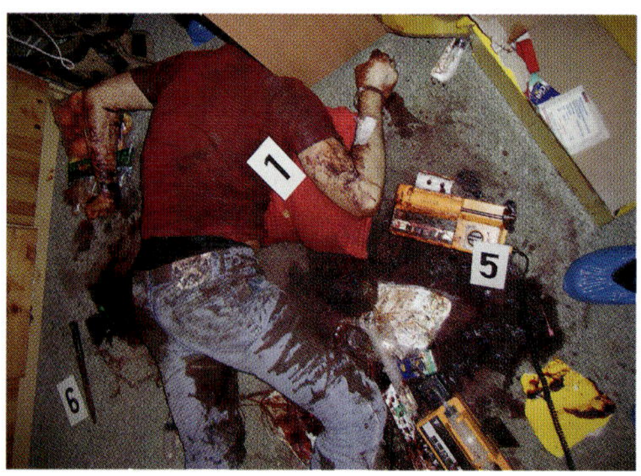

Abb. 9-2 Ereignisort mit komplizierter Spurenlage

diziner in die Rolle eines Vernehmers schlüpfen. Die Grenzen sind am Tatort bzw. Ereignisort scharf gezogen. Dennoch ist eine sehr gute Zusammenarbeit möglich.

Mediziner und Juristen haben ihre eigene Berufsspezifik. Der Rechtsmediziner sieht sich in der Herausforderung und Verpflichtung, seine Fachspezifik zu vertreten und interdisziplinär zu vermitteln. Das gelingt zumeist, aber nicht immer. In jedem Fall sollte man sich um Verständnis für sein Gegenüber bemühen, damit ein Miteinander entsteht.

Auf den Entscheidungsebenen Leichenschau, Obduktion, Einleitung eines Ermittlungsverfahrens, Vorbereitung der Anklage und Urteilsfindung eines Gerichtes liegen zum selben Sterbefall sehr unterschiedliche Informationslagen vor. Zwischen der Begründung eines Verdachtes und der Formulierung eines Urteiles liegen viele Monate Ermittlungsarbeit. Für die strafrechtliche Relevanz einer Kausalbeziehung zwischen einem von außen wirkenden Ereignis und einem eingetretenen Tod bedarf es einer an Sicherheit grenzenden Wahrscheinlichkeit, dass diese Kausalbeziehung vorliegt. Gegebenenfalls wird mit Feststellung einer derartigen Kausalbeziehung die Grundlage für die Verurteilung eines Tatverdächtigen geschaffen.

Damit wird plausibel, dass man sich vor strafrechtlichem Hintergrund nicht mit den sehr fehlerbehafteten Leichenschaudiagnosen begnügen wird. Für die Begründung einer Meldung an die Polizei und die Einleitung eines Ermittlungsverfahrens genügt jedoch schon der Verdacht, der sich im Laufe der Ermittlungen oder im Ergebnis der Obduktion bestätigt oder nicht.

Art, Zustand und Bedeutung biologischer Spuren können in der Regel vom Mediziner sachverständig beurteilt werden. Er kann bei den Überlegungen mitwirken, wann welche Spur wie zu asservieren ist, welche Labormethodik in welcher Reihenfolge Erfolg verspricht, und ob es sinnvoll ist, eine Spur zu teilen, damit kriminaltechnische und forensisch-genetische Untersuchungen parallel laufen können bzw. überhaupt nebeneinander möglich sind.

Diese ersten Überlegungen an einem großen Tatort mit komplexer Spurenlage und vielleicht mehreren Verstorbenen – bei noch unsicherer Informationslage, bei noch fehlendem Überblick in der Sortierung zwischen Feststellenden, Zeugen und potenziell Beschuldigten – sollten sehr bedächtig angegangen werden. Sonst sind die Möglichkeiten eines schnellen Untersuchungserfolgs eventuell frühzeitig verspielt. Geduld ist hier der bessere Ratgeber.

Die Annäherung an einen durch Fremdeinwirkung Verstorbenen erfolgt auf dem Weg, den die Kriminalpolizei zuweist, nachdem sie geprüft hat, ob auf diesem Weg tatrelevante Spuren gefährdet werden könnten. In der Regel wird es der Weg sein, den vielleicht schon der Feststellende und der Notarzt gegangen sind. Längst hat man sich Schutzkleidung angelegt, um sich zu schützen und um nicht selbst zum Spurenleger zu werden. Die Leichenschau muss Schritt für Schritt nach ständigen Rücksprachen und Versicherungen des Rechtsmediziners mit Beamten der Kriminaltechnik ablaufen. Da eine Originalsituation sich schnell verändern kann und so nur noch schwer rekonstruierbar ist, wird die Kriminalpolizei entscheiden, ob die Untersuchungsschritte gefilmt oder fotografiert werden.

Am Corpus Delicti werden die Lage der Leiche, die Bekleidung, die Leichenveränderungen und die Spuren an der Leiche erfasst und danach in einem vorläufigen Statement bewertet. Dazu gehören Angaben zur vermutlichen Todesursache, zum vermutlichen Sterbezeitpunkt, zu Anhaltspunkten für Fremdeinwirkungen und zu einem beim Täter zu erwartenden Spurenbild.

Die Untersuchung bewegt sich mehrfach zwischen Gesamteindruck und Detail, zwischen Makroskopie und beinahe Mikroskopie (Feststellung eines einzelnen opferfremden Haares im Mundwinkel des Verstorbenen!). Immer wieder wird man sich bemühen, Details in den großen Zusammenhang zu stellen. Die Abstraktion ist ebenso bedeutsam wie die Sorgfalt an der einzelnen Spur.

Der Bestattungsunternehmer ist genauestens anzuweisen, wie der Transport des Leichnams erfolgen soll (Bauchlage? Rückenlage? Welche Art der Umhüllung?). Im Rückblick auf den Informationsgehalt der bereits besprochenen Hauteintrocknungen wird klar, wie Befunde zerstört werden können, wenn sie durch unsachgemäße Lagerung und Transport wieder feucht werden. Opferfremde DNA oder Schmauchspuren an den Händen können über zufällige Verwischungen bei Bewegungen von Haut auf Haut dem Nachweis entzogen werden.

In Absprache mit der Kriminalpolizei wird man auch überlegen, ob es sinnvoll ist, bestimmte Formen der Spurensicherung nicht am Tatort, sondern im Obduktionsraum bei gutem Licht durchzuführen. Dafür müssten die entsprechenden Körperteile für die Bergung, die Lagerung und den Transport mit Papiertüten um Hände und Unterarme (keine Kunststofftüten, um ein „Schwitzen" zu vermeiden!) geschützt werden.

Beim Abkleben von Handinnenflächen und Handrücken, beim Beschneiden der Fingernägel, um nach opferfremder DNA zu fahnden, und bei erkennungsdienstlichen Maßnahmen (Abnehmen der Fingerabdrücke) sollten die Kriminalbeamten Hilfe bekommen. Bei Faustschluss (Abb. 9-3) und vollständiger Leichenstarre ist die Öffnung der Faust schwierig. Das Eingreifen in die zunächst nicht einsehbare Handinnenfläche ist zu vermeiden. Vielmehr wird man durch kräftigen Druck auf die Fingergrundgelenke von außen die Hand im Handgelenk beugen und damit die Strecksehnen dehnen (Abb. 9-4).

So öffnet sich die Hand, und die Handinnenfläche kann untersucht werden. Während kriminaltechnischer Untersuchungen am Leichnam ist die Obduktion noch nicht möglich, wohl aber die übrige äußere Besichtigung, sodass auch im Obduktionsraum inhaltlich und zeitlich abgestimmt vorgegangen werden sollte.

In einer späteren Gerichtsverhandlung werden alle Abläufe sehr genau hinterfragt. Damit Untersuchungsergebnisse als Beweismittel verwertbar sind, ist mit größter Transparenz darzulegen, wer in wessen Auftrag wann, wo, warum und wie gehandelt hat. Die Institute für Rechtsmedizin sind für derartige Untersuchungsgänge in der Regel akkreditiert.

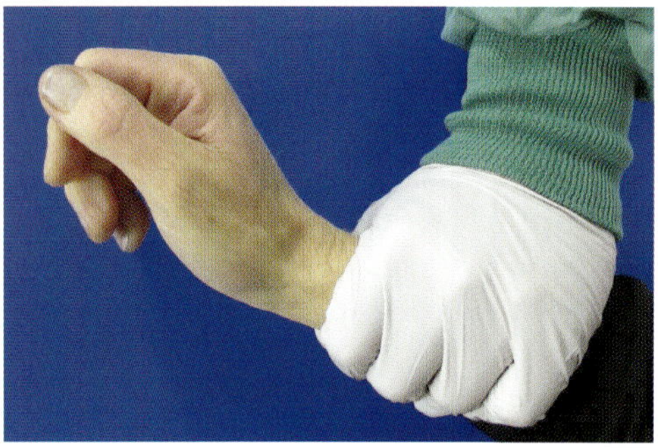

Abb. 9-3 Faustschluss bei Totenstarre

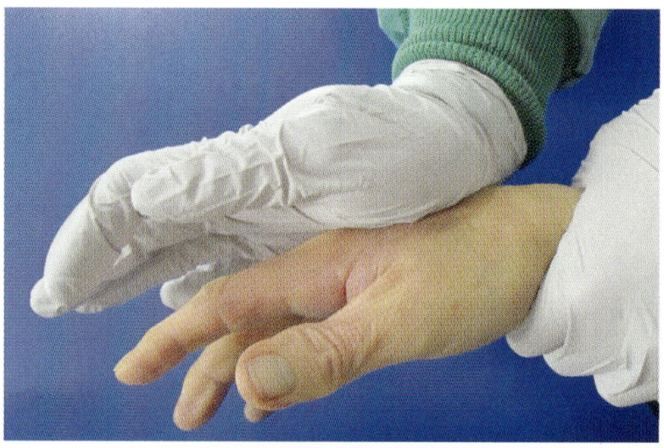

Abb. 9-4 Öffnung der Hand zur Spurensicherung

10 Fotodokumentation

10.1 Wahl der Kamera

Modell: Keine Kassenärztliche Vereinigung, keine Staatsanwaltschaft und kein Gericht schreiben vor, mit welcher Kamera Befunde am Patienten oder Leichenschaubefunde dokumentiert werden sollten. Nicht nur mit Spiegelreflexkameras gelingen qualitativ gute oder sehr gute Fotos. Sie bieten eine Vielfalt von Möglichkeiten, die der durchschnittliche Anwender nie nutzen wird, und sind zudem sehr unhandlich. Sie können getrost der ambitionierten Hobbyfotografie und der ambitionierten wissenschaftlichen Fotografie vorbehalten bleiben. **Digitale** Fotografie ist das Mittel der Wahl, weil sich die Aufnahmen problemlos in jede Praxissoftware und in jede Form schriftlicher Gutachtenerstattung einbeziehen lassen. Gerade bei potenzieller Rechtsrelevanz von Fotografien sollten diese so angelegt werden, dass spätere Präsentationen mittels digitaler Medien möglich sind.
Die meisten „mittelpreisigen" digitalen Kompaktkameras leisten für die hier vorgestellten Anwendungen genug und passen in jeden Dienstkoffer und neben jeden Bildschirm auf den Schreibtisch des Sprechzimmers. Das Angebot auf dem Markt ist nicht zu überblicken. Wenn bei der Auswahl die Sparvorgaben jedoch in den Bereich der sogenannten No-Name-Produkte führen, ist Vorsicht geboten. Zur Vorsicht sollte gehören, dass man sich die tatsächlichen Leistungsparameter anschaut und Probeaufnahmen macht.

Stärke des Blitzes: Wenn sich die Stärke des Blitzes nicht regulieren lässt bzw. sich den gegebenen Lichtverhältnissen nicht anpasst, werden die meisten Nahaufnahmen aufgrund dieser Statik nicht optimal belichtet sein (Abb. 10-1). Ohne Blitz zu fotografieren, kann für den Erhalt einer natürlichen Farbwiedergabe sinnvoll sein. Es besteht aber die Gefahr, dass kryptische oder reliefartige Strukturen oder solche, die ungünstig außerhalb des Umgebungslichts liegen, nicht ausgeleuchtet werden (Abb. 10-2).

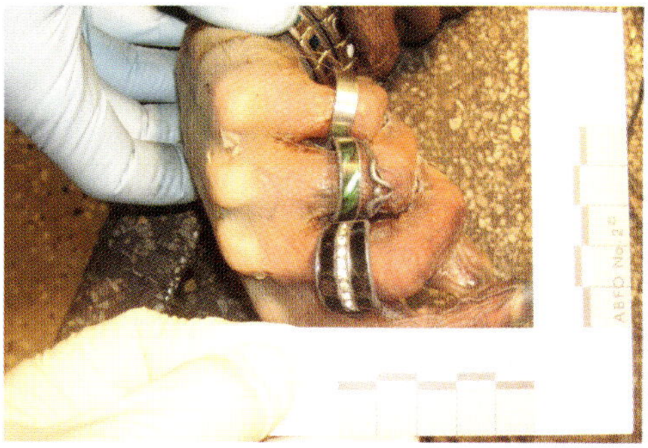

Abb. 10-1 Zu starker Blitz mit Überblendung des Maßstabes

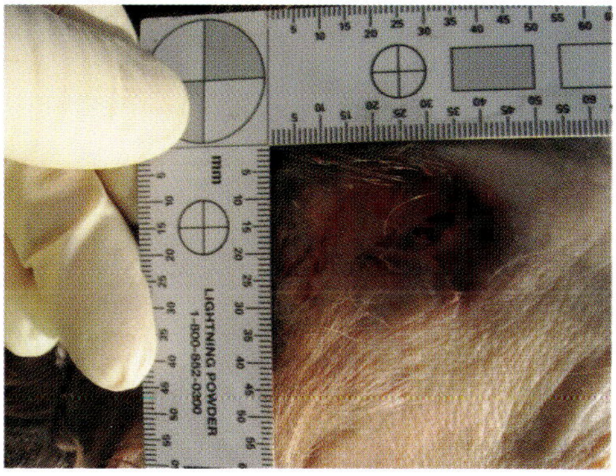

Abb. 10-2 Ohne Blitz und ohne ausreichende Darstellung einer Kopfverletzung

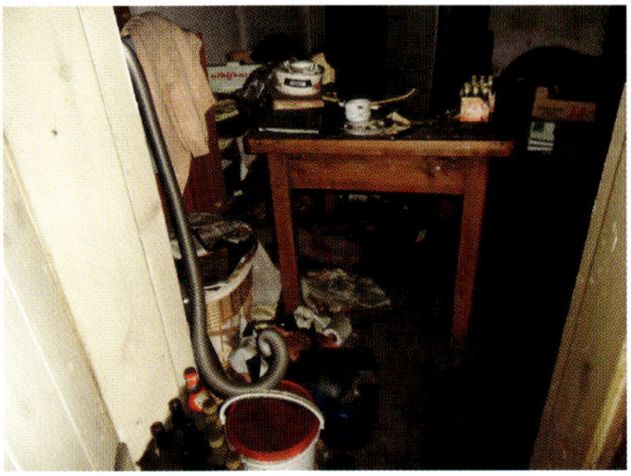

Abb. 10-3 Mit schwachem Blitz ohne ausreichende Darstellung in einem Zimmer

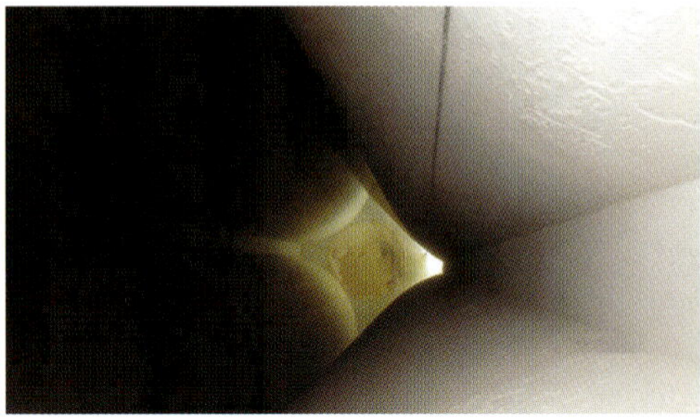

Abb. 10-4 Mit schwachem Blitz ohne ausreichende Darstellung in einem Silo

Kompaktkameras mit eingebautem Blitz werden in allen Preissegmenten nicht geeignet sein, die komplette Auffindungssituation in einem Zimmer oder in einem Flur auszuleuchten. Dazu sind externe Blitzgeräte notwendig (Abb. 10-3 und 10-4).

Position des Blitzes im Kameragehäuse: Eingebaute Blitze sind oft dicht über dem Objektiv im Gehäuse positioniert. Falls sich bauartbedingt mit dem Einschalten der Kamera ein Objektiv ausfährt, kann dies bei Nahaufnahmen im Zentimeterabstand nachteilig sein, weil der Schlagschatten der Objektivkante durch das Motiv zieht. Daher ist es besser, wenn der Blitz möglichst weit seitlich vom Objektiv in die Kamera eingebaut ist.

Minimaler Objektabstand: Die Übersicht technischer Daten enthält Angaben zum minimalen Objektabstand, zumeist wenige Zentimeter im gesondert zu aktivierenden Makrobereich. Diese Objektnähe bringt nicht nur Vorteile und wird vermutlich selten genutzt. Um Verzerrungen zu vermeiden, ist es gerade bei angelegtem Maßstab günstiger, aus einigem Abstand hochauflösend zu fotografieren. Anschließend kann man die Zielstruktur am Rechner durch Zuschneiden des Bildes isolieren bzw. größer erscheinen lassen.

Objektiv und Zoom: Für Befunde an der Haut, im gewohnten Abstand des Untersuchers zum Patienten oder zum Verstorbenen, sind keine außergewöhnlichen Zoom-Leistungen erforderlich. Zu empfehlen sind hochwertige Objektive namhafter Hersteller mit durchschnittlichen Leistungen und einem sogenannten optischen Zoom, der über die konventionelle Optik erreicht wird.

Display: Ein großes, lichtstarkes und schwenkbares Display erleichtert das Arbeiten bei ungünstig liegender Objektebene.

Für die Fotodokumentation sollte eine digitale Kompaktkamera namhafter Hersteller mit qualitativ hochwertigem Objektiv gewählt werden.

10.2 Kameraeinstellungen

Programmwahl: Wohl alle Kameras bieten die Wahl zwischen einem Automatikmodus, oft grün oder rot markiert, und speziellen Programmwahltasten, die entweder Kameraeinstellungen für ausgewählte Szenarien vorbereitet haben (z. B. Sport, Porträt, Nachtaufnahme) oder aber bei festem Wert für die Blende die Wahl der Belichtungszeit (TV für *time variable*) bzw. bei festem Wert für die Belichtungszeit die Wahl der Blende (AV für *aperture variable*) ermöglichen. In jedem Fall sollte der Automatikmodus zunächst genutzt werden. Er ist zumeist so gut konfiguriert, dass sicher mehr als 90 % aller hier besprochenen Anwendungen abgedeckt werden. Alle anderen Programme erfordern viel Erfahrung bei guter Kenntnis der Kamera und kosten viel Zeit.

Grundeinstellungen: Wir empfehlen, auf den Autofokusmodus zu achten, damit bei Übersichtsaufnahmen über mehrfache Spots (Abb. 10-5) und gegebenenfalls bei Nahaufnahmen auf einen zentralen Spot (Abb. 10-6) fokussiert werden kann. Zur Umstellung zwischen diesen beiden Möglichkeiten kann ausnahmsweise eine Szenario-Einstellung gewählt werden, die für Nahaufnahmen die Wahl eines zentrierten Spots ermöglicht. Nicht alle Programmeinstellungen bieten diesbezüglich die gleichen Möglichkeiten.

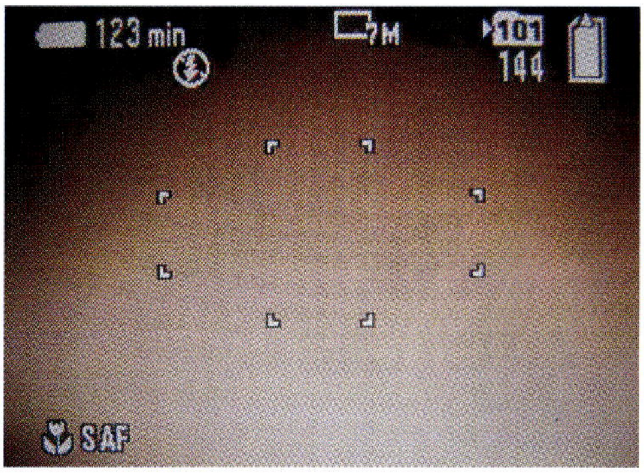

Abb. 10-5 Mehrfache Spots mit gemittelter Fokussierung

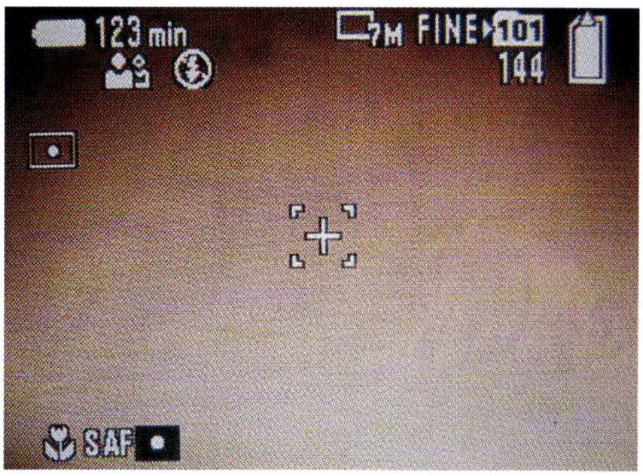

Abb. 10-6 Zentrierter Spot mit gemittelter Fokussierung

Datum und Uhrzeit der Aufnahme müssen nicht auf dem Bild erscheinen, da sie erforderlichenfalls ohnehin über Rechtsklick auf die Datei unter den Eigenschaften ablesbar sind. Bedingung ist natürlich, Datum und Uhrzeit an der Kamera richtig einzustellen.

Den ohnehin voreingestellten automatischen Weißabgleich sollte man belassen. Die manuelle Anpassung an gegebene Farbtemperaturen bleibt ambitionierten Routiniers vorbehalten. Außerdem kann über Bildbearbeitungsprogramme die Festlegung von „Weiß" im Bild mit begleitender Farbkorrektur nachträglich vorgenommen werden, was zu erstaunlich guten Ergebnissen führt (Abb. 10-7 und 10-8).

Die Auflösung sollte zwischen 3 und 5 Millionen Pixel liegen. Weniger führt zu schlechter Qualität und mehr erhöht unnötig die Datenmenge, ohne dass die Aufnahmen relevante Verbesserungen bezüglich Brillanz, Farbtiefe etc. aufweisen.

Von Vorteil ist die Aktivierung eines „Beep" bei halb gedrücktem Auslöser als Signal für erfolgte Fokussierung und erfolgte übrige Parameteranpassung.

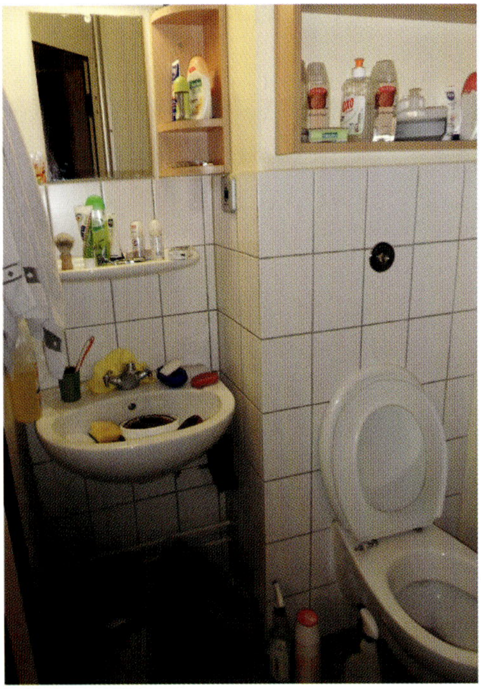

Abb. 10-7 Schlechte Farbwiedergabe

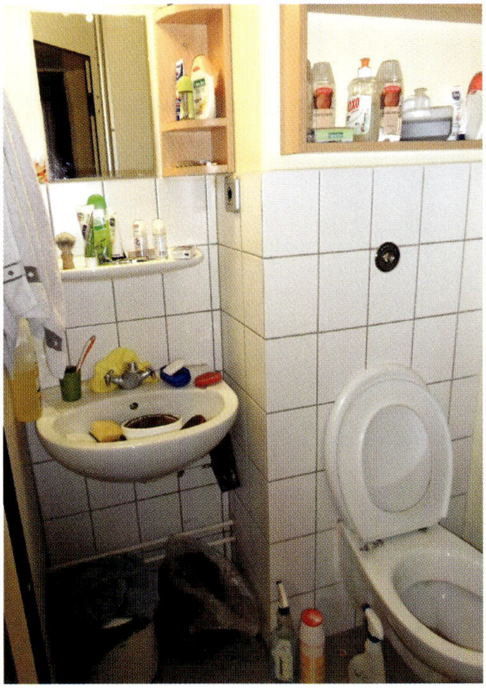

Abb. 10-8 Nachträgliche Farbverbesserung an Abb. 10-7 mit Festlegung von „Weiß" im Bild

10.3 Motiv und Hintergrund

Die Wahl des Motivs folgt dem sachbezogenen Erfordernis. Stets ist eine Übersichtsaufnahme voranzustellen. Das Motiv formatfüllend darzustellen, kann sinnvoll sein. Dazu ist es aus oben genannten Gründen günstiger, den Abstand zwischen Objektiv und Zielstruktur oder den Zoom so zu wählen, dass das nähere Umfeld mit aufgenommen wird. Bei genügend hoher Auflösung ist der nachträgliche Zuschnitt problemlos möglich.

Der beabsichtigte Informationsgehalt des Bildes sollte gegenwärtig sein: Wenn neben Details der Zielstruktur auch ihre Beziehung zu anderen Strukturen bedeutsam ist, muss man entsprechend fotografieren. Bei kryptischen Strukturen wird mangelnde Tiefenschärfe unter Umständen zum Problem. Hier kann eine kleine Blende bzw. großer Blendenwert (Engstellung mit wenig Lichteinfall) zu großer Tiefenschärfe führen.

Die Qualität einer Aufnahme wird neben guter Durchzeichnung, ausgewogener Farbwiedergabe, Bildschärfe etc. wesentlich durch den Hintergrund bestimmt. Bei der Fotografie im Sektionssaal bevorzugen wir einen einfarbigen, blauen Hintergrund, der abseits des dominierenden Farbeindrucks von Körpergeweben liegt. Jedenfalls sollten keine zufällig liegenden oder in Fotografierrichtung befindliche Gegenstände oder Verschmutzungen im Bild sein (Abb. 10-9). Maßstab oder Hintergrund sollten in einem ausgewogenen Flächenverhältnis zum Motiv stehen, nicht so wie in Abbildung 10-10.

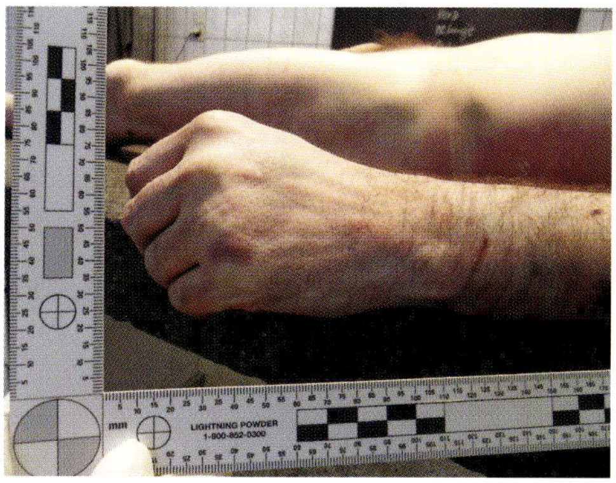

Abb. 10-9 Aufnahme ohne Beachtung des Hintergrundes

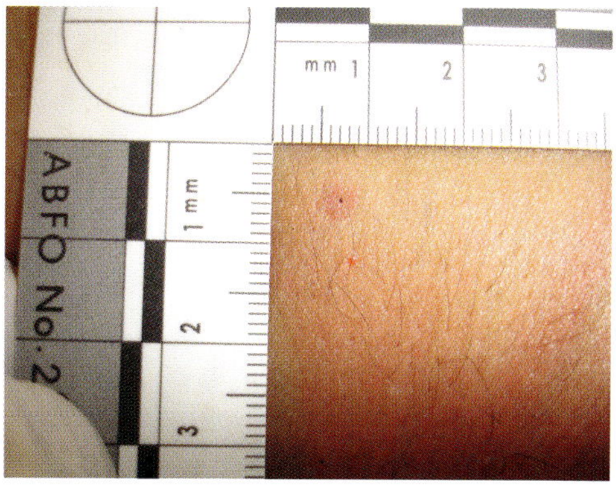

Abb. 10-10 Der Maßstab dominiert das Bild, das Motiv verliert seine Bedeutung.

10.4 Position von Kamera und Motiv

Wenn sich die Zielstruktur etwa in einer Ebene befindet (Hautoberfläche), sollte die Längsachse des Objektivs bzw. die Blickrichtung des Fotografen senkrecht zu dieser Ebene ausgerichtet sein (Abb. 10-11). Schrägstellungen führen zu Unschärfen. Der Maßstab wird so gelegt, dass er sich auf Höhe der Zielebene und etwa parallel bzw. im rechten Winkel zu den Formatbegrenzungen oder zur Hauptausrichtung der Zielstruktur befindet (Abb. 10-12). Der Abstand zwischen Objekt und Maßstab ist klein zu halten, um nicht zu viel Hintergrund im Bild zu haben, der keine Informationen enthält. Bei Nahaufnahmen ist es besonders wichtig, den Maßstab auf richtiger Höhe zu haben, weil kleine Höhendifferenzen dann im Verhältnis zum Objektivabstand eine größere Änderung bedeuten als bei großem Objektivabstand. Somit gelingt unter Umständen die Scharfstellung von Zielstruktur *und* Maßstab nicht.

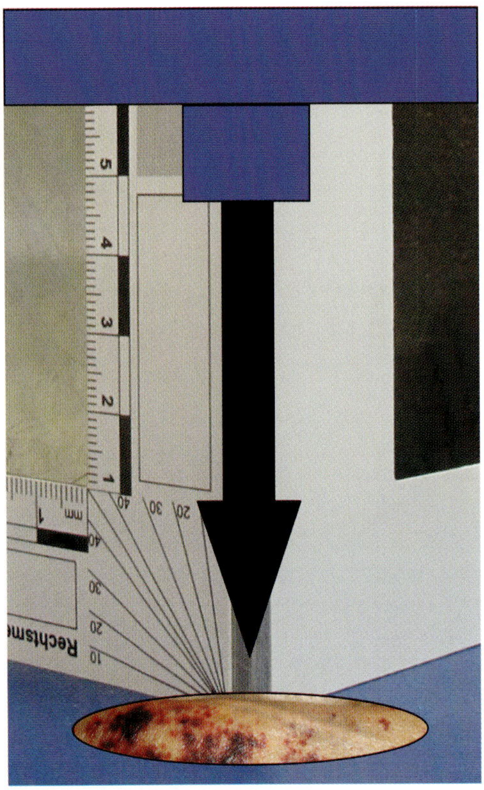

Abb. 10-11 Objektivlängsachse senkrecht zur Objektebene

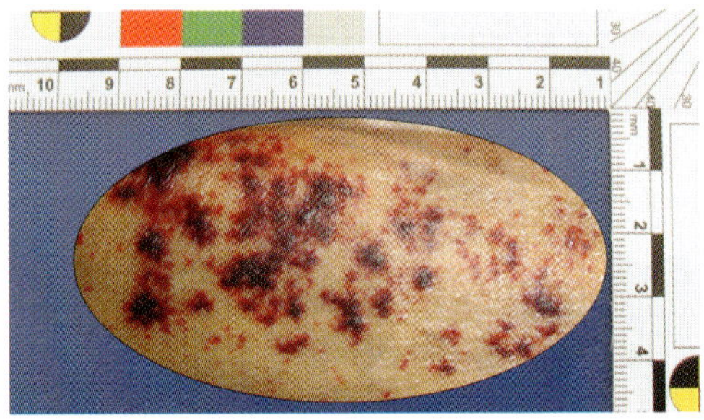

Abb. 10-12 Ausrichtung des Maßstabs am Objekt

10.5 Zahl der Aufnahmen

Von jedem Motiv sollten mehrere Aufnahmen gefertigt werden, auch wenn es keine Änderungen der Kameraposition und der Einstellungen gibt, weil das Fokussier- und das Belichtungsverhalten der Kamera nicht gleich sein werden. Unmerkliche Änderungen der Kamerahaltung oder andere Variablen können durchaus zu Qualitätsunterschieden führen. Die Abbildungen 10-13 bis 10-16 zeigen den Effekt eines Wechsels von Tageslicht zu Kunstlicht und den Effekt einer jeweiligen „Farbverbesserung" über eine Weißerkennung im Bild, bei voreingestelltem, automatischem Weißabgleich (gleiches Objekt, Kamera auf Stativ).

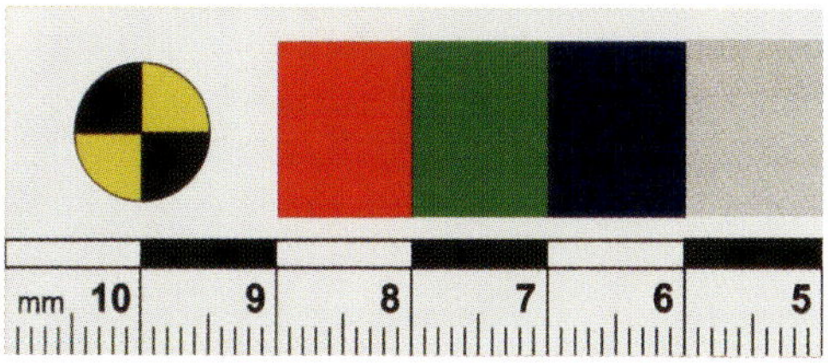

Abb. 10-13 Maßstab mit Farbreferenz (Automatik, ohne Blitz, Tageslicht)

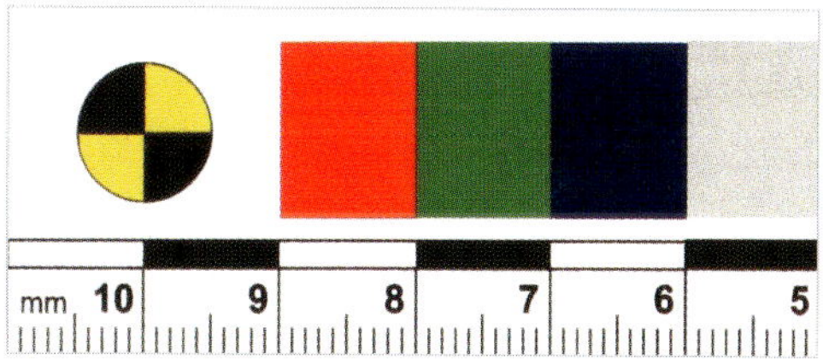

Abb. 10-14 Abb. 10-13 nach Farbverbesserung über Weißerkennung

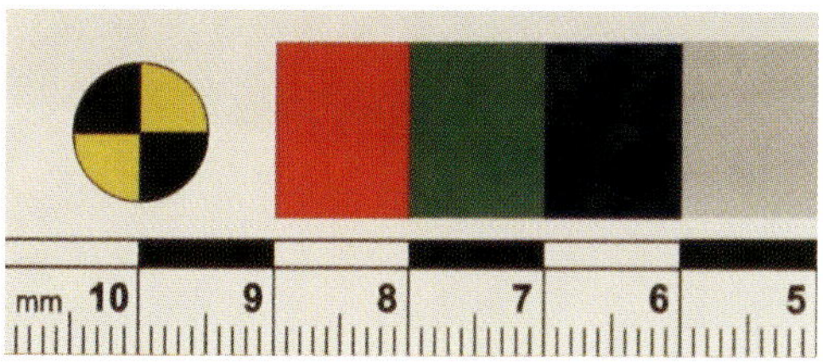

Abb. 10-15 Maßstab mit Farbreferenz (Automatik ohne Blitz, Kunstlicht)

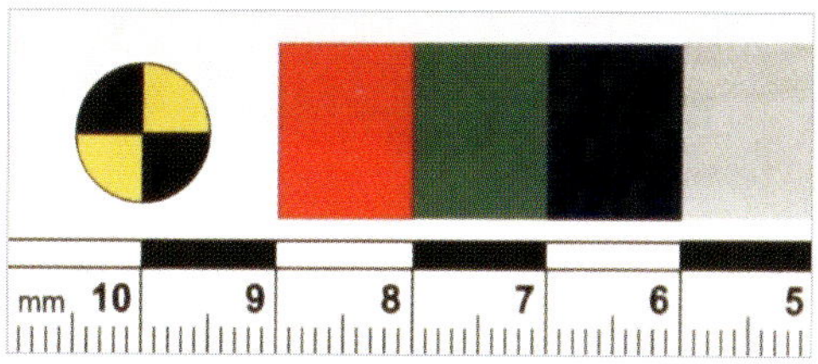

Abb. 10-16 Abb. 10-15 nach Farbverbesserung über Weißerkennung

10.6 Archivierung und Bearbeitung der Aufnahmen

Wir empfehlen, immer Fotos zu machen und diese zeitlich unbegrenzt zu archivieren. Die oben genannte Dateigröße, in einem der üblichen Dateiformate, die schon primär von der Kamera vorgegeben sind, wird weder die Praxissoftware noch den Server eines kriminaltechnischen oder rechtsmedizinischen Instituts überlasten.
Nachträgliche Bildbearbeitung (Zuschnitt und Farbkorrektur) kann für Präsentationen sinnvoll sein. Bei rechtsrelevantem Hintergrund ist das Originalbild jedoch zu erhalten, um die Beweiskraft der Aufnahme nicht zu mindern. Bearbeitungen erfolgen an Kopien.
Die nachträgliche Bildbearbeitung erfordert für durchschnittliche Anwendungen keine gesonderte Software. Zu empfehlen ist der Zuschnitt, um Bildanteile ohne nutzbringende Informationen zu entfernen und die Wirkung der Zielstruktur zu erhöhen. Darüber hinaus werden keine Bearbeitungen in der täglichen Routine empfohlen, wenn sie nicht gut begründet und vorüberlegt sind.
Die von der Kamera vorgegebenen Dateibezeichnungen für die Aufnahmen können über einen Rechtsklick umbenannt und mit dem vorangestellten Aktenzeichen oder der Patientennummer durchnummeriert werden.
Zum Verschicken von Bilddateien als E-Mail-Anhang sollten wiederum Kopien erstellt und diese auf ca. 300 bis 500 kB komprimiert werden, um die Mail-Server und langsame Rechner nicht zu überfordern.
Weiterführende Informationen finden sich bei Verhoff et al. 2009 und 2012.

11 Zusatzuntersuchungen

Das Obduktionsergebnis und die Ergebnisse von Zusatzuntersuchungen bieten das Rüstzeug für den rechtsmedizinischen Sachverständigen in einer Gerichtsverhandlung. Die Akkreditierung eines gerichtsärztlichen Dienstes, eines chemisch-toxikologischen Labors und eines molekulargenetischen Labors mit dem Nachweis eines Qualitätsmanagementsystems sind wesentliche Voraussetzungen für eine hohe Beweiskraft der Untersuchungsergebnisse.

Die niedrige Sektionsrate in Deutschland führt zu der Überlegung, welchen Untersuchungsumfang die äußere Besichtigung eines Verstorbenen in Abhängigkeit von den Untersuchungsbedingungen annehmen kann. Jeglicher postmortaler Eingriff, also auch Punktionen und kleine Schnittführungen, erfordern Information und ausbleibenden Widerspruch der Totensorgeberechtigten oder den Auftrag von Staatsanwaltschaft oder Gesundheitsamt.

Ohne gutes Licht und ohne Sichtschutz sind alle potenziellen Untersuchungsgänge begrenzt. Der diensthabende Arzt wird mit der Taschenlampe und den Zufälligkeiten vor Ort improvisieren müssen. Der Notarzt wird bei ungünstigen Bedingungen schnell versuchen, in seinem Fahrzeug weiterzuarbeiten. An einem Tatort werden unter Umständen von der Polizei Generatoren aufgestellt, um Licht zu haben.

Welche der im Folgenden genannten Asservierungen nötig sind und Erfolg versprechen, ergibt sich aus dem Eindruck am Auffindungsort und der Auftragslage.

Weiteres zu den Möglichkeiten der postmortalen biochemischen Diagnostik findet sich bei Kernbach-Wighton (2006) und zu den Möglichkeiten der postmortalen chemisch-toxikologischen Untersuchungen an Kopfhaar bei Daniel et al. (2004).

Kopfhaar kann man zum Nachweis eines zurückliegenden oder länger dauernden Drogenmissbrauchs mittels Pinzettenwickel an verdeckter Stelle im Auflagebereich bei Rückenlage herausziehen. Anschließend bündelt man es etwa bleistiftstark durch Verschnüren des wurzelnahen und spitzennahen Endes (Abb. 11-1) und kann es so für chemisch-toxikologische Untersuchungen auf Drogen asservieren.

Diese Technik ist einfach und überall durch jedermann anwendbar. Das Asservat sollte trocken und kühl lagern.

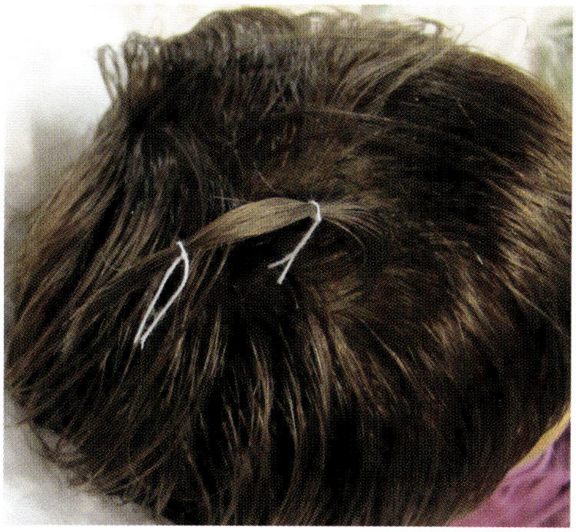

Abb. 11-1 Kopfhaarbündel für den Drogennachweis

Augenkammerwasser kann zum Nachweis unter anderem von Ketokörpern punktiert werden (Abb. 11-2). Diese geben einen Hinweis auf ketotische Stoffwechsellagen (Hunger, Kälte, Alkoholentzug, Diabetes mellitus, Erschöpfung). Das Augenkammerwasser bleibt in diesem kleinen Kompartiment länger von Leichenveränderungen „verschont" als Blut und andere Körperflüssigkeiten.
Die Entnahmetechnik ist schwierig und nur bei gutem Licht durch Ärzte anwendbar. Feinste Kanülen sind dafür erforderlich. Das Asservat von ca. 50 bis 100 μl sollte kühl lagern. Der Zugang muss nicht verschlossen werden.

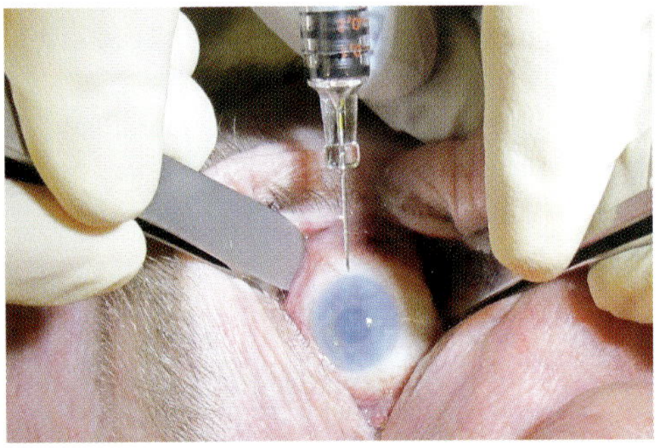

Abb. 11-2 Punktion der vorderen Augenkammer

Mundschleimhaut kann durch Abstriche der Mundhöhle für molekulargenetische Untersuchungen (DNA-Profil) gewonnen werden. Es sind selbsttrocknende Spurenträger zu verwenden, die als DNA-frei deklariert sind (Abb. 11-3), um die Typisierung von Kontaminationen auszuschließen. Der Spurenträger ist mehrfach kräftig über die Wangenschleimhaut zu streichen.
Die Entnahmetechnik ist einfach, für Massenuntersuchungen geeignet und durch jedermann anwendbar. Das Asservat sollte kühl gelagert oder eingefroren werden.

Liquor wird durch Punktion der Cisterna cerebellomedullaris (Abb. 11-4) asserviert, u. a. zum Nachweis von Glucose, Aceton, Harnstoff und für eine Liquorzytologie zum Nachweis von Tumorzellen oder Entzündungszellen.
Die Entnahmetechnik ist schwierig und nur durch Ärzte anwendbar. Das Asservat von ca. 1 bis 2 ml sollte kühl gelagert und darf für die Zytologie nicht eingefroren werden. Der Zugang muss nicht verschlossen werden.

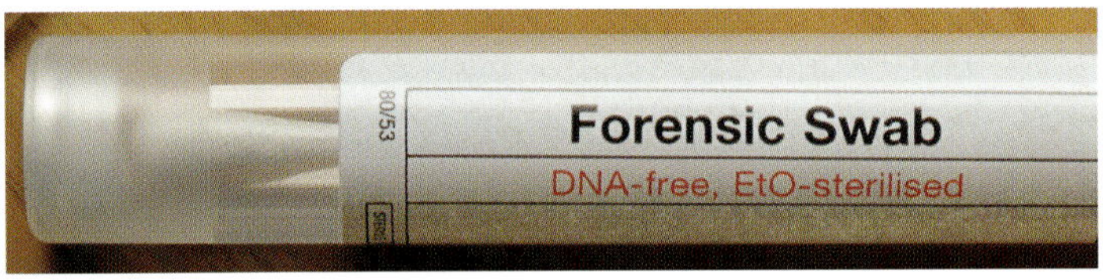

Abb. 11-3 Swab zur Gewinnung eines Mundschleimhautabstrichs

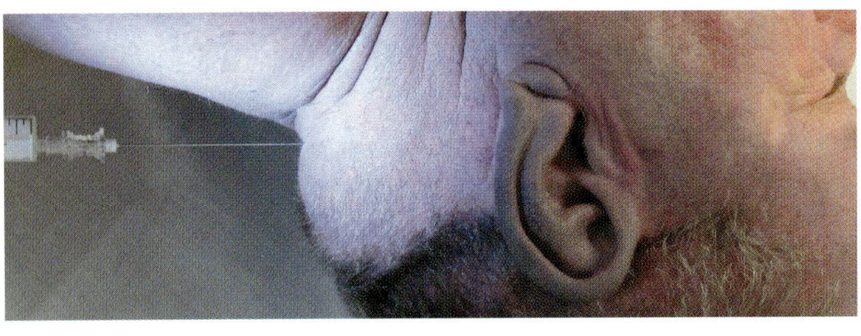

Abb. 11-4 Gewinnung von Liquor aus der Cisterna cerebellomedullaris

Herzblut wird durch Punktion der Herzkammern (Abb. 11-5) vorrangig für chemisch-toxikologische Untersuchungen gewonnen, um den Kohlenmonoxid-Hämoglobin-Gehalt und den Gehalt anderer Giftstoffe zu bestimmen.
Die Entnahmetechnik ist schwierig und nur durch Ärzte anwendbar. Das Asservat von ca. 5 ml muss kühl gelagert werden, Einfrieren ist möglich. Der Zugang muss nicht verschlossen werden.

Oberschenkelvenenblut wird durch Schnittführung entlang der Leistenbeugefalte (Abb. 11-6) zur Bestimmung der Blutalkoholkonzentration (BAK) asserviert. Die BAK im Herzblut kann wegen zu großer Nähe zum Verdauungstrakt durch postmortale Diffusion beeinflusst werden. Je nach Menge des gewonnenen Blutes sind weitere chemisch-toxikologische Untersuchungen möglich.
Der Schnitt eröffnet unter der Haut zunächst die Vena saphena magna, die bei Blutfülle bereits wenige Milliliter Blut ergeben kann. Falls erforderlich, muss die Schnittführung die großen Femoralgefäße erreichen. Zumeist füllt sich der geschaffene Zugang sofort mit flüssigem, dunkelrotem Blut, das gewonnen werden kann. Anderenfalls kann durch ein Ausstreichen der entsprechenden Oberschenkelinnenseite mehr Material bekommen werden. Nach einem Tod durch schwere kombinierte Verletzungen, durch Verbluten oder bei hochgradiger krankheitsbedingter Anämie wird nicht genügend Untersuchungsmaterial zu gewinnen sein. In solchen Fällen hilft es, Muskulatur aus diesem Schnitt zu entnehmen. Die Blutalkoholkonzentration wird dann aus der blutigen Flüssigkeit der Gewebeprobe bestimmt.
Die Entnahmetechnik ist leicht, aber nur durch Ärzte anwendbar. Das Asservat von minimal 1 ml, optimal 5 bis 10 ml sollte nativ oder nach Zusatz von Natriumfluorid zur Blockade bakteriell bedingter Alkoholneubildung kühl gelagert oder eingefroren werden. Der Zugang muss tamponiert und flüssigkeitsdicht vernäht werden.
Blut bleibt nach dem Tod in großen Anteilen flüssig. Daher muss Blut nicht eilig am Wochenende entnommen werden. Wichtig hierbei ist die sachgerechte Kühllagerung des Verstorbenen.

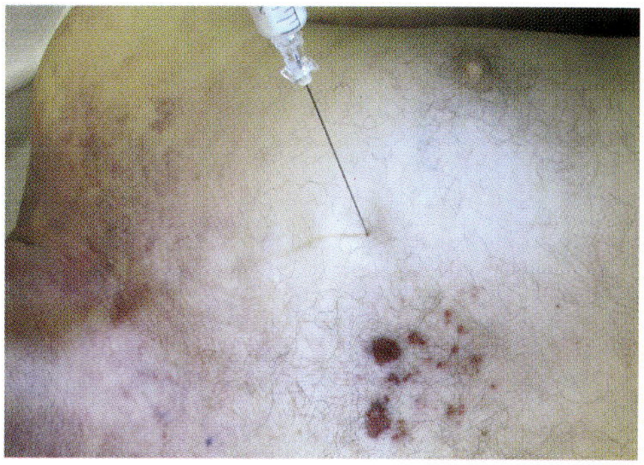

Abb. 11-5 Gewinnung von Herzblut (über dem Brustbein Hauteintrocknungen nach Herzdruckmassage)

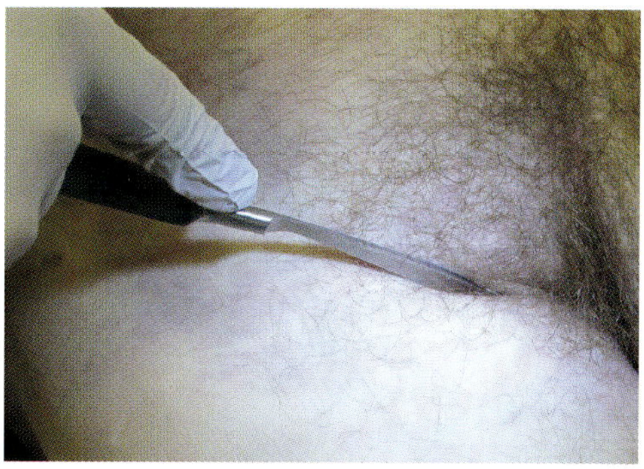

Abb. 11-6 Gewinnung von Oberschenkelvenenblut

Urin kann durch sogenannte suprapubische Punktion der Harnblase (Abb. 11-7) zur Bestimmung der Urinalkoholkonzentration gewonnen werden. Mit diesem Wert kann ermittelt werden, in welcher Phase der Blutalkoholverlaufskurve der Tod eingetreten ist. Dies kann für die Todesursachendiagnostik wichtig sein, weil die biologische Wirkung des Alkohols in der Anflutungsphase deutlich größer ist als in der überwiegenden Eliminationsphase. Urin eignet sich für weitere chemisch-toxikologische Untersuchungen, da viele Giftstoffe bzw. ihre Metaboliten über die Nieren ausgeschieden werden.
Die Entnahmetechnik ist leicht und nur durch Ärzte anwendbar. Behandlung und Menge des Asservates entspricht der Beschreibung beim Oberschenkelvenenblut. Der Zugang muss nicht verschlossen werden.

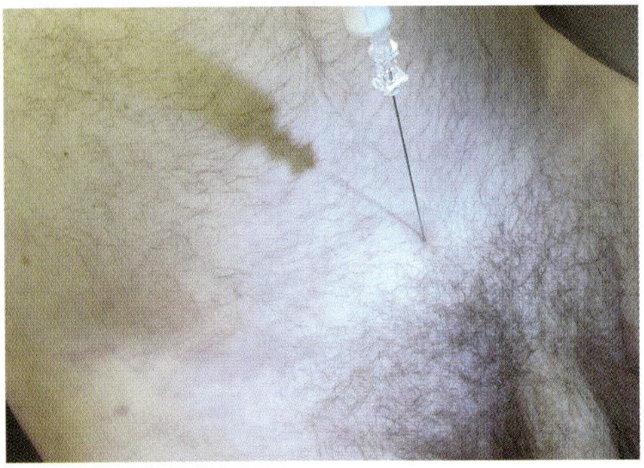

Abb. 11-7 Gewinnung von Urin

Opferfremde DNA und Fasern können durch Abkleben von Kleidung (Abb. 11-8) und Hautoberfläche, insbesondere von Handflächen und Handrückseiten, asserviert werden.
Das Abkleben geschieht durch Kriminaltechniker vor der Leichenschau bzw. Obduktion noch am Auffindungsort. Vorrangig sind nur notärztliche Maßnahmen zur Lebensrettung. Das Klebeband wird mit Handschuhen erfasst, auf optimale Länge geschnitten, auf die Zielstruktur gelegt und mit leichten Streichbewegungen angedrückt. Nach Nummerierung, Übertragung der Nomenklatur in ein Spurensicherungsprotokoll und fotografischer Dokumentation werden die Klebebänder abgezogen und auf transparente Folie geklebt. Am Klebeband sind insbesondere mikroskopische und molekulargenetische Untersuchungen möglich. Diese Technik ist leicht, aber zeitaufwendig. Eine Assistenz durch den Rechtsmediziner ist erwünscht. Die Asservate sollen bei Raumtemperatur gelagert werden. Es besteht große Kontaminationsgefahr. Daher sollten die Untersucher Kopfhauben, Mundschutz, Overall, Füßlinge und Handschuhe tragen.

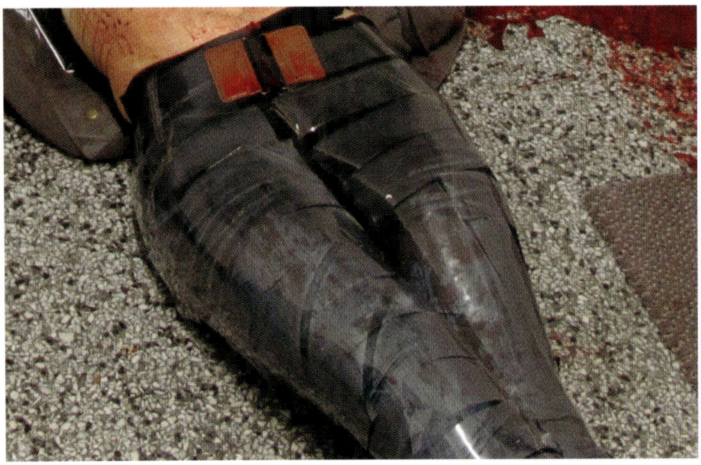

Abb. 11-8 Abkleben der Kleidung

Opferfremde DNA ist nach heftigem Kontakt ungeschützter Hautoberflächen, z. B. nach Faustschlägen gegen das Gesicht, zu erwarten (Hammer et al. 1997). Ebenso können sich Hautzellen an der Hand des Täters und an Tatwerkzeugen finden. Aber auch die Kleidung von Täter und Opfer ist nach Gewaltdelikten ein potenziell wichtiger Spurenträger, auch wenn sich makroskopisch keine Anhaltspunkte finden lassen.

Opferfremde DNA kann auch durch Schneiden von Fingernägeln gewonnen werden. Insbesondere nach Abwehrhandlungen, aber auch nach sonstigem heftigem Greifen und Zerren im Rahmen einer körperlichen Auseinandersetzung können Hautzellen anderer Personen unter Fingernagelkanten haften bleiben. Sie eignen sich für die Erstellung eines DNA-Profils.

Die Maßnahme wird durch den Kriminaltechniker ausgeführt.

Das Abkleben von Kleidung und Hautoberfläche und das Schneiden von Fingernägeln ist hier mit aufgeführt, findet jedoch in der Regel nur bei Verdacht auf Fremdeinwirkung statt und dann selbstverständlich mit einer gerichtlich angeordneten Obduktion.

Sonstige Auffälligkeiten, wie Farb- und Lacksplitter, Glassplitter, auffällige Verschmutzungen, Beschädigungen und nicht situationsgerechter Sitz der Kleidung bzw. nicht witterungsgerechte Kleidung (also alle vermeintlichen sog. Situationsfehler), die sich aus dem äußeren Bild eines Verstorbenen ableiten lassen, sind sorgfältig zu dokumentieren und gegebenenfalls der Polizei mitzuteilen (Abb. 11-9 und 11-10).

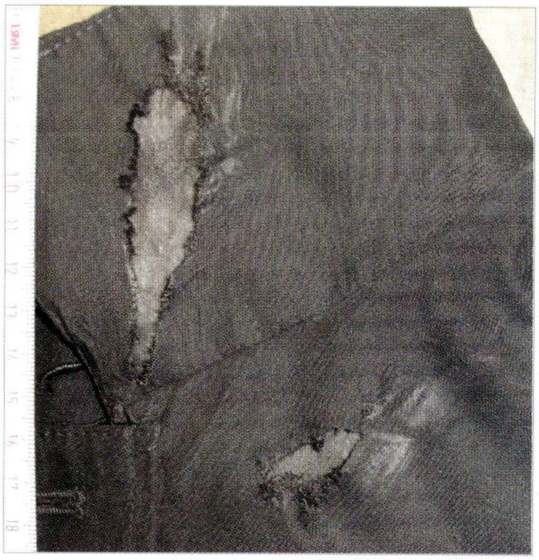

Abb. 11-9 Beschädigungen an der Kleidung durch tangentiale Gewalteinwirkung nach Verkehrsunfall

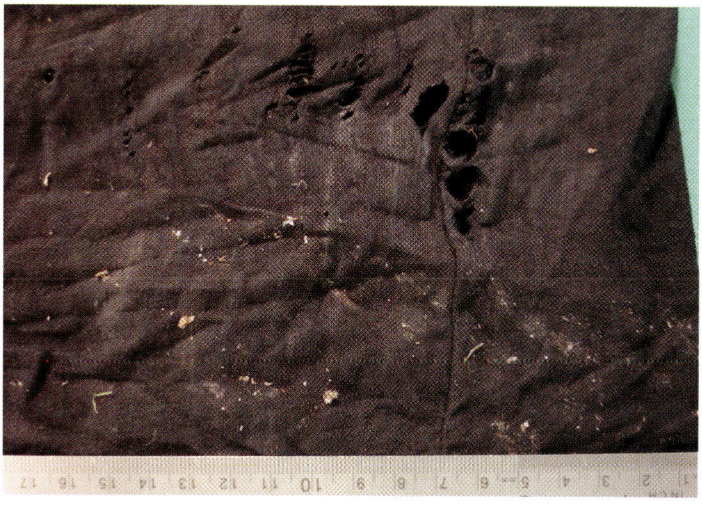

Abb. 11-10 Fremdsubstanzen und Beschädigungen an der Kleidung

Leitsymptome können beim Mediziner zu einer Erwartungshaltung führen, die die weitere Diagnostik beeinflusst. Die Medizin integriert erfahrungsbasiert die überaus komplexe Biologie des Menschen mit ihrer Anatomie und Pathologie, Physiologie und Pathophysiologie, Biochemie und Pathobiochemie etc.
Es gibt keine festgeschriebene Koppelung bzw. eineindeutige Beziehung zwischen Symptom und Diagnose, Struktur und Funktion, auch nicht zwischen Dosis und Wirkung, sondern nur Häufigkeitsverteilungen. Auch hier kann man die Gauß'sche Verteilungskurve bemühen. Wenn 90 % aller Patienten mit einer bestimmten Symptomatik und bestimmten Laborwerten eine bestimmte Diagnose haben, so gibt es doch „Ausreißer", die möglicherweise nicht erkannt werden.
Im Rahmen einer Differenzialdiagnostik und von therapeutischen Überlegungen kann es angezeigt sein, neben der vielleicht gut therapierbaren und prognostisch problemlosen Diagnose aus dem Häufigkeitsgipfel, weiteren seltener vorkommenden Erkrankungen, mit vielleicht nur günstiger Prognose bei frühem Therapiebeginn, nachzugehen.
Solange sich der Mediziner mit seiner Diagnostik auf anerkannten Wegen befindet und seine Möglichkeiten nach bestem Wissen und Gewissen nutzt, ist der Diagnoseirrtum rechtlich nicht vorwerfbar. Gleichwohl sehen sich Mediziner vor dem Hintergrund ihrer Approbation, dem Anspruchsverhalten der Patienten und der ständigen Medienpräsenz ihres Berufsstandes immer häufiger Behandlungsfehlervorwürfen ausgesetzt, die nicht selten auch die Einleitung eines Ermittlungsverfahrens bedeuten.
Hoher Erfolgsdruck bei Ermittlungen kann ebenfalls Erwartungshaltungen fördern, denen man bei der Würdigung von Beweismitteln erliegt. So komplex – wie die oben beschriebene Biologie des Menschen – ist auch das Aussageverhalten in Beschuldigten- und Zeugenvernehmungen. Es bedarf sicher sehr viel Berufserfahrung und Einfühlungsvermögen in einen Sachverhalt, um als Kriminalbeamter den Kern eines Geschehens zu erfassen, um ihn auszuermitteln und um gegebenenfalls für die spätere Formulierung der Anklage durch den Staatsanwalt eine solide Grundlage zu schaffen. Ähnlich wie beim Mediziner die aktuelle Anamnese steht auch für die Polizei die Erhebung der Deliktanamnese zunächst im Vordergrund.

Trennung von Befunderhebung und -interpretation: Die morphologisch geprägten Schulen haben immer Befunderhebung und -interpretation konsequent getrennt. Da die klassische Morphologie unverändert Kern der Fächer Pathologie und Rechtsmedizin geblieben ist, muss diese klare Trennung als unbedingte Forderung stehen bleiben. Sie schützt vor zu früh verwendeten Diagnosebegriffen, die oft in den Aufzeichnungen von Polizei und Staatsanwaltschaft erscheinen, obwohl sie zum Zeitpunkt der Notiz vielleicht nur diskutiert wurden, aber noch lange nicht in das Schlusswort einer Befundbesprechung gehörten.
So ist z. B. eine Verletzung der Kopfschwarte in ihren morphologischen Details zu beschreiben, mit ihrem vielleicht gezackt oder wellig verlaufendem Defektrand, den eingebluteten Unterminierungen der Defektränder, ihrer Länge und Tiefe, ihren quer zur Verlaufsrichtung in der Tiefe stehenden Gewebsbrücken, ihren vielleicht gerundeten oder spitzen Defektenden etc. Die Befundinterpretation erfolgt aber gesondert!

Die Beschreibung z. B. einer Kopfverletzung *a priori* durch die Bezeichnung Platzwunde oder Quetsch-Riss-Wunde abzukürzen, wäre falsch und liefe gegen das oben beschriebene Prinzip der Trennung von Befunddokumentation und -interpretation.

Obduktionsberichte folgen in ihrer Gliederung diesem Prinzip konsequent, indem zunächst eine äußere und innere Besichtigung diktiert und fotografiert wird.
Erst in einem zweiten Teil folgen Zusammenfassung der Befunde, Schilderung des Sachverhaltes, Angaben zur Todesursache, zur möglichen Verletzungsentstehung, insbesondere zur Frage der Selbst- oder Fremdbeibringung, zur Handlungsfähigkeit nach Verletzungsentstehung, zum Alter der Befunde, zur Rolle vorbestehender Erkrankungen etc. Jegliche Befundinterpretation liegt klar außerhalb der Befundbeschreibung.

Leichenschauberichte sollten dem gleichen Prinzip folgen wie Obduktionsberichte.
Die Befunderhebung ist medizinischer Teil aller Untersuchungen an einem Auffindungsort. Der Mediziner wird sich alle Informationen zunächst allein sortieren, gegebenenfalls mit Kollegen besprechen und dann erst Umstehenden eine vermutliche Todesursache, eine Schätzung der Liegezeit und eine weitere Befundinterpretation vortragen. Man wird darauf hinweisen, dass nur eine Obduktion die Fragen nach der Todesursache und nach Fremdeinwirkungen mit größtmöglicher Sicherheit beantworten kann. Die Liegezeit aber muss aus der Auffindungssituation heraus beurteilt werden, da Leichenveränderungen sehr temperaturabhängig sind und eine Kühlraumlagerung bis zur Obduktion, die vielleicht 1 oder 2 Tage später angeordnet wird, Angaben zur Liegezeit nur noch sehr begrenzt möglich macht.

Fotografien: Die Bildanlage zu einem Gutachten sollte die Hauptbefunde illustrieren. Gute Fotografien helfen zuweilen auch schon bei der Befundbeschreibung, da sie Details erkennen lassen, die wir in der Unmittelbarkeit der Leichenschausituation, vielleicht unter dem Druck der Zeit, vielleicht unter dem Eindruck der umstehenden Personen oder unter dem Druck von Erwartungshaltungen, nicht erfasst haben (Abb. 12-1 und 12-2). Falsche Kameraeinstellungen können ebenso dazu führen, dass am Auffindungsort erkannte Details nicht oder nur unzureichend wiedergegeben werden. Der Verlust ist unwiederbringlich.
Die Befunde in den Abbildungen 12-1 und 12-2 würden nach dem Tod dort eintrocknen, wo es zu Defekten von Hautschichten kam. Einblutungen in Hautschichten würden als et-

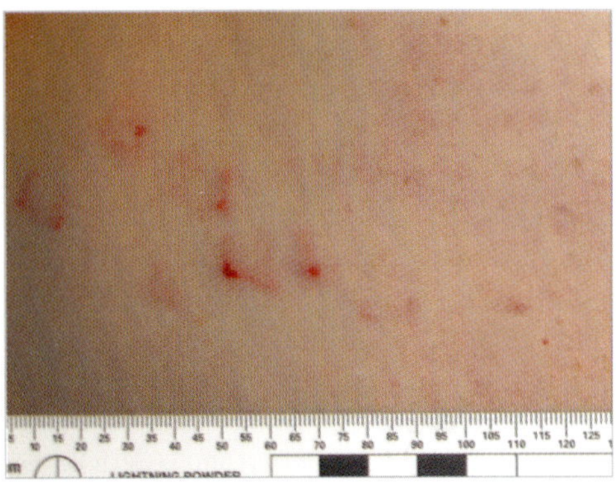

Abb. 12-1 Charakteristisch geformte Hautrötungen und -blutungen beim Lebenden

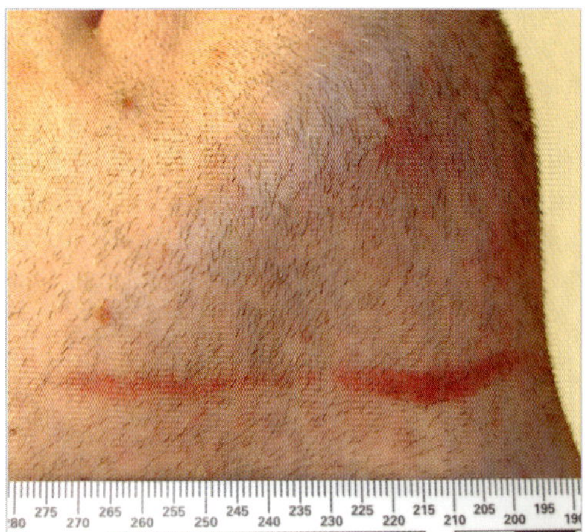

Abb. 12-2 Streifenförmige Oberhautläsion beim Lebenden

was dunklere Verfärbungen sichtbar bleiben. Die Charakteristik der profilartigen Hautblutungen in Abbildung 12-1 muss sich in der Befunddokumentation wiederfinden. Sie lässt sich bei ruhiger Betrachtung am Bildschirm besser erfassen und beschreiben. Im Gerichtssaal werden die Entstehungsmechanismen ausführlich hinterfragt. Der in Abbildung 12-2 dominierende streifenförmige Befund lässt die diskreten fleckförmigen Verfärbungen unterhalb der Kinnspitze in den Hintergrund rücken. Sie belegen aber eine weitere, andersartige Form von Gewalt gegen diese Region. Alle Befunde aus den Abbildungen 12-1 und 12-2 haben keine klinische, vielleicht aber eine juristische Bedeutung.

Bilder haben etwas Suggestives, sind aber nicht objektiv, nur weil sie vielleicht von einer teuren Kamera oder mit großem technischem Aufwand (CT, MRT) erstellt wurden. Es liegt in der Verantwortung des Sachbearbeiters oder des Sachverständigen, diese Wirkung zu kennen und richtig einzusetzen. Unsere kognitiven Grenzen sind menschlich, also systemimmanent. Dank unseres Bewusstseins, unserer Kritikfähigkeit, unserer Kenntnisse und Erfahrungen fällt es uns schwer, eine optische Auffälligkeit zu einem Befund werden zu lassen. Diesen Befund dann in den großen Kontext zu stellen, erfordert hochkomplexes, integratives Analysieren. Wir wissen, dass wir als Gutachter bei dieser Integralbildung nicht durch Androiden ersetzbar sind, sondern dass eben unsere gesamte Persönlichkeit einzubringen ist. Das ist auch gut und richtig so, denn die Zustände, die wir zu begutachten haben, sind keine virtuellen Konstrukte, sondern sind aus dem Leben entstanden.

Literatur

Amendt J, Richards CS, Campobasso CP, Zehner R, Hall MJ. Forensic entomology: applications and limitations. Forensic Sci Med Pathol 2011; 7: 379–92.

Arbeitsgemeinschaft der Wissenschaftlichen Medizinischen Fachgesellschaften (AWMF) online. Regeln zur Durchführung der ärztlichen Leichenschau. www.awmf.org/leitlinien/detail/ll/054-002.html (Zugriffsdatum: 13.05.2013)

BestattG M-V. Gesetz über das Leichen-, Bestattungs- und Friedhofswesen im Land Mecklenburg-Vorpommern vom 3. Juli 1998 - GS Meckl.-Vorp. Gl. Nr. 2128-1 (GVOBl. M-V S. 617).

Brinkmann B, Madea B. Handbuch gerichtliche Medizin. Bd. 1. Berlin, Heidelberg: Springer 2003.

Bundesärztekammer. Reanimation-Empfehlungen für die Wiederbelebung. 5. Aufl. Köln: Deutscher Ärzte-Verlag 2011.

Daniel CR 3rd, Piraccini BM, Tosti A. The nail and hair in forensic science. J Am Acad Dermatol 2004; 50: 258–61.

Deutsches Institut für Medizinische Dokumentation und Information. Internationale statistische Klassifikation der Krankheiten und verwandter Gesundheitsprobleme. 10. Revision, Version 2011.

German Resuscitation Council. ERC-Leitlinien zur Reanimation. Sektion 01-10. Notfall Rettungsmed 2010; 13: 515–744.

Grandmaison de la GL, Watier L, Alvarez JC, Charlier P. Rectal wall hemorrhage in hanging autopsy cases. Leg Med (Tokyo) 2012; 14: 172–6.

Hädrich C, Banaschak S, Dreßler J. Perimortale Artefakte. Rechtsmed 2011; 1–6.

Hammer U, Weirich V. Verfahren zur Bestimmung des Alters von Blutspuren. Bundesrepublik Deutschland. Deutsches Patent-und Markenamt. Offenlegungsschrift 1999; DE 198 11 142 A 1.

Hammer U, Bulnheim U, Karstädt G, Meissner D, Wegener R. Zur DNA-Typisierung übertragener Hautzellen nach körperlicher Gewalt. Rechtsmed 1997; 7: 180–3.

Hammer U, Zack F, Lottmann J, Berg G. Ein Pink-Phänomen mykologischen Ursprungs. Rechtsmed 1999; 10: 29–31.

Kanchan T, Menezes RG, Manipady S. Haemorrhoids leading to post-mortem bleeding artefact. J Clin Forensic Med 2006; 13: 277–9.

Keil W. Rechtsmedizin Basics. München: Urban & Fischer 2009.

Kernbach-Wighton G. Möglichkeiten postmortal-biochemischer Diagnostik. Rechtsmedizin 2006; 16: 27–36.

Kind SS, Patterson D, Owen GW. Estimation of the age of dried blood stain by a spectrophotometric method. Forensic Sci 1972; 1: 27–54.

Madea B, Brinkmann B. Handbuch gerichtliche Medizin. Bd 2. Berlin, Heidelberg: Springer 2003.

Meyer-Goßner L, Schmitt B. Strafprozessordnung (StPO). 56. Aufl. München: C. H. Beck 2013.

Plewig G, Landthaler M, Burgdorf WHC, Hertl M, Ruzicka T. Braun-Falco's Dermatologie, Venerologie, Allergologie. 6. Aufl. Berlin, Heidelberg: Springer 2012.

Schwarzacher W. Altersbestimmung von Blutspuren. Z ges Gerichtl Med 1930; 15: 119–24.

Verhoff MA, Gehl A, Kettner M, Kreutz K, Ramsthaler F. Digitale forensische Fotodokumentation. Rechtsmed 2009; 19: 369–81.

Verhoff MA, Kettner M, Laszik A, Ramsthaler F. Digitale Fotodokumentation im Rahmen der klinischen Erstversorgung. Dtsch Arztebl Int 2012; 109: 638–42.

Weiterführende Literatur

Brewer JD, Meves A, Bostwick M, Hamacher KL, Pittelkow MR. Cocaine abuse: dermatologic manifestations and therapeutic approaches. J Am Acad Dermatol 2008; 59: 483–7.

Burke MP, Olumbe AK, Opeskin K. Postmortem extravasation of blood potentially simulating antemortem bruising. Am J Forensic Med Pathol 1998; 19: 46–9.

Byard RW, Gehl A, Tsokos M. Skin tension and cleavage lines (Langer's Lines) causing distortion of ante- and post-mortem wound morphology. Int J Legal Med 2005; 119: 226–30.

DiMaio VJ, DiMaio D. Forensic Pathology. 2nd ed. Boca Raton: CRC Press 2001.

Doberentz E, Hagemeier L, Veit C, Madea B. Unattended fatal haemorrhage due to spontaneous peripheral varicose vein rupture – two case reports. Forensic Sci Int 2011; 206: e12–16.

Fink B, Landthaler M, Hafner C. Hautveränderungen durch Missbrauch illegaler Drogen. JDDG 2011; 9: 633–40.

Hammer U, Büttner A. Achtung, Lebensgefahr! Risikobeurteilung von Verletzungen. Rechtsmed 2011; 21: 441–4.

Hammer U, Büttner A. Distinction between findings of forensic evidence and post-mortem changes at the skin. Forensic Sci Med Pathol 2012; 8: 330–3.

Henham AP, Lee KA. Photography in forensic medicine. J Audiov Media Med 1994; 17: 15–20.

Horisberger B, Krompecher T. Forensic diaphanoscopy: how to investigate invisible subcutaneous hematomas on living subjects. Int J Legal Med 1997; 110: 73–8.

Jaffe FA. Petechial haemorrhages – a review of pathogenesis. Am J Forensic Med Pathol 1994; 15: 203–7.

Janse MJ. Chaos in the prediction of sudden death. Eur Heart J 1995; 16: 299–301.

Kovarik CL, Stewart D, Cockerell C. Gross and histologic postmortem changes of the skin. Am J Forensic Med Pathol 2005; 26: 305–8.

Kovarik CL, Stewart D, Cockerell CJ, Barnard JJ. Forensic dermatopathology and internal disease. J Forensic Sci 2005; 50: 154–7.

Madea B. Die ärztliche Leichenschau. 2. Aufl. Berlin, Heidelberg: Springer 2006.

Oehmichen M. Vitality and time course of wounds. Forensic Sci Int 2004; 144: 221–31.

Ohshima T. Forensic wound examination. Forensic Sci Int 2000; 113: 153–64.

Prahlow JA, Byard RW. Atlas of Forensic Pathology. Berlin, Heidelberg: Springer 2012.

Reddy K, Lowenstein EJ. Forensics in dermatology: part I. J Am Acad Dermatol 2011; 64: 801–8.

Reddy K, Lowenstein EJ. Forensics in dermatology: part II. J Am Acad Dermatol 2011; 64: 811–24.

Rosen VJ. Forensic dermatopathology. Am J Dermatopathol 1983; 5: 95–6.

Sauvageau A, Racette St. Postmortem changes mistaken for traumatic lesions. Am J Forensic Med Pathol 2008; 29: 145–7.

Thierauf A, Voss C, Große-Perdekamp M, Pollak S. Vortäuschung einer Schussverletzung durch einen entzündlich-tumorös bedingten Hautdefekt. Rechtsmed 2012; 22: 256–8.

Tischendorf FW. Der diagnostische Blick. 7. Aufl. Stuttgart: Schattauer 2008.

Toifl K (ed). Chaostheorie und Medizin. Selbstorganisation im komplexen System Mensch. Wien, München, Bern: Maudrich 1999.

Tsokos M, Matschke J, Gehl A, Koops E, Püschel K. Skin and soft tissue artifacts due to postmortem damage caused by rodents. Forensic Sci Int 1999; 104: 47–57.

Sachverzeichnis

rot = Abbildung; **blau** = Tabelle

A

B

C

D

E

F

rot = Abbildung; **blau** = Tabelle

rot = Abbildung; **blau** = Tabelle

K

L

M

rot = Abbildung; **blau** = Tabelle

rot = Abbildung; **blau** = Tabelle

rot = Abbildung; **blau** = Tabelle

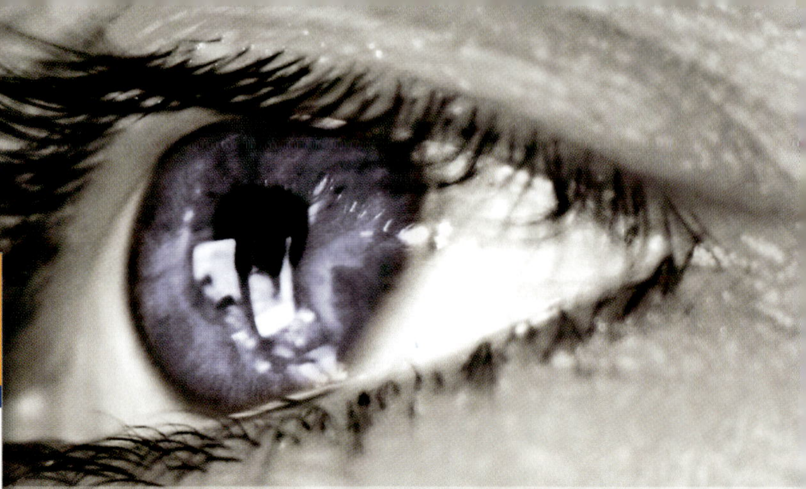

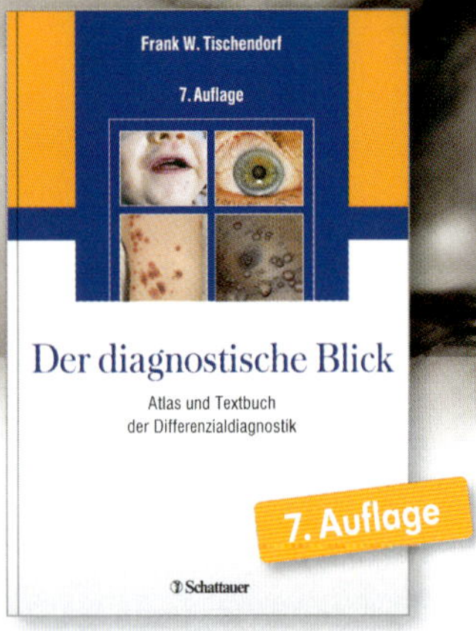

Behalten Sie den Durchblick

Frank W. Tischendorf (Hrsg.)

Der diagnostische Blick

Atlas und Textbuch
der Differenzialdiagnostik

Begründet von G. F. Klostermann,
H. Südhof und W. Tischendorf

7., neu bearb. u. erw. Aufl. 2008.
629 Seiten, 1314 Abb., davon 1283
farbig, 43 Tab. geb.
€ 99,99 (D) / € 102,80 (A)
ISBN 978-3-7945-2474-7

- **Über 1200 exzellente farbige Abbildungen** auch seltener Krankheitsbilder
- **Komplett überarbeitete und vertiefte Auflage** mit zahlreichen Übersichtstabellen
- **Fachübergreifendes Nachschlagewerk**

Vom Blick zur Diagnose

Ein guter diagnostischer Blick ist auch in unserer hochtechnisierten Medizin eine unverzichtbare Voraussetzung für eine optimale und kostengünstige Behandlung von Patienten. Zur Schulung dieser klassischen ärztlichen Fähigkeit ist das „Standardwerk der Prima-vista-Diagnostik" hervorragend geeignet. Frank W. Tischendorf und seine Co-Autoren zeigen aus allen Bereichen der Medizin häufige, aber auch seltene Krankheitsbilder, die der Arzt in seiner Ausbildung oft nicht zu sehen bekommt.

Über 300 neue Abbildungen und zahlreiche ätiopathogenetische und differenzialdiagnostische Informationen in aussagekräftigen Übersichtstabellen sind in der 7. Auflage hinzugekommen.

Mit diesem exzellenten Wissensfundus ist das Buch für jeden Facharzt ein nahezu unerschöpfliches Nachschlagewerk und eine Bereicherung für jede Arzt- und Studentenbibliothek.

Lesermeinungen

„Das Buch ist eine unschätzbare Stütze täglicher ärztlicher Arbeit."
Arzt und Krankenhaus

„[…] besticht durch seine klar aufgebaute Struktur, die exzellenten Abbildungen sowie die umfassende Themenauswahl."
Fachschaft für Medizin Halle-Wittenberg

„Ein empfehlenswertes, großartiges Lehrbuch und ein langjähriger Begleiter in fast allen Fachrichtungen der Medizin."
Fachschaft Medizin, TU Dresden

www.schattauer.de

Schattauer